普通高等学校"十四五"规划生物医学工程专业特色教材

附数字资源增值服务

生物医学工程与信息技术概论

主　编　丁明跃

参　编　(按姓氏笔画排序)

马　军　宁　康　刘　欣

刘笔锋　肖　鹏　陈　威

赵元弟　尉迟明　薛　宇

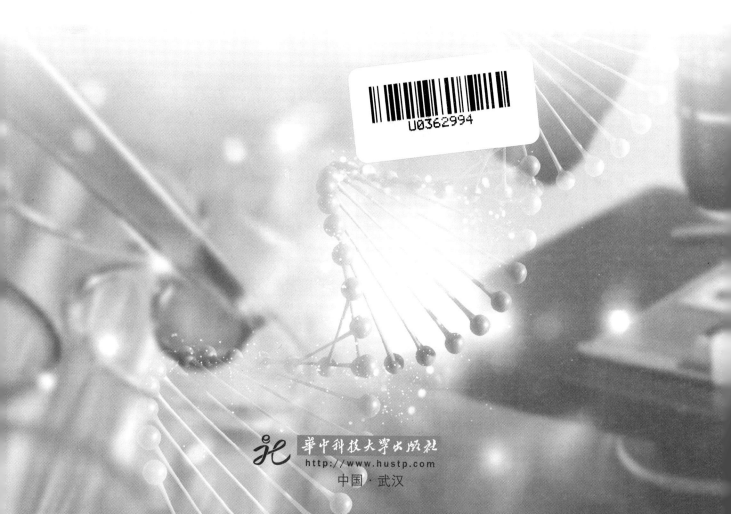

华中科技大学出版社
http://www.hustp.com
中国·武汉

内 容 简 介

本教材为普通高等学校"十四五"规划生物医学工程专业特色教材。

本教材共分为 10 章,内容包括生物医学工程简介、生物信息学概论、生物医学传感器、面向系统生物医学的下一代测量技术、生物大数据的统计分析与深度学习、生物材料与组织工程、医学超声与超声断层成像、三维超声成像与应用、正电子发射断层成像和质谱成像方法。

本教材可作为"生物医学工程与信息技术概论"课程的配套教材,也可作为生物医学工程等相关专业的本科生、研究生的指导书。

图书在版编目(CIP)数据

生物医学工程与信息技术概论/丁明跃主编.—武汉:华中科技大学出版社,2021.9
ISBN 978-7-5680-6933-5

Ⅰ.①生… Ⅱ.①丁… Ⅲ.①生物工程-医学工程 ②生物信息论 Ⅳ.①R318 ②Q811.4

中国版本图书馆 CIP 数据核字(2021)第 158460 号

生物医学工程与信息技术概论   丁明跃　主编
Shengwu Yixue Gongcheng yu Xinxi Jishu Gailun

策划编辑:罗　伟
责任编辑:曾奇峰
封面设计:原色设计
责任校对:曾　婷
责任监印:周治超
出版发行:华中科技大学出版社(中国·武汉)　　电话:(027)81321913
　　　　　武汉市东湖新技术开发区华工科技园　　邮编:430223
录　排:华中科技大学惠友文印中心
印　刷:武汉开心印印刷有限公司
开　本:880mm×1230mm　1/16
印　张:13
字　数:383 千字
版　次:2021 年 9 月第 1 版第 1 次印刷
定　价:49.80 元

前言

Qianyan

华中科技大学生物医学工程学科是国家一级重点学科,是我国早期建立的生物医学工程学科之一,在 2017 年教育部组织的全国学科评估中被评为 A+ 学科。该学科目前包括生物医学工程、生物信息学(以前称为生物信息技术)与生物制药三个本科专业。近年来,按照教育部相关要求,各高校都在积极推进按学院、按大类进行招生的改革试点。因此,自 2018 年以来,华中科技大学生物医学工程专业和生物信息学专业均按照同一大类即生物医学工程进行招生,并且在制订专业培养方案时打通了前几年的通识课程,为今后两个专业的完全融合与最终合并奠定了基础。为此,在 2018 年的本科生培养方案中,华中科技大学生物医学工程专业的本科生必修课程"生物医学工程概论"(始于 2009 年)和生物信息学专业的本科生必修课程"生物信息学概论"(始于 2013 年)进行了融合与合并,形成了生物医学工程大类新的概论课程"生物医学工程与信息技术概论"。

生物医学工程是运用工程学的原理与方法解决生物、医学等应用中的工程技术问题,其重点之一是研究和提供生物、医学等研究所需要的技术方法与手段,包括医疗器械等。生物医学工程是医工、医理相互交叉的学科,具有广阔的应用前景和巨大的发展空间。然而,长期以来,人们对生物医学工程的主要研究对象、研究领域缺乏全面的认识和了解,这是目前制约生物医学工程学科发展的因素之一。因此,开设"生物医学工程概论"课程的目的就是希望通过对生物医学工程的定义、生物医学工程主要领域的介绍,特别是通过生物医学工程学科领域学术带头人的讲授,提高学生对生物医学工程专业的认识与了解程度,激发学生从事生物医学工程研究、献身我国生物医药行业的热情。

目前,我国出版的生物医学工程概论方面的教材很少。2010 年,西安交通大学出版社出版了一本名为《生物医学工程概论》的图书,作者是迈克尔·M. 多马克。该书作为一本英文原版参考书,可以直接作为生物技术、生物医学工程等专业本科生、研究生的教科书。但是,该书侧重于定量阐述分子、细胞与组织器官的行为,以及研究这些行为的技术方法与原理等,不仅不适合作为新生的概论教材,而且其内容与我校生物医学工程专业后续的"生物化学与分子生物学""细胞生物学"等课程有交叉与重叠。本教材以华中科技大学多年来承担"生物医学工程概论""生物信息学概论"课程讲授工作的教师的课件和讲义为基础编写而成,由丁明跃主编,参编人员包括刘笔锋、赵元弟、宁康、刘欣、薛宇、肖鹏、尉迟明、马军、陈威,希望为今后选修"生物医学工程与信息技术概论"课程的学生提供与课程配套的教材,并为生物医学工程等相关专业的本科生、研究生提供可供参考的指导书。由于编写过程较为仓促,加之水平的限制,书中难免存在不足之处,敬请读者批评指正。

丁明跃

网络增值服务

使用说明

欢迎使用华中科技大学出版社医学资源网

1 教师使用流程

（1）登录网址：**http://yixue.hustp.com**（注册时请选择教师用户）

注册 〉 登录 〉 完善个人信息 〉 等待审核

（2）审核通过后，您可以在网站使用以下功能：

浏览教学资源　　建立课程　　管理学生　　布置作业　查询学生学习记录等

教师

2 学员使用流程

（建议学员在PC端完成注册、登录、完善个人信息的操作）

（1）PC端学员操作步骤

① 登录网址：http://yixue.hustp.com（注册时请选择普通用户）

注册 〉 登录 〉 完善个人信息

② 查看课程资源：（如有学习码，请在"个人中心—学习码验证"中先通过验证，再进行操作）

选择课程

首页课程 〉 课程详情页 〉 查看课程资源

（2）手机端扫码操作步骤

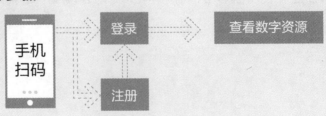

手机扫码 → 登录 → 查看数字资源

注册

目录

Mulu

第1章　生物医学工程简介

1.1　什么是生物医学工程?

按照生物医学工程(biomedical engineering,BME)类教学质量国家标准,生物医学工程是运用工程学的原理和方法解决生物医学问题,提高人类健康水平的综合学科。它是一门由理、工、医交叉融合而形成的学科,是多种工程学科向生物医学渗透的产物。具体来说,它运用现代自然科学和工程技术的原理、技术与方法,从工程学的角度,在多层次上研究包括人体在内的生物体的结构、功能及其相互关系,揭示其生命现象,为防病、治病以及生命科学研究提供新的技术手段的一门综合性、高技术学科。它涉及生物、医学以及工程学的各个领域,包括材料、物理、计算机、电子信息、图像处理、机械、光学等。因此,不同学科与专业领域的高度综合和多学科交叉融合是生物医学工程学科最大的特点,也是其与其他工科专业的不同之处。

按照上述定义,以往我们接受的关于生物医学工程的定义是"应用工程学原理和方法来解决生物学和医学的问题"。但是,美国德雷塞尔大学生物医学工程-科学与卫生系统学院教授,美国国际医学与生物工程联合会(IFMBE)主席,曾任美国国立卫生研究院(NIH)生物医学工程研究部门主管的Dov Jaron教授认为这一定义太狭窄了。他给出新的定义:生物工程学结合物理学、化学或数学和工程学原理,从事生物学、医学、行为学或卫生学的研究;提出基本概念,产生从分子水平到器官水平的知识,开发新的生物学制品、材料、加工方法、植入物、器械和信息学方法,用于疾病预防、诊断和治疗,患者康复,改善卫生状况等目的。

如图1.1所示,生物医学工程的世界五彩缤纷,研究领域非常广泛,不仅包括生物力学等传统研究领域,也包含神经工程、生物纳米技术等学科领域与方向。如图1.2所示,生物医学工程的发展对临床医学做出了巨大贡献,得到了越来越多国家的重视。例如日本在2006年启动的AIST(National Institute of Advanced Industrial Science and Technology)第二阶段计划中就将聚焦有关人的科学与技术发展列为未来科学与技术发展的主流(图1.3)。欧洲也将其列入了欧盟"地平线2020"计划和"健康2020"计划。

许多人认为,在新世纪随着自然科学的不断发展,生物医学工程的发展前景不可估量,因为它的发展具有很强的行业背景与产业需求。其中,医疗器械产业就是生物医学工程学科存在的最为重要、最大的行业背景与产业需求。医疗器械产业肩负着为临床提供所需要的医疗设备、材料与软件等的重任,是医院赖以生存与发展的重要物质基础,也是大健康产业的重要支柱,对大健康产业的发展和提升我国的技术和经济水平具有举足轻重的地位与影响,被国家列为"健康中国2030"和"中国制造2025"等国家战略发展的重点。建立生物医学工程专业的一个重要目的就是引领我国以及世界医疗器械产业的学科发展、理论开拓以及技术进步,为医疗器械企业培养合格的高技术人才,从而促进产业,尤其是我国医疗器械产业的发展,满足人们日益增长的健康需求。

尽管目前生物医学工程专业可以授予理学和医学学位,但是,大多数开设该专业的高校主要授予的还是工学学位。生物医学工程无论是从字面还是从本质上讲,它的落脚点都是工科,而不是医科或理科。换句话说,生物医学工程首先是工程,与机械工程、航天工程、化学工程、材料工程、控制

生物力学

医学和生物分析　　　　　假体设备和人造器官

生物传感器　　　　　　　　　　生物材料

临床工程　　　　　　　　　　　　　生物技术

医学和生物信息学　　　　　　　　组织工程

康复工程　　　　　　　　　　　神经工程

生理建模　　　　生物医学仪器

生物纳米技术

图 1.1　生物医学工程所包含的研究领域

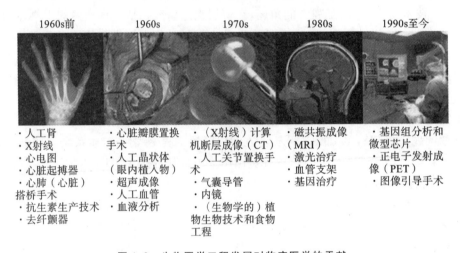

1960s前	1960s	1970s	1980s	1990s至今
·人工肾 ·X射线 ·心电图 ·心脏起搏器 ·心肺（心脏）搭桥手术 ·抗生素生产技术 ·去纤颤器	·心脏瓣膜置换手术 ·人工晶状体（眼内植入物） ·超声成像 ·人工血管 ·血液分析	·（X射线）计算机断层成像（CT） ·人工关节置换手术 ·气囊导管 ·内镜 ·（生物学的）植物生物技术和食物工程	·磁共振成像（MRI） ·激光治疗 ·血管支架 ·基因治疗	·基因组分析和微型芯片 ·正电子发射成像（PET） ·图像引导手术

图 1.2　生物医学工程发展对临床医学的贡献

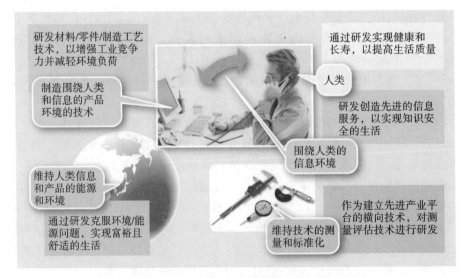

研发材料/零件/制造工艺技术，以增强工业竞争力并减轻环境负荷

通过研发实现健康和长寿，以提高生活质量

制造围绕人类和信息的产品环境的技术

人类

研发创造先进的信息服务，以实现知识安全的生活

维持人类信息和产品的能源和环境

围绕人类的信息环境

通过研发克服环境/能源问题，实现富裕且舒适的生活

维持技术的测量和标准化

作为建立先进产业平台的横向技术，对测量评估技术进行研发

图 1.3　建设可持续发展的社会的科学与技术

工程等专业没有本质的区别，只不过它的应用对象、应用领域偏重于生物和医学，即主要为生物与生命的基础研究和临床应用提供所需要的方法、手段与设备，是促进生命科学理论与方法发展的重要

物质基础,在科学与技术发展上具有举足轻重的作用与影响。从历年来诺贝尔奖授予情况可以看出,与生物医学工程相关的各类诺贝尔奖层出不穷。以医学影像为例,X 射线的发明不仅使该科学家获得了 1901 年的诺贝尔物理学奖,而且到目前为止与 X 射线直接相关的诺贝尔奖已达到十余项,而直接与磁共振成像相关的诺贝尔奖也达到了四项。这些事实充分说明了生物医学工程对于带动科学发展与人类进步具有不可替代的巨大推动作用,是极具挑战和具有深远影响的重要学科领域。

1.2 为什么要开设生物医学工程概论课程?

尽管生物医学工程在推动现代医学的发展中发挥着越来越重要的作用,但提起生物医学工程,多数人感到比较陌生,即使在医药卫生界,许多人也不甚了解。尽管这些年来,对生物医学工程感兴趣的学生越来越多,但是与传统的专业比较,人们对生物医学工程专业仍然缺乏一个基本的、准确的认识与了解,从而阻碍了生物医学工程学科的进一步发展。特别是在社会上,甚至包括国内许多医疗器械公司的高层管理人员(特别是企业负责招聘的人力资源部门人员),对生物医学工程的实际内涵知之甚少,甚至产生错误认识,给生物医学工程专业学生的就业等带来了不利的影响。他们误以为生物医学工程专业的学生主要从事生命或生物相关的基础理论研究,往往将生物医学工程专业的求职人员拒之门外,在学生中造成了不好的影响。为了澄清人们对生物医学工程的这些误解,让大家尤其是生物医学工程专业本科生与研究生更多、更好地了解生物医学工程的本质,从而激发学生努力学习的热情,我们专门为生物医学工程以及相近专业新生开设了"生物医学工程与信息技术概论"这门必修课程。本课程共计 16 学时,1 个学分。本课程的课程建设目标如下。

1.2.1 普及常识

首先,本课程将系统介绍生物医学工程的定义、特点以及所涉及的产业;其次,回顾生物医学工程的历史、现状以及未来发展方向;最后,提高人们对生物医学工程重要性与发展必要性的认识,吸引越来越多的人投身生物医学工程学科建设的伟大事业中。

1.2.2 了解生物医学工程专业

生物医学工程专业本科生培养方案的一大特点是要求知识面广、学时数多,学生学习负担相较其他工科专业更为繁重。本专业学生应掌握电子技术、光电信息技术、计算机技术及生命科学等的基础理论和基本知识,并受到工程技术方面的良好训练,达到国际工程认证和生物医学工程专业国家标准要求,毕业后具备从事生物医学工程研究和开发的基本素质和基本技能。正是由于此原因,在国外生物医学工程专业本科生较少,绝大多数是研究生。本科生所需要的专业知识与能力主要包括以下几个方面。

(1)爱国敬业精神、社会责任感和追求卓越的态度。

(2)良好的职业道德与操守,在科学实践中理解并自觉遵守职业道德和规范。

(3)扎实的数理与生命科学基础。

(4)电子与信息工程的基本理论与方法。

(5)解决生物医学工程领域理论问题和实际问题的能力。

(6)较强的英语语言能力。

(7)文献检索、资料查询和撰写科技论文的能力。

(8)较好的人文社科知识和人文素质,以及较强的协调、组织能力。

(9)较强的创新精神。

为了培养学生的上述能力与素养,本专业除通识课程外,还开设了电路理论、模拟电子技术、数字电路与逻辑设计、应用光子学基础、微机原理与接口技术、生物医学传感检测与仪器、生物医学数字信号处理、生物医学光子学、医学影像系统原理、医学图像处理、生物材料学、纳米生物医学分析技术、细胞生物学、生物化学与分子生物学、解剖与生理学等专业基础与核心课程。

此外,为了增强学生的动手能力和创新创业能力,本专业还开设了物理实验、电路测试基础实验、应用光子学基础实验、电子测试与实验、生物医学传感检测与仪器实验、生物医学数字信号处理实验、解剖与生理学实验、生物化学与分子生物学实验、行业产业认知实习、工程训练、生产实习、专业创新创业训练、课程设计、毕业设计等实践环节。

1.2.3 了解华中科技大学生物医学工程学科的基本情况

华中科技大学生物医学工程学科始建于 1980 年,华中科技大学是全国较早建立生物医学工程学科的学校之一,是中国生物医学工程学会创始单位之一。华中科技大学于 1981 年开始招收生物医学工程专业本科生,1983 年获生物医学工程博士点,是全国较早获得生物医学工程专业博士授予权的单位之一。其拥有生物医学工程一级国家重点学科,在 2017 年全国第四轮学科评估中,华中科技大学生物医学工程学科被评估为"A$^+$"(排名前 2%或前 2)。生物医学工程学科参与支持了华中科技大学工程学科进入 ESI 全球排名前 1‰,生物学和生物化学、分子生物学与遗传学、药理学与毒理学、农业科学学科进入 ESI 全球排名前 1%;同时支持了学校其他多个学科进入 ESI 全球排名前 1%。

华中科技大学生物医学工程学科主要依托生命科学与技术学院和光电国家研究中心建设。生命科学与技术学院包含生物医学工程和生物学两个一级学科,拥有一批国家、省部级科研平台,包括武汉光电国家研究中心生物医学光子学研究部、国家纳米药物工程技术研究中心以及 4 个省部级重点实验室(生物医学光子学教育部重点实验室、分子生物物理学教育部重点实验室、图像信息处理与智能控制教育部重点实验室(共建)和湖北省生物信息与分子成像重点实验室)。同时已建成多个国际合作平台,包括中英联合实验室。此外,还建成了生命科学与技术学院科研共享平台,可为生物医学工程学科教师提供所需要的基本仪器设备。

华中科技大学生命科学与技术学院生物医学工程学科拥有从本科、硕士、博士到博士后较为完备的人才培养体系,包括生物医学工程博士后流动站,生物医学工程、生物医学光子学、生物信息学、生物材料与组织工程、生物制药工程 5 个博士点和硕士点,生物医学工程和生物工程 2 个硕士点,生物医学工程、生物技术、生物信息学、生物科学和生物制药 5 个本科专业。学院拥有"国家生命科学与技术人才培养基地"和生物科学"国家理科基础科学研究和教学人才培养基地"2 个国家级人才培养基地,与中国科学院大学及中国科学院生物物理研究所联合成立了基础学科拔尖人才(贝时璋菁英)实验班,还建成有启明学院基础学科生物科学与技术(生物技术)实验班、生物医学工程卓越工程师实验班和生物信息基地班等拔尖人才培养实验班,建成有国家生命科学与技术虚拟仿真实验教学示范中心,初步形成了培养高水平创新人才的体制机制。现有在读本科生 1209 人,硕士研究生 383 人,博士研究生 379 人,国际留学生(研究生)73 人。

华中科技大学生命科学与技术学院组建了一支国际化、高水平、年轻化的师资队伍,现有教职工 147 人,其中教授 66 人,副教授 39 人。专任教师中有博士学位的占 98%,45 岁以下的占 83%,具有海外博士学位或具有一年以上海外研究经历的教师达 78%。学院拥有 1 名教育部科技委生物与医学部副主任委员、1 名国际合作部委员、3 名国家"万人计划"科技创新领军人才、3 名国家"千人计划"入选者、12 名青年千人计划入选者,"长江学者奖励计划"特聘教授 1 名、讲座教授 4 名、青年学者 1 名,青年拔尖人才 2 名,3 名国家杰出青年基金获得者和 1 名优秀青年科学基金获得者,3 名科技部"创新人才推进计划"中青年科技创新领军人才,拥有 4 个国际著名学会的 FELLOW;1 个国家科技部重点领域创新团队,2 个教育部创新团队,1 个国家级教学团队,1 个国家自然科学基金委创新群体,3 个湖北省创新团队,1 个国家 111 创新引智计划;14 名教育部跨(新)世纪优秀人才,4 名湖北省百人计划,6 名湖北省楚天学者,6 名湖北省楚天学子,2 名湖北省教学名师,7 名欧美籍全职教授。此外,学院还聘请了一批国内外著名学者担任兼职教授,师资力量雄厚。

华中科技大学生命科学与技术学院科研实力雄厚,自 2011 年以来,发表高水平 SCI 论文千余篇,其中影响因子≥10 的论文 63 篇,包括 *Cell*、*Science*、*Nature* 及其子刊等国际顶尖期刊论文 31 篇。科研经费增长迅猛,累计科研合同经费近 8 亿元,承担了一批重大的国家级科研项目,其中,牵头主持国家重大基础研究计划(973 项目)10 项,主持国家千万级科研项目 8 项,获 973、863 等计划课题 28 项;NSFC 杰青、重点、重大科研仪器研制等 48 项,面上及青年项目 209 项,连续十年保持全校前列。取得一批原创成果,获国家技术发明奖二等奖 1 项,省、部级科技与教育一等奖 3 项,日内瓦国际发明展金奖 4 项、银奖 1 项;获授权发明专利 216 项、转化发明专利 80 项,累计实现产值 20 多亿元。其中,世界首台临床全数字 PET 样机已获得医疗器械注册证。

学院一贯重视国际合作与交流,与美国、法国、瑞典、德国、英国、新加坡、俄罗斯和澳大利亚等国的高校和科研院所开展了广泛而具有实质性的科研合作与人才培养。主办或承办国内外高水平学术会议,邀请国内外专家进行学术交流等。每年定期举办硕士生论坛、博士生学术年会、博士生交叉学科创新论坛和各种沙龙活动;专项资金支持选派优秀研究生出国进行合作交流。

学院拥有集实验教学、科研和办公为一体的现代化大楼,固定资产近 2 亿元,是人才培养、科学研究、学术交流的重要基地。学院全体师生员工将秉承"明德、厚学、求实、创新"的校风,脚踏实地,真抓实干,努力拼搏,为争创世界一流的生命学科而努力奋斗。

学院结合科研特色,在光电医疗器械、医学影像、现代生物医药、现代生物技术、精准医学大数据和现代生物农业等方面找到契合点,选派多个优秀科研团队入驻光谷生物城,强化"产学研"链的建设。同时,学院与武汉光谷生物城有关企业、国内 500 强和国际 500 强的多个企业签订了合作办学、就业实习等共同培养人才的协议,为学生综合培养开辟新的途径,实现了我院学生培养与企业需求的平稳对接。

1.2.4 了解我国医疗器械产业的发展现状

医疗器械产业是一个新兴的朝阳产业,虽然目前其产业规模与传统的钢铁、化工、汽车、信息等产业比较还很小,但是其产业的发展牵涉到广大人民的身体健康与生活质量,因此引起党中央和国家的高度重视。特别是随着我国社会从温饱型向小康社会的转变,人们对健康的需求越来越迫切,这使得医疗器械产业的发展步入了快车道,其近年来的复合增长率达到了 15%,远远高于国家 GDP 和传统行业的增长率,具有广阔的市场前景,必将在我国国民经济中发挥越来越重要的作用。

我国的医疗器械行业主要是在改革开放以后才建立和发展起来的。在此之前,虽然各省区市都有几家医疗器械相关的企业和研究单位,但分布较为分散,数量明显不足。随着改革开放,特别是民营与外资企业的引入,依托国内不断壮大的临床应用市场,我国的医疗器械企业如雨后春笋,遍地开花,数量急剧增加。然而,这些企业大多是民营个体企业,相当一部分生产型企业由原来的经营型企业转型而来,它们往往缺乏资金、技术,多以仿制市场上销售的现有产品为指导思想,这限制了我国医疗器械行业的发展。此外,医疗器械人才的缺乏也是制约我国医疗器械行业发展的瓶颈之一。

1.2.5 增强学习积极性和主动性

正如前面所述,如何纠正社会上对生物医学工程的误解是设置本课程的重要目的之一。在近年来的培养实践中我们也发现,在学生中存在重分数、不重视能力的培养倾向,使得部分学生在学习过程中满足于书本知识的记忆,而忽视了实际解决问题能力的培养与锻炼。同时,大量的课堂学习也使得一部分学生丧失了自我,穷于应付,缺乏学习的主动性。我们希望通过本课程的介绍,让学生认识和了解身为生物医学工程人所肩负的社会担当与历史责任,激发他们为献身祖国的医疗器械事业、为改变我国医疗器械行业的落后面貌而努力奋斗的决心和信心!

NOTE

1.3　国际生物医学工程发展概况

国际生物医学工程最早是在美国 NIH 的支持下诞生于美国的,始于 20 世纪 60—70 年代。1972 年,美国杜克大学建立了世界上第一个生物医学工程学位授予点。1975 年,美国可授予生物医学工程学士或硕士学位的高校达到了 40 所。然后,生物医学工程进入了一个缓慢发展的阶段,到 1990 年,美国可授予生物医学工程学士或硕士学位的高校仅仅 50 所。1990 年后,生物医学工程进入了快速发展阶段,美国可授予生物医学工程学士或硕士学位的高校,尤其是学士学位的高校数量急剧增加,到 2003 年超过了 100 所。这些学位点大部分由系来主办,而不仅仅是几个教授组成的松散研究小组。参加生物医学工程年会的人数每年创新高,生物医学工程学会成为生物医学工程学位点认证的领导学会。在美国生物医学工程学会和 IEEE 医学和生物工程协会(Engineering in Medicine and Biology Society,EMBS)下建立了美国医学和生物工程学会(American Institute for Medical and Biological Engineering,AIMBE)。同时,在美国 NIH 下建立了新的资助机构——国家医学影像与生物工程研究所(National Institute for Biomedical Imaging and Bioengineering,NIBIB)。以上开创了生物医学工程发展的新阶段。

墨西哥的生物医学工程可追溯到 20 世纪 60 年代,墨西哥国家科技学院(National Polytechnic Institute,CIEA)建立先进技术研究中心,并开展了生物电子学方面的研究。1974 年,位于墨西哥城的 UIA(Universidad Iberoamericana)大学建立了墨西哥第一个生物医学工程学士学位点。1974 年 9 月,UAM-I(Universidad Autonoma Metropolitanalztapalapa)大学建立了墨西哥第二个生物医学工程学士学位点,以及由 8 位教授组成的从事医学仪器和计算机在医学中应用研究的研究团队。1983 年该团队扩展为 13 位教授。1978 年建立了墨西哥生物医学工程师学会(Mexican Biomedical Engineering Society,SOMIB),1979 年创立了该学会的期刊 *Revista Mexicana de Ingenieria Biomedica*。1988—1995 年,许多学生从欧洲和美国获得生物医学工程博士学位回国。他们有力地推动了墨西哥生物医学工程的发展与扩展。目前,墨西哥的生物医学工程研究主要集中在 UIA 大学,UAM-I 大学和 IPN 大学以及隶属于 NIH 的几家研究医院。

截至 2011 年,在欧洲的 29 个国家中,有约 300 所大学讲授生物医学工程内容,并建立了从学士、硕士到博士三个阶段学位的完整的生物医学工程人才培养体系。

1.4　国内生物医学工程发展现状

20 世纪 50 年代以来,心脑血管疾病、癌症、糖尿病等现代文明病开始威胁人类健康。因此,探索这些疾病发生、演变、转化的规律,并发展有效的诊断、治疗、康复的方法、技术和装置,成为医学进步的急切需求。但这些问题不是以定性观察、现象归纳为方法学特征的医学本身所能解决的,它必须与以定量观测、系统分析为方法学特征的工程科学相结合,并综合运用各种已有的和正在发展的高新技术,才有可能得到逐步解决。因此,生物医学工程应运而生。

半个多世纪以来,生物医学工程的迅猛发展深刻地改变着医学本身:医学影像技术和装置不仅成了现代医学诊断之必需,而且正在改变外科临床的面貌;医用生物材料、人工器官、组织工程和生物人工器官则为治疗人体组织器官的不可逆损伤或蜕变创造了技术条件,推动修复、重建、再生医学的变革;呼吸机、除颤器、左心辅助泵、危重患者监护系统等装置或技术大大提高了医疗急救水平,使许多人重获生命。同时,生物医学工程更从临床医学深入医学基础乃至生命科学,从宏观层面拓展到微观层面,如新形成的分支学科血管生物学。随着生物医学工程加速发展,现在生物医学电子技术已经从医院(诊断、治疗)走向家庭(保健、康复),正改变着现代医学的进程。由于现代文明病具有很强的个体性,医学发展正在进入一个以个体化医疗为特征的新时期。而真正的个体化医疗要求医学工程和医学临床的融合,从而形成临床医学工程化(个体化医疗设计)。目前骨科手术和植入物个体化设计已经实现,心血管及其他外科手术个体化设计、肿瘤无创物理治疗个体化设计等也正在研发中。随着组织工程、微组织工程及知识工程技术的发展,个体化医疗将逐步成为临床医学的主体。未来生物医学工程将为现代文明病的预防和调控,为有效控制医疗费用的膨胀,为医学和社会医疗卫生事业的可持续发展,提供新概念、新思路、新方法、新技术、新装备,从而推动医学的变革,促进人类健康。

我国的生物医学工程是跟随发达国家的生物医学工程技术而发展起来的。它起步于 20 世纪 70 年代末,其中具有重要影响和里程碑意义的是 1980 年中国生物医学工程学会的成立。90 年代中后期,研究者们开展了组织工程等前沿领域的研究,开始深入微(细)观层次,并重视宏、微(细)观的结合。近几十年来,我国的生物医学工程技术取得了不小的进展,主要体现在以下方面。

(1)形成了一支工程科学与医学相结合、具有一定规模的研究队伍,而且在清华大学、上海交通大学、浙江大学、华中科技大学、西安交通大学、四川大学、重庆大学等高校建立了我国第一批生物医学工程学科,设置了生物医学工程本科专业,为培养受过交叉训练的生物医学工程技术人才创造了条件。

(2)跟踪了发达国家生物医学工程技术的发展,并有所创新。在某些分支领域的某些方面的研究达到了国际水平或国际先进水平,形成了一些有特色的研究基地,有相当的学术技术储备。

(3)从"跟踪"到"走自己的路",提出了发展中国生物医学工程学科的战略原则——发展"省钱"的生物医学工程技术。这一提法得到了冯元桢先生的充分肯定,他说把"中国"两个字改为"世界"同样适用,但他强调"必须是第一"。

在上述思想的指导下,一批生物医学工程技术工作者打破了传统的实验室研究的模式,尝试用自身的力量将多年研究工作积累的学术技术成果转化为产品,为发展生物医学工程民族工业、中国医疗卫生事业的健康发展做出直接贡献,取得了初步成功。但从整体而言,我国的生物医学工程技术进步较慢,与发达国家相比有相当大的差距。表现如下:①我国生物医学工程的研究工作因循已有知识和技术,跟踪国外具体工作者居多,以解决实际问题为目标者较少,因而缺乏创新。造成这种状态的内因是工程科学与生物科学、医学结合的深度不够,只重视现象的解释,发明意识淡薄。②我国生物医学工程技术的研究,与生物医学工程产业的发展严重脱节。其后果是,一方面,我国生物医学工程产业创新能力低下,自主知识产权匮乏;另一方面,产业反过来阻碍了技术自身的进步,缺少"源头活水",因而缺乏活力。造成这种情形的原因是多方面的,关键是宏观环境(体制、政策、管理、教育以及技术转化等)不利于生物医学工程这样一个大跨度、多学科交叉领域的发展,技术转化更是难上加难。

1.5　我国医疗器械产业发展现状

改革开放以来,我国医疗器械产业有了长足的进步与发展,形成了珠三角、长三角和环渤海湾产业集群,产业链结构基本完善、供应链趋于结构性平衡、供应链处于从中低端向中高端过渡时期。

图 1.4 所示为 2008—2018 年我国医疗器械生产企业数量统计,从中可以看出,尽管 2015 年由于监管的原因,企业的数量出现了一定程度的下滑,但很快又步入了上升的轨道。截至 2018 年,企业数量已达到 17236 家。其中,一类医疗器械生产企业 7513 家,二类医疗器械生产企业 9189 家,三类医疗器械生产企业 1997 家,如图 1.5 所示。然而,在这些企业中,90%以上为中小型企业,主营年收入为 3000 万~4000 万元,与国际上医疗器械巨头(表 1.1)差距巨大,即便与国内制药企业的 3 亿

~4 亿元相比较,也存在巨大差距。这是制约我国医疗器械产业发展的主要问题之一。从图 1.5 中还可以看出,自 2014 年以来,国家加大了医疗器械监管力度,同时由于三类医疗器械生产企业技术要求高、资金需求大,2015—2018 年三类医疗器械生产企业数量呈下降趋势。

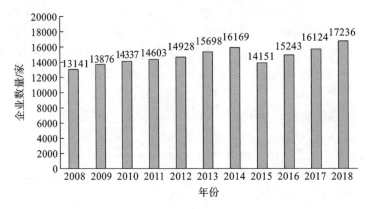

图 1.4　2008—2018 年我国医疗器械生产企业数量统计

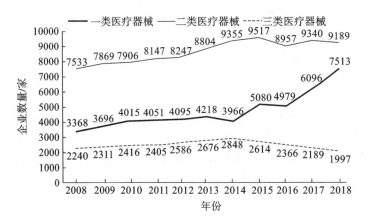

图 1.5　2008—2018 年我国各类医疗器械生产企业数量统计

表 1.1　2018 年全球十大医疗器械生产企业主营收入

排名	公司	2018 年营收/亿美元	全球占比/(%)
1	美敦力(Medtronic)	299.5	7.00
2	强生医疗(Johnson & Johnson Medical Devices)	270	6.31
3	赛默飞世尔科技(Thermo Fisher Scientific)	243.6	5.69
4	飞利浦医疗(Philips Healthcare)	207	4.84
5	通用医疗(GE Healthcare)	165.4	3.87
6	费森尤斯医疗(Fresenius Medical Care)	189.2	4.42
7	雅培制药(Abbott Laboratories)	188.6	4.41
8	碧迪(Becton Dickinson)	159.8	3.74
9	卡地纳健康(Cardinal Health)	155.8	3.64
10	西门子医疗(Siemens Healthineers)	153.6	3.59
	总计	2032.5	47.51

　　图 1.6 所示为 2016—2022 年我国医疗器械生产企业主营收入预测,预计到 2022 年将突破万亿元,其复合增长率保持在 15% 左右,高于医药类企业 10.2% 的年增长率。

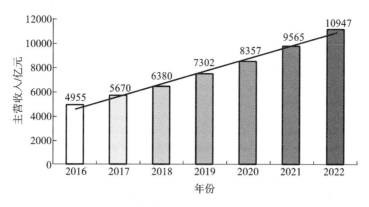

图 1.6 2016—2022 年我国医疗器械生产企业主营收入预测

除医疗器械生产企业外,我国还有数量巨大的医疗器械经营企业。根据国家药品监督管理局信息中心的统计数据,截至 2018 年,我国合法注册或备案的医疗器械经营企业 511000 家,自 2016 年起大幅增加。特别是由于国家对一、二类医疗器械经营的政策放开及国家对微小企业给予利税减免政策,大幅增加了一、二类医疗器械经营企业的数量。

近年来,随着国家加大对医疗器械的投入,特别是民营资本的介入,我国医疗器械产业保持着快速健康发展的良好势头,产品结构不断优化,创新产品不断涌现,产品水平不断提升,市场竞争力不断加强,特别是在中低端产品的开发与生产上取得了长足的进步,不仅很好地满足了国内的临床需求,而且还大量出口,在国际上占有一定地位。有资料统计,我国医疗器械进出口贸易保持持续增长势头,2018 年进出口总额达到了 458 亿美元,较上一年增长 8.9%;涌现了深圳迈瑞、上海联影、鱼跃医疗等一大批龙头企业。但是,医疗器械生产经营企业“多、小、低”、行业研发投入与跨国医疗器械公司相比明显偏低、高端医疗器械市场大多被跨国公司占据的状况依然没有明显改善。跟踪我国医疗器械上市公司资料发现,研发投入费用占平均总营收的比例为 3.5%～5%,虽然较前几年增长明显,但很少有超过 10% 的企业。亿欧大健康统计,截至 2018 年 8 月 28 日,26 家医疗器械上市公司总的研发投入费用为 10.14 亿元,与美敦力、GE、西门子、飞利浦等跨国医疗器械公司的研发投入费用相比,仍然有很大的差距。这是造成我国医疗器械行业大而不强、产品落后,特别是高端产品仍被国外产品垄断的主要原因之一。

令人欣慰的是,2018 年,我国的医疗器械行业借改革和建设创新型国家的东风法治化环境逐渐建立,行业规模增长迅猛。我国已超过日本,成为全球第二大医疗器械市场。特别是近年来,党中央、国务院高度重视医药卫生事业发展,出台了鼓励医疗器械创新的一系列政策。国家药品监督管理局认真贯彻党中央和国务院文件精神,出台了一系列继续鼓励创新医疗器械发展的文件,进一步完善了医疗器械的有关法律法规和政策,在深化审评审批制度改革的同时,更加重视医疗器械上市后的监管,努力保障公众用械安全有效。可以预测,在未来,我国的医疗器械行业将面临一个飞速发展的大好机遇,只要我们继续努力、加大投入,一定能够缩小与世界先进水平的差距,实现我国由医疗器械大国向医疗器械强国的转变。

医疗器械企业要做大做强,用好国内、国外两个市场资源向跨国公司之路发展,应当遵循现代市场经济规律,在国际合作中补足市场经验,做好方向防范工作。目前,我国医疗器械企业国际化存在的主要问题包括以下几种。

(1)技术水平落后,缺乏核心竞争力。

(2)国外市场的售后服务瓶颈。

(3)自主品牌意识缺乏。

(4)本土企业间的恶性竞争。

(5)人力资源方面面临的国际化瓶颈。

（6）市场准入门槛。

（7）企业对社会责任重视不够。

（8）经商重利倾向太浓引来不必要的麻烦。

（9）引用国际规则的本领尚不够强大。

（10）国际竞争力薄弱。

（11）全球资源整合能力不强。

（12）金融资本助推力作用有限。

（13）缺乏国际化扶持政策。

（14）行业公共服务能力有待提高。

1.6 生物医学工程领域主要研究方向

1.6.1 医学影像

医学影像包括医学成像系统（medical imaging system）和医学图像处理（medical image processing）两个部分。它是生物医学工程的一个标志性分支领域，也最为医学界所倚重。

医学影像的发展历史可以追溯到 1895 年伦琴发现 X 射线。直到 1972 年，X 射线计算机断层扫描（X-ray computer tomography，X-CT）系统问世，才从根本上解决了投影 X 射线成像中的影像重叠问题（图 1.7（a））。这是一个重大的突破。而基于核磁共振谱学的磁共振成像（magnetic resonance imaging，MRI）亦于 20 世纪 70 年代取得成功（图 1.7（b））。超声成像得益于雷达和声呐技术的发展。20 世纪 70 年代，能提供动态断面图像的 B 型超声装置问世，80 年代初人们又将血流信息叠加到二维 B 型超声图像上，形成了超声彩色血流图（color flow mapping，CFM）（图 1.8）。医学影像的发展给临床诊断和医学研究带来了革命性的变革。然而，对生物医学工程来说，它们仍然带有初级阶段的印记。

7T MRI
三维图像

扫码看彩图

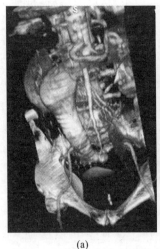

(a)

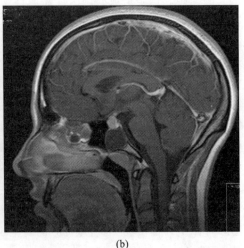

(b)

图 1.7 三维 CT(a)与 MRI(b)图像

(a) 三维 CT 图像；(b) MRI 图像

如果说基于二维断面图像的三维重建以及三维图像随时间变化（动态图像）的多维成像（multi-dimensional imaging）是已有影像学技术的某种必然延伸，那么，功能性图像（多参数图像，multi-parameters imaging）则是源于医学需求的新发展。从疾病发生、发展的一般进程来看，组织性状或

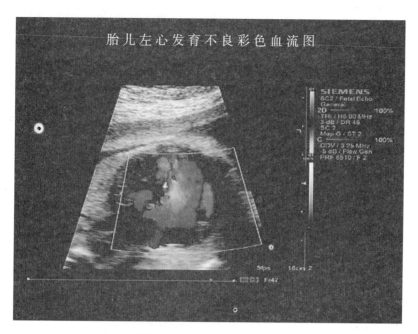

扫码看彩图

图 1.8　超声彩色血流图像

器官功能的改变往往先于其结构、形态的变异。故功能成像对疾病的早期发现和诊断具有重大意义。在这方面比较突出的是 20 世纪 90 年代出现的功能性核磁共振成像（functional MRI，fMRI）和正电子发射断层成像（positron emission tomography，PET）。

不同的断层成像技术各有自己的特点，携带不同的生理、病理、功能及结构等方面的信息，这些信息通常是互补的。临床诊断及治疗计划的制订往往需要来自不同成像方式的图像信息，因此多模式图像（multi-modality imaging）的整合分析在临床医学中有重要的价值。

实现多模式成像的关键是将不同时间、不同来源的图像放在一个坐标系中配准。这是一项困难的工作。因为对不同时间和不同方法条件下得到的图像来说，彼此之间的坐标的尺度与方向不可能是一致的。有的图像之间甚至可能出现非线性的扭曲。所谓配准就是将这些不同来源的图像做适当的校正，让它们都具有相同的坐标关系，然后将它们集成在一张图上。

在多模式图像的配准中，所涉及的主要技术问题有数据的维数、图像特征的选择、图像校正的范围、坐标变换方式、图像耦合时的紧密性、变换参数的选择、人机交互的问题等。

目前，X-CT、MRI、SPECT、DSA（图 1.9）、超声成像以及 PET/CT（图 1.10）等在临床的广泛应用极大地提高了临床诊断和治疗的水平，也使医院在医疗与管理等方面发生了深刻的变化。

大量图像数据的产生对图像档案管理、存储和传输提出了新的要求。一种以计算机、网络通信为主要特征的影像存储与传输系统（picture archiving and communication system，PACS）应运而生。

功能成像、多模式图像融合和 PACS 等标志着医学影像技术发展进入了第二个时期——能动发展阶段。图 1.10 所示为 PET/CT 图像及它们融合的结果。可以看出，融合后的图像既保留了 CT 图像高分辨率、清晰的解剖结构成像特点，又融合了 PET 的高灵敏度功能成像，从而为肿瘤，尤其是早期肿瘤的诊断提供了有力的支持。

回顾医学图像的发展历史，可以明显地看到，从平面到立体、从静态到动态、从形态到功能、从宏观到微观、从单机到影像网络系统是未来医学图像发展的必然趋势。

在数字化影像学技术飞速发展的今天，传统成像系统中的复杂模拟电路逐步由数字电路取代。由此形成的发展趋势是，系统中"硬件"的主角地位逐步让位给"软件"（包含传统观念中的计算机软件及各种数字信号处理软件）。这对"硬件"技术落后、"硬件"知识产权贫乏的我国医学影像产业来说，是一个大好机会。

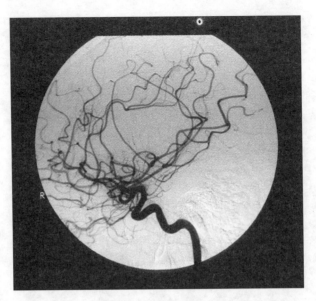

图 1.9　DSA 图像

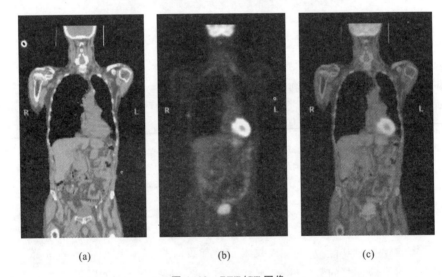

(a)　　　　　　　　(b)　　　　　　　　(c)

图 1.10　PET/CT 图像

(a) CT 图像；(b) PET 图像；(c) 融合后的图像

　　不仅如此，全球医疗危机引起的医学目的（goal of medicine，GOM）的调整，将医学重心从疾病的诊断、治疗前移到疾病的预防和早期发现。这使得分辨率虽然不高，但携带、使用方便的小型化医学成像装置的发展上升到了战略的地位。在这方面，基于机体组织电阻抗特性变异的阻抗成像方法具有广阔的应用前景，目前主要包括用于妇女乳腺癌普查筛检的电阻抗扫描成像（EIS）和用作监护（尤其是颅脑创伤监护）的动态阻抗成像。此外，超分辨率图像重建（super-resolution image reconstruction）技术，使人们可以用低分辨率（LR）影像学装置获得高分辨率（HR）图像。这一图像处理技术（软件）使得具有有限目标功能的小型化 X-CT 和超声图像装置（低成本，高性能-有限功能目标）的发展成为可能。这将成为 21 世纪初医学影像技术发展的新方向。

1.6.2　生物材料及其制品

　　生物材料（biomaterials）是生物医学工程的基础，而医用生物材料及其制品更是生物医学工程产业的重要组成部分。

目前,可植入机体的生物材料的发展已经进入第三代。20 世纪 60—70 年代,人们发展了第一代可植入人体的生物材料,其准则是所谓生物学"惰性",确切地说是生物相容性,包括免疫排斥、细胞毒性、组织相容性和血液相容性等。在生物相容性的基础上,从 80 年代开始发展第二代生物材料,要求生物材料不仅要生物相容性好,而且要具有生物活性即在体内生理环境中能诱导、促进植入物与宿主组织之间的愈合,并具有与原组织相似的理化性质。这类材料于 20 世纪 80 年代中期问世;另一个发展方向是材料可被降解、吸收,这样当损伤愈合后,体内没有植入物残留,这类材料于 1984 年进入临床应用,PLA 和 PLGA 为其代表。

据美国调查,在 20 世纪 80 年代,每年有 200 万～300 万个由 40 多种生物惰性材料制成的 50 多种组织、器官修复器件被植入患者体内。约 1000 万人借此而生活质量提高达 5～25 年。然而,用第二代生物材料制作的缺损骨植入物和人工瓣膜,在 10～25 年内就会因损坏而需要再次手术。由此看来,由第一代可植入生物材料到第二代可植入生物材料,经过 20 余年的研究,在使用寿命方面的提高非常有限。历经大量的动物实验和临床试验,不断地修正改进,却只得到如此有限的进步,代价太为昂贵,改变思路势在必行。

生物材料在体内(有效)寿命有限的根本原因如下:活组织能通过自身的生命活动对生理环境负荷(生物学/化学/物理/力学负荷等)的改变做出响应,而人工材料没有这种能力(图 1.11)。因此,要想使可植入生物材料的性能有质的提高,就必须按照生物学原理来设计材料。这就是第三代可植入生物材料——生物功能材料(functional biomaterials)或(广义)仿生材料(biological designed materials)的目标。

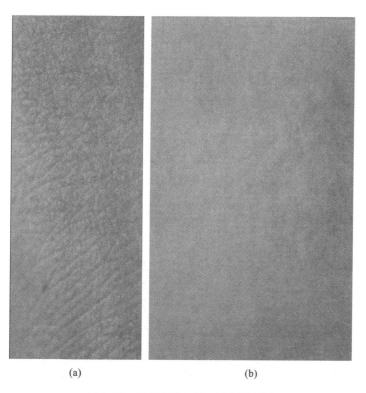

扫码看彩图

(a)   (b)

图 1.11　真实皮肤(a)与人工皮肤(b)

发展生物功能材料的第一步,是将第二代生物材料的两种功能特性——生物活性和可降解吸收性结合起来。而最现实的做法就是以可降解/吸收材料为基体,进行表面生物学设计和表面活性处理。生物功能材料的基本科学问题如下:①细胞-材料表面的相互作用;②生物大分子-材料表面的相互作用。从生物相容性到生物功能材料,标志着生物材料领域从材料科学的技术应用,到生物材料科学与生命科学有机结合的质的跃迁。而这一点正是我国生物材料根本性的弱点。

目前常用的生物材料主要是羟基磷灰石、生物玻璃、钛合金材料和共混聚合物。对于羟基磷灰石,主要研究在不同烧结条件(如时间、添加物等)下如何实现对其颗粒大小、相对密度、收缩性等的调控;用电脉冲剥离法去除 CaO 等有害物质;与生物玻璃共混使其表面活性增强,改变酸碱度等。对于共混聚合物,主要研制生物可吸收聚合物,其优点是在水中可水解,且降解产物可代谢成 CO_2 和水从肾排出。此外还通过不同比例共混调控其孔径和孔径分布,以及降解率等。对于钛合金,研究以阳极火花法、等离子体铺展法、微电弧法等进行表面覆盖磷酸钙,以获得不同厚度和孔径的生物材料。对于碳纤维加强塑料,由于其低相对密度、高强度、不退化,在 CT、MRI 下不会出现赝像,适合用作肿瘤放疗标记物。此外,随着支架置入技术的推广与应用,各种支架材料(如血管支架材料,图1.12),包括可降解的生物支架材料也得到了广泛的研究。

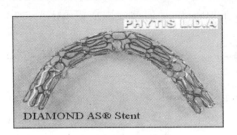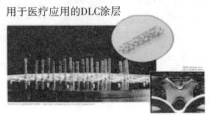

①减少血栓形成
②防止铬、镍从316L钢中释放出来

图 1.12　血管支架材料

1.6.3　组织工程

对于疾病、创伤以及老年退行性病变造成的组织、器官不可逆损伤的修复、重建,供体的来源是一个重大的问题。20 世纪 60 年代至 80 年代中期,人们寄希望于人工器官(artificial organ),因而它成为生物医学工程崛起阶段的标志之一,一些人工器官甚至达到了以假乱真的地步(图 1.13)。但由于机械型(材料型)人工器官不具备活性,功能单一,且使用寿命较短,显著影响患者的生活质量,且带来了沉重的医疗费用负担,因而不能满足器官缺损修复、重建的需求。另一途径是通过转基因动物(动物反应器)获得所需供体。虽然应用基因剔除等手段使免疫排斥问题有所缓和,但基因改造对整个基因组的影响、基因转染载体(通常为病毒)可能遗留的影响和人畜共患病等引起的长期安全性问题等风险,是与人的个体和人类整体生存密切相关的重大问题,当前很难做出明确的判断。目前来看,组织工程是有可能满足这一需求的最佳途径。

扫码看彩图

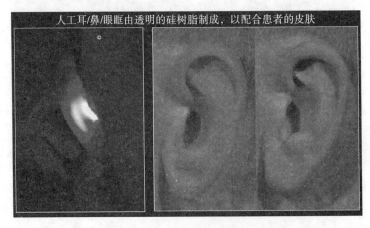

图 1.13　人工耳与真人耳的比较

组织工程(tissue engineering)的概念形成于 1987 年 8 月,其内涵是工程科学的原理和方法与生命科学的原理和方法相结合,认识正常的和病理条件下的哺乳动物组织的结构-功能关系,并发展相应的具有生物活性的替代物,以恢复、维持、提高人们的健康质量。

组织工程主体可简化,如图 1.14 所示。其中,每一环节均有其基本科学问题和关键技术。

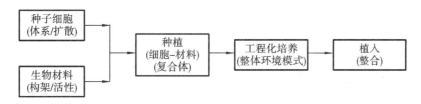

图 1.14　组织工程主体

1. 种子细胞(细胞体系设计/快速、规模扩增)

干细胞为其源头技术。由胚胎干细胞经治疗性克隆技术处理得到的具有患者自体细胞核的全能干细胞当然是理想的种子细胞源。但目前距实现还有相当长的距离。现实的来源是人体多能干细胞和组织特异性干细胞,有两种选择,即自体干细胞(autologous cells)和同种异体细胞(allogeneic cells)。

实际上种子细胞来源的两种选择代表了组织工程医疗实施的两种策略。前者宜将组织工程医疗纳入社会医疗体系,以社区为基本单元,建立地区性的干细胞库(stem cells bank),存储个体化干细胞"档案"。种子细胞体系设计和规模扩增与地区性干细胞库一体化,与之相对应的组织工程产业结构亦不同于现代产业模式。工程化组织/活性替代物及其医疗方案设计一体化,形成个体化的组织工程产品,而组织工程产业亦与组织工程医疗实施紧密结合。后者则是现代制药产业的模式,要求组织工程产品和药品、医疗器械一样,是货架上的商品(off the shelf)。其优势在于成本控制、市场竞争。但从医疗费用控制和提高患者生活质量来看,前者优于后者,而且更符合"以人为本"的后工业化社会的需求。目前,在种子细胞的选择上,美国倾向于后者,而欧洲、日本则倾向于前者。我国应选择前者。

2. 可降解生物材料(构架和表面活性设计以及制备)

基体材料一般选用已成熟的可降解材料,按需要加以改性。真正的技术关键如下。

(1) 构架设计和制备。目前大多采用材料纤维编织,其构造因组织而异。其通道设计除了便于细胞进入和内部物质输运效率和物质分布的空间均匀性外,还必须考虑组织植入后,工程化组织再血管化的要求。这方面的一个突出进展是一种基于微制备二维模板三维重构的新技术,称为 solid free—form fabrication method。其要点是以目标组织或器官的三维医学影像(如 MRI)为基础,经过计算机模型(简化)、从三维立体结构分解为二维片层、二维片层模板、二维模板微制备和三维重建,最终形成材料构架。这种方法制备组织工程构架是个体化的,且有利于工程化组织植入后的再血管化,适用于结构比较复杂的组织和器官的工程化培养。

(2) 表面生物活性设计和处理。在组织工程中,构架材料表面生物活性处理的目的主要如下。

①对不同细胞产生选择性黏附能力,并能介导细胞-细胞相互作用。

②对细胞能动迁移起导向作用。

③诱导、调控细胞分化。

为此,需要对具有不同功能的生物大分子(黏附因子、生长因子、分化因子、血管形成因子等,或与之相关的基因)在构架表面的空间分布进行生物学设计,并借助生物大分子-表面相互作用特性和不同因子之间的相互作用,控制其释放过程(顺序和速率等)。

目前,欧洲和日本十分重视通过细胞与材料表面的相互作用来形成新的表面活性材料。而美国则更进一步,在分子水平对构架材料表面进行生物学设计。所以在生物材料表面活性处理方面,美国、欧洲、日本大致相当,而在材料表面生物学设计方面美国较为领先。

3. 活组织工程化培养

近年来组织离体培养的实验证明,不论如何改善培养条件(生物化学方面),所得到的组织(如软骨等)虽然组织形态、生化组分等与天然组织相似,但其功能,尤其是力学性能,与天然组织相差甚远。其原因在于在组织培养过程中忽略了力的作用。

应该指出,组织工程之所以受到美国、欧洲、日本的高度重视,不仅仅因为它为组织、器官不可逆缺损的修复、重建开辟了一条新路,具有重大经济前景,还因为它将大大加速新药的开发,并可获得用现有方法难以获得的新药,如高效的丙肝疫苗等。意义更为深远的是,用组织工程的方法设计培养离体的生理学、病理生理学、药理学和药物毒理学等的组织模型,将为这些领域的研究开辟新的途径模型。

从人工器官到组织工程,再一次体现了工程科学与生命科学结合的深化。

总的来看,自1987年组织工程概念提出,前10年是论证性示演、实用性探索阶段。1998年以来,组织工程的发展进入了一个新时期,其主要特征是组织工程的工程化研究已成为最紧迫的领域,突破组织工程产业化的关键技术是当务之急。我国组织工程研究起步并不太晚,且投入不低(相对于我国经济实力),但偏重于医学,与工程科学的结合不够。当前最重要的是在工程化研究和产业化关键技术突破上真正下大功夫,才有可能形成我国自主的组织工程产业,进而在这一领域内与美国、欧洲、日本角逐,争得一席之地,并使我国人民受益于组织工程。否则,在组织工程下游抢占的制高点,充其量只能在医院的"围墙"内形成一些"小作坊",形成不了真正的产业。其主要作用恐怕是为发达国家组织工程产品进入中国市场开路。"六五"到"八五"期间,人工心脏瓣膜攻关的教训应当汲取。

1.6.4 生物力学

生物力学(biomechanics)是和生物医学工程几乎同时兴起的交叉学科,是生物医学工程的基础之一。其内涵是力学的原理和方法与生命科学的原理和方法相结合,认识生命过程的(定量)规律。20世纪60年代中期以来,生物力学的发展可分为两个阶段。从60年代中期到80年代中期,生物力学的主要研究对象是生物组织、器官和生理系统,例如对袋鼠、长颈鹿等的动力学与静力学特性和模型的研究等(图1.15、图1.16)。冯元桢在关于肺微循环的研究中,形成了生物力学独特的方法学原则,这是生物力学作为一门独立的分支学科形成的标志。而应力-生长关系的发现,揭示了物质世界最简单的运动形式——以位移为特征的机械运动和最高级的生命运动的内在联系。这是20世纪生物力学最突出的成果。

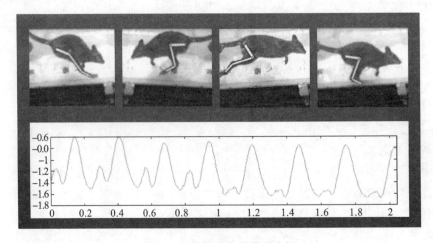

图 1.15　袋鼠动力学模型分析

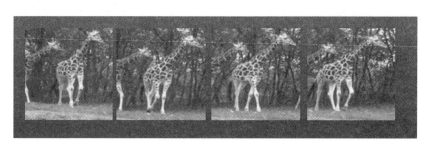

图 1.16 长颈鹿静力学模型分析

20 世纪 80 年代中期以来,生物力学从两个方面向生命科学深入,成为生命科学的一个有机的组成部分。以生物力学为技术平台,与医学影像和临床医学(包括医生的经验)相结合,通过系统建模、定量分析、数值模拟,优化个体化的手术方案(surgery planning),融入个体化医疗之中。目前这一方面的研究正在向心血管外科、假肢残肢断端适配,以及人类行为工程(human performance engineering)等方面扩展。

以动脉粥样硬化机制探索为背景的流体动力学——血管内皮细胞生长关系的研究证明,剪切流动的作用不仅改变了血管内皮细胞的形态、结构和功能(代谢),而且影响了细胞的基因表达和细胞周期。不同的力学因素(剪切流动、基底拉伸、脉动应力(应变)、流型等)导致的结果各异。应力-血管内皮细胞生长的研究加深了人们对血管内皮层生理功能的认识,形成了一个新的分支学科——血管生物学。

应力与细胞生长的关系是双向的。力的作用会影响细胞生长,而细胞生长本身亦必然会改变其力学(微)环境,改变周围介质中的应力分布。Harris 的实验进一步证明,在空间不同位置上,成纤维细胞生长产生的力,使得其间的胶原分子按力的作用方向有序排列。这提示,机体组织内的应力场本身就是调控组织内细胞生命活动的一个信号系统。这在组织工程研究中得到了充分的证明,没有适当的力的作用,就培养不出具有必要的力学性质的功能组织(如软骨、肌腱、血管等)。

不仅如此,以血栓形成、肿瘤转移、炎症反应等为背景的细胞黏附及其分子机制的研究表明,细胞与细胞、细胞与表面之间的力-化学耦合作用(mechano-chemical coupling)在细胞黏附、运动等过程中起着重要作用。

在地球上的生命体和生命物质内,力的作用是无所不在的。而且除了力的直接作用外,它往往通过力-化学耦合作用、力-电耦合作用(mechano-electrical coupling)等实现其生物学效应。而作为生命活动基本单元的细胞,必然成为多种运动形式综合作用的汇聚点,这就是力-细胞生物学(mechano-cytobiology)崭露头角的缘由。

1.6.5 生理信号无创检测——数字化机体(个体化)功能状态动态连续监测系统

能在体表进行无创检测的生理信号主要是体温、血压、脉搏(波)、呼吸、血氧饱和度和心电(ECG)、脑电(EEG)、肌电(EMG)等电生理信号。其中体温、血压和心电的生理、病理意义不言而喻,而脉搏更是传统中医四诊之一。但真正要用它们来表征、判断人体的功能状态,仅做短时间的检测是不够的,必须做长时间的连续动态监测和分析,主要是 24 h 周期(觉醒态/睡眠态),时序生物学(chronobiology)的中长周期(23 天的生理周期,28 天的情绪周期,33 天的智性周期)等,以及危重患者状态的长期监测(无创+有创)。同时,为了获得更为丰富的脑电与心电信息,人们还需要对多电极甚至是空间分布的电极信号进行同步采集、处理与分析(图 1.17)。因此,20 世纪 80 年代以来,24 h 心电图动态记录和分析(Holter)、危重患者监护等成为当时医用电子仪器技术水平的表征。20 世纪中期以来,睡眠状态的监测、分析越来越受到人们的重视,而数字化、多工位人体(个体化)功能状态动态连续监测、分析系统,则是 21 世纪该领域的前沿。它既是以个体化医疗为特征的数字化诊

NOTE

断、治疗系统的一个重要组成部分，又是以"治未病"为目标的社区医学系统工程的核心——个体化健康状态辨识和亚健康状态调控的科学技术基础。

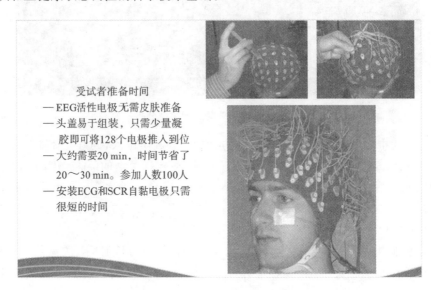

受试者准备时间
—EEG活性电极无需皮肤准备
—头盖易于组装，只需少量凝
胶即可将128个电极推入到位
—大约需要20 min，时间节省了
20～30 min。参加人数100人
—安装ECG和SCR自黏电极只需
很短的时间

图 1.17　空间分布脑电信息的采集

其关键有二，其一是信号的获取，主要如下：①血压动态（逐拍）连续测量技术，这是目前世界上尚未解决的技术难题。在这方面我国正处于突破的前夕。②准自然状态监测技术，即监测过程尽可能不干扰被测者的自然（身心）状态。主要是准自然状态睡眠监测和可穿戴技术（wearable technology）。对于前者，我国目前处于世界领先水平，且正在产业化过程中，对于后者，我国与发达国家处于同一起跑线上。

其二是信号处理和分析与生物医学工程整体发展的过程同步，20世纪60—70年代医学信号分析的方法（从相干平均、相关技术、预估计到匹配滤波、最优滤波、参数建模到自适应处理等）都是从工程科学中移植过来的。它们的前提（假设）与生理信号的固有特征相去甚远。主要如下：①线性化，而生理系统的非线性特征是不能忽略的；②这些方法多建立在信号的统计特性平稳的假设下。但是生理信号的一个显著特点就是信号特性随时间、环境而变得具有非平稳性。

鉴于此，非线性、非平稳的多通道综合分析成为20世纪90年代以来生理信号分析的主要特点。其中较突出的有以小波变换和维格纳分布为代表的非平衡信号分析，和多通道信号的同步观察与综合处理（主分量分析、奇异值分解及独立分量分析）。与人工智能，特别是专家系统的结合更是突破了信号分析的传统框架，将以符号处理为特点的经验表达和以数据分析为特点的信号处理结合起来，这对身心整体状态的研究至关重要。而21世纪身心整体（个体化）生命活动状态的动态连续监测和状态辨识，要求医学信号分析向信息挖掘和信息融合（data mining and data fusion）方向深入。它包含以下四层意思。

（1）从信号处理分析角度，随着独立成分分析的发展，人们提出了越来越多的多导信号的分解和变换方法。

（2）不同系统生理信号的融合。它要求信号分析技术与生物力学、生物控制论有机结合。规范化（生理、心理）负荷下不同系统生理信号的关联、综合、分析将起重要作用。

（3）信号挖掘和信号融合。它要求与生理学、病理生理学乃至药理学研究更深入的结合。例如心率变异性分析不仅在心血管系统功能状态的研究中日益为人们所重视，更重要的是它所反映的交感、副交感神经系统功能平衡状态的变化，是衡量机体内环境稳态迁移（变异）的重要状态变量。有研究表明基于动态（逐拍）连续测量的血压变异性可能是亚健康状态辨识、疾病早期发现（注意：不是诊断）的更为灵敏的状态参数。不仅如此，对血压变异性和心率变异性的关联分析，可能提供更高层次的机体整体内环境稳态调控的信息。这表明,在长期连续动态监测的基础上,各种生理参数变异性的结合分析,将为人体(个体化)健康状态的辨识、评估、预测等提供坚实的基础。

(4) 人体生理信号分析、基于经验表达和知识工程的个体化心理状态和行为的模糊分析评估相结合,可辨识人体身心整体的功能状态及其变化,为适时地干预、调控人们的行为提供依据。

以上五个方面远非生物医学工程的全部,但它们说明了生物医学工程在过去几十年中的深刻变化。在 21 世纪,生物医学工程不仅将继续深入、融入医学和生命科学之中,而且必将促进医学模式的变革和医学发展的战略迁移。

1.7 生物医学工程未来的主要发展领域

生物医学工程作为一个新兴的学科领域,其发展速度非常惊人,也是新技术、新方法、新理论应用较早、较为迫切的领域之一。除前面所提及的传统生物医学工程研究方向以外,近年来也兴起了一大批新的研究方向。

1.7.1 生物电阻抗成像

生物电阻抗成像(biological electrical impedance imaging ,BEII)技术是一种无创的以人体内部的电阻率分布为目标的重建体内组织图像的技术。人体是一个大的生物电导体,各组织、器官均有一定的阻抗。当在人体表面施加一定的电流或电压时,体内不同的阻抗分布就会导致在体表测量到不同的电压或电流。因此,生物电阻抗成像技术实际上是通过在人体特定部位注入已知电压来测量在体表所引起的电流,或者注入一已知电流来测量在体表所引起的电压。利用所测量的电流或电压值,依照一定的重建算法,计算出人体内部各组织、器官在电场作用下所呈现的阻抗分布,进而利用计算机产生断层成像。

美国 Henderson 和 Webster 于 1978 年报道的"阻抗相机"是国际上最早进行的生物阻抗成像研究。1983 年英国 Sheffield 大学 Barber 和 Brown 领导的小组开始了电阻抗断层成像研究。电阻抗成像技术由于不使用核素或射线,对人体无害,且具备成像速度快,可重复、多次测量,可功能成像等特点,加上成本低、无特殊工作环境要求等优点,迅速成为研究热点。

生物电阻抗成像技术的基本原理是根据人体内不同组织在不同的生理、病理状态下具有不同的电阻(导)率,通过各种方法给人体施加小的安全驱动电流(电压),在体外测量响应电压(电流)信号以重建人体内部的电阻率分布或其变化的图像。

生物电阻抗成像技术作为一种非侵入性、简便、费用低的检测技术越来越受到人们的重视。与心电图、脑电图类似,它们都是采用点电极作为传感器,而阻抗成像则是采用带状阵列电极(图 1.18)。生物电阻抗成像的进展主要集中在以下方面:①断层扫描成像。成像模型的进一步完善,同时实时三维图像重建研究已成功用于针对呼吸期间肺容积变化的无损三维成像(图 1.19)。②阻抗分析对各种组织、器官特性与功能的测定研究。主要集中在对肠骨断裂后的愈合程度(阻抗与愈合程度成正比)、肌肉收缩张力 (与阻抗成正比)、乳腺癌及各种开胸手术时的心肌状态、血液透析期间的心脏状态、液体分布和血液循环状态的监测;在对皮肤和组织的局部缺血和组织退化、皮下脂肪的厚度等的测量上也有重要的进展。③分析测定细胞的生命状态(从生存到死亡)。如分析肝细胞、心肌、脊柱肌、卵磷脂-胆固醇类脂质双层中环孢素分子的位置,细胞的生长周期实时监测等。④阻抗分析仪的改善。如使电流驱动和电压检测部分实行光隔离,提高高频(>1 MHz)下测定的准确度和减少干扰,以及基于计算机的信号全数字处理等。

近几十年来,有关生物电阻抗成像的研究迅速发展,主要包括如下几种。

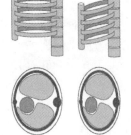

·呼吸时胸部电极移动

·该图显示了肋骨的粗略运动模式

图 1.18　点电极的运动

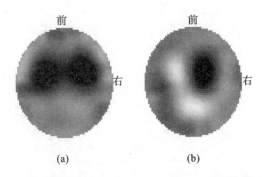

(a)　　　　　　(b)

图 1.19　生物电阻抗成像在肺部空气检测中的应用

(a) 肺部空气体积为 800 mL 时的生物电阻抗图像;(b) 左侧主支气管堵塞、肺部空气体积为 800 mL 时的生物电阻抗图像

1. 电阻抗断层成像

电阻抗断层成像(electrical impedance tomography,EIT)技术是将电极排列在目标的某一层面周围,对相应层面的电阻率或电阻率变化进行图像重建的一门新技术。

2. 电阻抗扫描成像

电阻抗扫描成像(electrical impedance scanning imaging,EISI)的基本原理是利用均匀介质中的电阻率变异使均匀分布在组织的外加电流或电压场产生畸变。其是通过对感兴趣的区域施加小的电激励,根据组织电场分布特性测量相应的电流或电压,进行多点、多频测量的成像方法。

3. 磁感应电阻抗断层成像

磁感应电阻抗断层成像(magnetic induction impedance tomography,MIIT)是利用电磁感应原理,通过测量生物组织的感应磁场,根据重构算法来表现被测组织电阻(导)率分布的成像方法。

4. 核磁电阻抗断层成像

核磁电阻抗断层成像(magnetic resonance electrical impedance tomography ,MREIT)是将电流密度成像 (current density imaging ,CDI)与 EIT 相结合的一种无创静态电阻抗成像方法,其能够获得具有较高分辨率和精确性的生物电阻抗图像。

5. 人体组织器官的电阻抗频谱特性的测量

人体组织器官的电阻抗频谱特性的测量(electrical impedance spectroscopy,EIS)主要测量人体组织在不同频率、不同电流时的复阻抗特性,这是所有生物电阻抗及电阻抗成像研究的基础。

在以上几个方面的研究中,EIT 的研究历史较长,MIIT 和 MREIT 的研究均处于起步阶段。

在 EIT 中,有限元模型的剖分可以将特殊边界条件的场域做近似线性化处理,目的在于解决外加电场在人体内引起的电流分布的非线性和非均匀性,本质上是利用数值方法求解具有特殊定解的一组偏微分方程。因为逆问题的病态性使成像结果随数据误差变化敏感,所以 EIT 的研究始终围绕着这类基本问题在探索中前进。虽然到目前为止还没有理想的根本解决办法,但是 EIT 的研究在不断向前推进,并且开始向临床应用过渡。

EISI 的研究主要针对生物体表浅器官(如乳腺、淋巴结、甲状腺等)的电阻抗成像,采用阵列式检测电极覆盖被测物体表面,通过提取检测电极阵列上的电流参数,经过成像算法得到被测区域内的电阻抗二维分布图像。

EIS 的研究始于德国科学家 Rlermamr,他于 1871 年成功地测量了骨骼肌的电阻。最初研究集中于生物组织在直流电状态下的电阻率特性。在 20 世纪 40 年代,频率响应分析方法被引入生物电阻抗测量中。20 世纪 80 年代后期,出现了阻抗频谱的概念。

在上述所有研究中,EIT 是相对成熟的,但将 EIT 推向临床应用面临的挑战也是多方面的。

第一个挑战是临床应用切入点的选择和定位。任何生物医学工程研究都应以生物医学的需求为出发点,以生物医学的应用为最终目标。EIT 研究的初衷就是因为其不仅能成像,而且具有无创、无射线损害、成本低、能反复应用等特点。但是因为非线性问题,其所得图像的分辨率不高。

第二个挑战是针对明确的临床应用目的,研究能够实际应用的数据采集技术、图像重构技术和图像处理技术。

第三个挑战是定性、定量的动物模型成像研究。

第四个挑战是临床应用研究。在动物模型 EIT 成像实验研究的基础上,进入临床患者的 EIT 应用研究是将 EIT 过渡到真正的临床应用的最重要、最关键的一个环节。

第五个挑战是能否组织起真正的临床医学和工程有机交叉结合的研究队伍。

随着科学技术的不断进步,越来越先进的生物电阻抗成像系统被研发出来,提供了越来越准确的数据,为生物电阻抗成像的发展奠定了坚实的基础,为生物电阻抗成像技术向临床方向的推广提供了可能。当然,作为一种发展中的技术,生物电阻抗成像方法与系统仍然存在技术上的不足。相信随着生物电阻抗成像方法与系统研究的深入和进步,其广泛的社会效益和巨大的经济效益将逐渐得到展现。

1.7.2 激光生物医学

激光生物医学是激光技术与生物医学相结合的一门新兴的边缘学科。20 世纪 60 年代,激光问世不久,就与生物医学产生结合。激光技术被广泛应用于从临床诊断、治疗到基础医学和生物研究等领域。目前激光生物医学已发展成为一门体系完整、相对独立的学科,在生物与医学科学中起着越来越重要的作用。

在激光治疗技术方面,主要的发展为激光间质热疗与激光光动力学疗法。这两种疗法都可在超声多普勒或 CT、磁共振成像的引导下,经皮穿刺,将光纤直接引导到病灶处照射,使病变部位热凝或产生光动力学作用,起到杀死病变组织而不影响周边正常组织的效果。被杀死的病变组织随后可在组织自然愈合过程中被吸收。其突出优点如下:微损、无任何副作用、手术简单易行(门诊手术)、所需激光功率低、对激光要求低(可采用价格低廉、工作稳定的半导体激光)、疗效好(治愈率高达 92%)、术后恢复快。激光治疗被广泛用于肝转移癌及胃肠癌等肿瘤的治疗,此外还有其他应用。图 1.20 为激光在神经与穴位刺激和去毛美容中的应用。手持式激光治疗仪如图 1.21 所示。

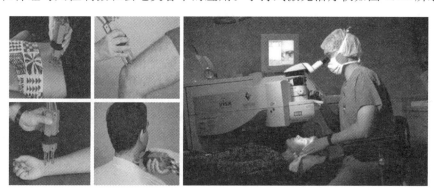

图 1.20 激光医学治疗与激光手术

激光生物医学自 20 世纪 70 年代诞生以来,以高精确度、良好的疗效及安全可靠等特点为研究生命科学的发生、发展开辟了新途径,也为临床诊治疾病提供了新手段,几乎应用在所有临床科室,可治疗疾病达数百种,成为现代医学的重要分支,推动着医学技术的进步与革新。"光到病除"已变成现实,人类疾病完全依赖药物的历史一去不复返,激光医疗正深刻地改变着人们的生活。

随着我国激光技术的发展,激光医疗器械有了飞速的发展,并涌现出一批包括楚天激光等在内的骨干企业,推动了我国激光医疗器械产业的发展与进步。2009 年 6 月 17 日,中国医疗器械产业技

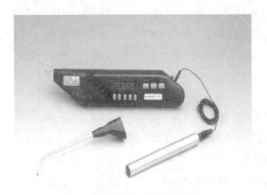

图1.21 手持式激光治疗仪

术创新战略联盟正式成立,这标志着我国激光医疗器械产业的发展进入了一个新的历史发展阶段。

我国激光医疗器械研究起步较早。1971年,上海市第六人民医院发表了红宝石激光视网膜凝固的临床应用报道。1973年,上海医科大学附属耳鼻喉科医院使用国产二氧化碳激光手术刀实施外科手术成功。同年,广州中山医科大学使用自制二氧化碳激光治疗仪开展了激光在外科、皮肤科、五官科、妇科、理疗科、针灸科和肿瘤科等领域的治疗,取得了令人满意的效果。与此同时,各省区市的多家医疗单位先后开展了几乎遍及临床所有科室的激光应用。1977年6月,我国第一届全国激光医学学术交流会在武汉市召开,会上宣读了论文80多篇。至20世纪70年代末,我国已使用氦氖激光、二氧化碳激光、红宝石激光、铝石榴石激光以及倍频激光、氮分子激光、氩离子激光、氪离子激光、氦镉激光和染料激光等10余种常用医用激光进行治疗,遍及临床250余种疾病,有近一百万人次接受激光治疗,在治疗病种和病例数量方面,远远超过了国外。

然而,受制于国内当时的经济环境,我国激光医疗器械产业并未真正形成,国产激光医疗器械年销售额仅几百万元。直到20世纪80年代,在改革开放政策的推动下,激光应用于医疗行业才引起广泛重视,逐渐形成了以二氧化碳激光、掺钕钇铝石榴石激光和氦氖激光三大系列为中心的规模化生产。特别是20世纪末以来,在科技部、原卫生部的大力推动下,我国激光医疗器械产业得到了较快的发展。根据科技部基础研究司2005年的统计数据,1995年我国激光医疗器械销售额达到了7491万元,2004年则突破了10亿元,2007年达到了16.2亿元。武汉、北京、上海等地形成了产业集群,在医用激光器、软件控制、系统集成以及临床应用研究等方面发展迅猛,市场份额不断扩大,成为我国重要的激光医疗器械研制与生产基地。

1.7.3 生物传感器

生物传感器(biosensor)是一种对生物物质敏感并将其浓度转换为电信号进行检测的仪器。其是由固定化的生物敏感材料作为识别元件(包括酶、抗体、抗原、微生物、细胞、组织、核酸等生物活性物质)、适当的理化换能器(如氧电极、光敏管、场效应管、压电晶体等)及信号放大装置构成的分析工具或系统。生物传感器具有接收器与转换器的功能。

1967年S.J.乌普迪克等制出了第一个生物传感器——葡萄糖传感器。将葡萄糖氧化酶包含在聚丙烯酰胺凝胶中加以固化,再将此凝胶膜固定在隔膜氧电极的尖端,便制成了葡萄糖传感器。当改用其他的酶或微生物等固化膜时,便可制得检测其对应物的其他传感器。固定感受膜的方法有直接化学结合法、高分子载体法、高分子膜结合法。现已发展了第二代生物传感器(微生物、免疫、酶免疫和细胞器传感器),正在研制和开发第三代生物传感器,如将系统生物技术和电子技术结合起来的场效应生物传感器。20世纪90年代开启了微流控技术,生物传感器的微流控芯片集成为药物筛选与基因诊断等提供了新的技术路线。由于酶膜、线粒体电子传递系统粒子膜、微生物膜、抗原膜、抗体膜对生物物质的分子结构具有选择性识别功能,只对特定反应起催化活化作用,因此生物传感器具有非常高的选择性。其缺点是生物固化膜不稳定。生物传感器涉及的是生物物质,主要用于临床诊断检查、治疗时实施监控及发酵工业、食品工业、环境和机器人等方面。

生物传感器由分子识别部分(敏感元件)和转换部分(换能器)构成。

分子识别部分识别被测目标,是可以引起某种物理变化或化学变化的主要功能元件。分子识别部分是生物传感器选择性测定的基础。

物理或化学换能器(传感器)将生物活性表达的信号转换为电信号。

各种生物传感器有以下共同的结构:一种或数种相关生物活性材料(生物膜)及能将生物活性表达的信号转换为电信号的物理或化学换能器(传感器)。二者组合在一起,用现代微电子和自动化仪表技术进行生物信号的再加工,构成各种可以使用的生物传感器分析装置、仪器和系统。

生物传感器可以实现以下三个功能。

(1)感受:提取出动植物发挥感知作用的生物材料,包括生物组织、微生物、细胞器、酶、抗体、抗原、核酸、DNA 等。实现生物材料或类生物材料的批量生产,反复利用,降低检测的难度和成本。

(2)观察:将生物材料感受到的持续、有规律的信息转换为人们可以理解的信息。

(3)反应:将信息通过光学、压电、电化学、温度、电磁等方式展示给人们,为人们的决策提供依据。

生物体中能够选择性地分辨特定物质的物质有酶、结构抗体、组织、细胞等。这些分子识别功能物质通过识别过程可与被测目标结合成复合物,如抗体和抗原的结合、酶与基质的结合。

在设计生物传感器时,选择适用于测定对象的分子识别功能物质是极为重要的前提。要考虑到所产生的复合物的特性。根据分子识别功能物质制备的敏感元件所引起的化学变化或物理变化选择换能器,是研制高质量生物传感器的另一重要环节。敏感元件中光、热、化学物质的生成或消耗等会产生相应的变化量。根据这些变化量,可以选择适当的换能器。

生物化学反应过程产生的信息是多元化的,微电子学和现代传感技术的成果已为检测这些信息提供了丰富的手段。

生物传感器技术是生物活性材料(酶、蛋白质、DNA、抗体、抗原、生物膜等)与物理化学换能器有机结合的一种技术,是发展生物技术必不可少的一种先进的检测方法与监控方法,也是物质分子水平的快速、微量分析方法。在未来知识经济发展中,生物传感器技术必将是介于信息和生物技术之间的新增长点,在临床诊断、工业控制、食品和药物分析(包括生物药物研究开发)、环境保护,以及生物技术、生物芯片等研究中有着广泛的应用前景(图 1.22)。

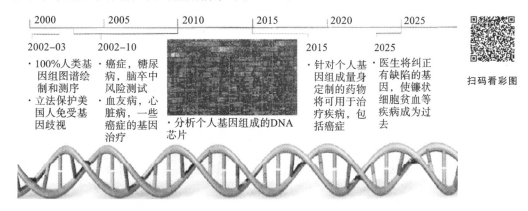

图 1.22 基因芯片发展预测

传感器是一种可以获取并处理信息的特殊装置,如人体的感觉器官就是一套完美的传感系统,通过眼、耳、皮肤来感知外界的光、声、温度、压力等物理信息,通过鼻、舌感知气味和味道等化学刺激。而生物传感器是一类特殊的传感器,它是以生物活性单元(如酶、抗体、核酸、细胞等)作为生物敏感单元,对目标检测物具有高度选择性的检测器。其具有以下技术特点。

(1)采用固定化生物活性物质作为催化剂,价格昂贵的试剂可以重复多次使用,克服了过去酶法分析试剂费用高和化学分析烦琐的缺点。

(2)专一性强,只对特定的底物起反应,而且不受颜色、浊度的影响。

(3)分析速度快,可以在 1 min 内得到结果。

(4)准确度高,一般相对误差可以达到 1%。

（5）操作系统比较简单，容易实现自动分析。

（6）成本低，在连续使用时，每例测定仅需要人民币几分钱。

（7）有的生物传感器能够可靠地指示微生物培养系统内的供氧状况和副产物的产生，在产物得率控制中能得到许多复杂的物理化学传感器综合作用才能获得的信息。同时它们还指明了增大产物得率的方向。

生物传感器并不专指用于生物技术领域的传感器，它的应用领域还包括环境监测、医疗卫生和食品检验等。生物传感器主要有下面三种分类命名方式。

（1）根据生物传感器中的分子识别部分即敏感元件分类：酶传感器（enzyme sensor），微生物传感器（microbial sensor），细胞传感器（cell-based sensor），组织传感器（tissue sensor）和免疫传感器（immunosensor）。显而易见，所应用的敏感材料依次为酶、微生物个体、细胞器、动植物组织、抗原和抗体。

（2）根据生物传感器的换能器即信号转换器分类：生物电极（bioelectrode）传感器，半导体生物传感器（semiconduct biosensor），光生物传感器（optical biosensor），热生物传感器（calorimetric biosensor），压电晶体生物传感器（piezoelectric biosensor）等。换能器依次为电化学电极、半导体、光电转换器、热敏电阻、压电晶体等。

（3）以被测目标与分子识别部分的相互作用方式分类：生物亲和型生物传感器（affinity biosensor）、代谢型或催化型生物传感器。

上述三种分类方法实际上经常互相交叉使用。

当然，最前沿的生物传感器是 DNA 芯片（图 1.23，图 1.24），主要有以下两种：①用于测定基因结构和基本表达的芯片，以检测出可能发展成疾病的基因倾向；②基于药物基因组的芯片，用于判断有关药物是否有效。此外还有免疫传感器，主要有以下两种：①基于免疫色谱原理的检测器，用于检测各种低分子量物质；②无标记传感器，基于表面细胞质基因组反应（如光干涉型传感器）。较为经典的用于血糖测定的传感器，主要为酶需要量极低的传感器。

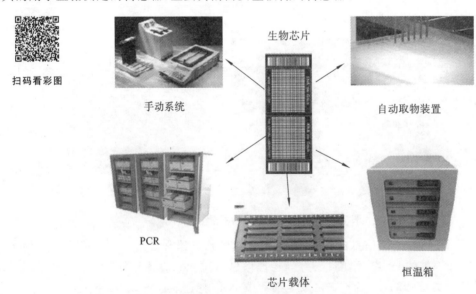

扫码看彩图

手动系统

生物芯片

自动取物装置

PCR

芯片载体

恒温箱

图 1.23 大型生化检测仪器与生物芯片比较

此外，其他类型生物传感器也取得了一系列进展，如可测定细胞电生理的微电极阵列传感器，可实现多通道刺激和记录；在 TiO_2 微孔膜上黏附金属离子 Ni^{2+} 做成的可固定带负电荷蛋白的传感器；离子选择场效应管（ISFET）免疫传感器。

扫码看彩图

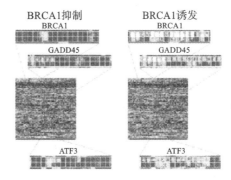

基因芯片®
人类癌症G110阵列

基因芯片表达分析
在癌症中的作用:
人类癌症G110是致力于
癌症研究的首个人类序
列基因芯片阵列，其低
成本使得对重要肿瘤学
相关途径中的基因表达
进行微阵列分析，无论
是学术界还是工业研究
人员都可以负担得起

BRCA1抑制 　　　BRCA1诱发

图 1.24　用于癌症分析的基因芯片

1.7.4　微电机系统(微米、纳米技术)

随着微米技术，尤其是纳米技术的发展与进步，基于微米技术、纳米技术的微电机系统也得到了飞速的发展。微机电系统(micro-electro-mechanical system，MEMS)是一种全新的必须同时考虑多种物理场混合作用的系统(图 1.25)，相较于传统的机械，它们的尺寸更小，最大者不超过 1 cm，甚至仅仅为几微米，其厚度就更加微小。完整的 MEMS 是由微传感器、微执行器、信号处理和控制电路、通信接口和电源等部件组成的一体化的微型器件系统。其目标是将信息的获取、处理和执行集成在一起，组成具有多功能的微型系统，集成于大尺寸系统中，从而大幅度提高系统的自动化、智能化和可靠性水平。

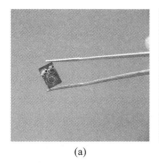 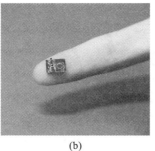 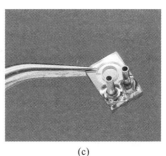

扫码看彩图

(a) 　　　　　　　　(b) 　　　　　　　　(c)

图 1.25　MEMS 胰岛素微泵芯片

MEMS 采用以硅为主的材料，电气性能优良，硅材料的强度、硬度和杨氏模量与铁相当，密度与铝类似，热传导率与钼和钨接近。采用与集成电路(IC)类似的生成技术，可大量利用 IC 生产中的成熟技术、工艺，进行大批量、低成本生产，相较传统"机械"制造技术性价比大幅度提高。

在生物医学工程领域，MEMS 可以代替传统的大型分析仪器，成为"微化学实验室"(图 1.26)，还可以制成微型的医疗器械，如微型针(图 1.27)。这些系统的特点是体积小、重量轻，采用传感器阵列，检测质量高，稳定度高。MEMS 的进展还包括光电子视网膜，它是在聚合膜上覆盖集成多通道微电极，然后植入视网膜，使之与黄斑连接。其另一端则与微摄像头连接，刺激神经节成像。这种光电子视网膜的分辨率可达 1.75°，有望使视网膜病变的盲人复明，或使色盲患者辨色。其他 MEMS

还包括用于细胞培养和生化分析的三维微液体通道,以及微电触觉显示系统、微热交换器、微传感器等。

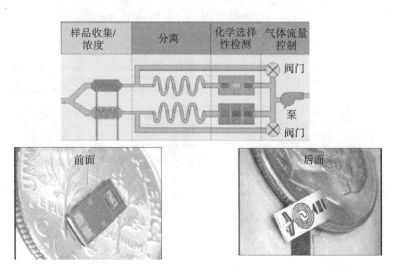

图 1.26　微化学实验室

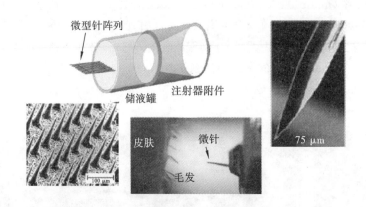

图 1.27　微型针

　　沿着系统及产品小型化、智能化、集成化的发展方向,可以预见,MEMS 会给人类社会带来另一场技术革命,它将对 21 世纪的科学技术、生产方式和人类生产质量产生深远影响,是关系到国家科技发展、国防安全和经济繁荣的一项关键技术。

　　MEMS 的特点如下。

　　(1) 微型化:MEMS 器件体积小、重量轻、耗能低、惯性小、谐振频率高、响应时间短。

　　(2) 集成化:MEMS 可以把不同功能、不同敏感方向和制动方向的多个传感器或执行器集成于一体,形成微传感器阵列或微执行器阵列,甚至可以把多种器件集成在一起以形成更为复杂的微系统。微传感器、微执行器和 IC 集成在一起可以制造出具有高可靠性和高稳定性的智能化 MEMS。

　　(3) 多学科交叉:MEMS 的制造涉及电子、机械、材料、信息与自动控制、物理、化学和生物等多种学科,同时 MEMS 也为上述学科的进一步发展提供了有力的工具。

1.7.5 介入诊疗技术

介入诊疗(interventional diagnosis and therapy)技术,又称为介入放射学,是近年迅速发展起来的一门融合了影像学诊断和临床诊断与治疗于一体的新兴学科。它是在数字剪影血管造影机、CT、超声和磁共振等影像学设备,以及腹腔镜、关节镜等的引导和监视下,利用穿刺针、导管及其他介入器材,通过人体自然孔道或微小的创口将特定的器械导入人体病变部位进行微创治疗的一系列诊断与治疗技术的总称。目前其已成为与传统的内科、外科并列的临床三大支柱性学科之一。许多三甲医院建立了专门的介入科,专门从事相关的疾病诊断与治疗,并制定了专门的介入诊疗的临床应用管理办法与操作规范。

与传统手术不同,介入诊疗技术不需要开放式手术,创口小,可有效避免传统手术所带来的术后感染、恢复时间长、手术瘢痕难以消除等问题。因此,介入治疗手术又被称为微创手术。

介入诊疗的技术很多,首先可以分为血管性介入诊疗技术和非血管性介入诊疗技术。常见的治疗心绞痛和急性心肌梗死的冠状动脉造影、溶栓和支架置入就是典型的血管性介入诊疗技术(图 1.28),而肝癌、肺癌等肿瘤的经皮穿刺活检(图 1.29)、射频消融、氩氦刀、放射性粒子植入等就属于非血管性介入诊疗技术。按照治疗的疾病所属的系统,介入诊疗又可分为神经介入、心血管介入、肿瘤介入、妇产科介入、骨骼肌肉介入等。

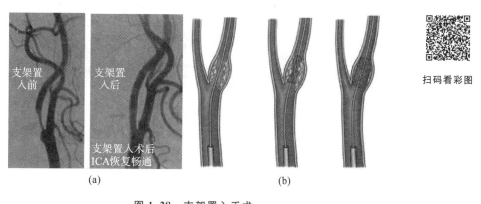

扫码看彩图

图 1.28 支架置入手术
(a) 支架置入前后血管造影图像的比较;(b) 通过导管放置支架过程示意图

能够采用介入诊疗技术的疾病种类非常多,几乎包括全身各个系统和器官的主要疾病,当然介入诊疗技术的优势主要在于血管疾病和实体肿瘤的微创治疗。

血管疾病方面:包括治疗血管狭窄和闭塞的经皮腔内血管成形术和血管支架置入术、动静脉血栓的溶栓治疗、控制出血(急慢性创伤、产后、炎症、静脉曲张等)、血管畸形以及动静脉瘘与血管瘤的栓塞治疗、预防肺栓塞的下腔静脉滤器、治疗肝硬化门静脉高压的经颈静脉肝内门体分流术(TIPSS)、各种血管造影诊断、静脉取血诊断等。

肿瘤性疾病方面:包括肿瘤的供血动脉栓塞与药物灌注、术前栓塞肿瘤血管、肿瘤经皮穿刺活检、射频消融、冷冻消融(氩氦刀)、放射性粒子植入等。

非血管性介入诊疗技术包括各种经皮穿刺活检术、各种非血管性腔道的成形术(包括尿道、消化道、呼吸道、胆道等狭窄的扩张)、实体肿瘤局部灭能术(经皮穿刺瘤内注药术、射频消融术)、囊肿脓肿引流术、造瘘术(胃、膀胱等)、胆道结石和肾结石微创取石术、骨转移或椎体压缩骨折的椎体成形术、治疗慢性疼痛的神经丛阻滞术等。

1.7.6 医用机器人技术

医用机器人(medical robot)是指用于医院、诊所的医疗或辅助医疗的机器人。它是一种智能型

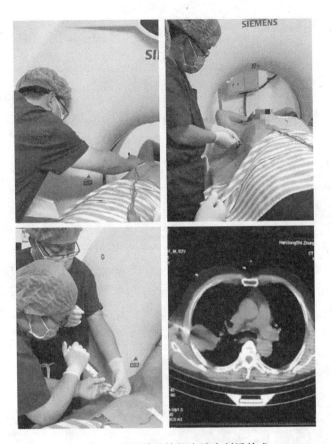

图 1.29　CT 导引下的经皮肺穿刺活检术

服务机器人,能独自编制操作计划,依据实际情况确定动作程序,然后将动作变为操作机构的运动。医用机器人可识别周围情况及自身即机器人的意识和自我意识,从事医疗或辅助医疗等工作。

　　医用机器人的种类很多,按照其用途不同,可分为临床医疗用机器人、护理机器人、医用教学机器人和为残疾人服务的机器人等。例如,运送药品机器人可代替护士送饭、送病历和化验单等,较为著名的有美国 TRC 公司的机器人 Help Mate。移动患者机器人主要帮助护士移动或运送瘫痪和行动不便的患者,如英国的机器人 PAM。

　　手术机器人包括外科手术机器人和诊断与治疗机器人,可以进行精确的外科手术或诊断。如:日本的 WAPRU-4 胸部肿瘤诊断机器人;美国科学家研发的手术机器人"达·芬奇",这种手术机器人得到了美国食品药品监督管理局的认证(现已广泛应用),它拥有 4 只机械手(图 1.30)。在医生操纵下,达·芬奇手术机器人可以精确完成心脏瓣膜修复手术和癌变组织切除手术。美国国家航空航天局计划将在其水下实验室和航天飞机上进行医用机器人操作实验。届时,医生就可以远程操纵水下和空中手术。图 1.31 所示为美国华盛顿大学生物机器人实验室研发的脑部肿瘤切除机器人操作平台。图 1.32 所示为美国伍斯特理工学院 AIM 实验室研制的 DBS 电极定位机器人。图 1.33 所示为美国约翰斯·霍普金斯大学 CISST 实验室开发研制的眼部手术机器人。图 1.34 所示为美国约翰斯·霍普金斯大学 AMIRO 实验室开发的用于辅助放射治疗的机器人。图 1.35 所示为美国范德堡大学 ARMA 实验室开发的喉部手术机器人。图 1.36 所示为美国约翰斯·霍普金斯大学 CIIST 实验室开发的体内异物拾取机器人。图 1.37 所示为美国约翰斯·霍普金斯大学 CIIS 实验室开发的前列腺穿刺活检机器人。图 1.38 所示为法国 Grenoble 大学 TIMC-IMAG 实验室开发的前列腺近距离放射治疗机器人。

　　美国医用机器人还将被应用于军事领域。2005 年,美国军方投资 1200 万美元研究"战地外伤处理系统"。这套机器人装置被安放在坦克和装甲车辆中,战时通过医生从总部传来的指令,机器人可

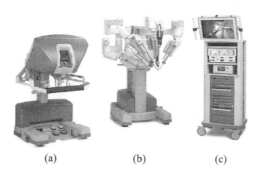

(a)   (b)   (c)

图 1.30　达·芬奇手术机器人

(a) 医生操作台；(b) 机械手；(c) 控制与显示设备

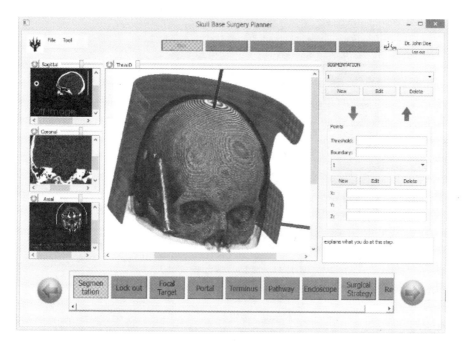

图 1.31　脑部肿瘤切除机器人操作平台

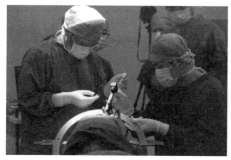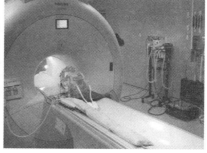

图 1.32　DBS 电极定位机器人

以对伤者进行简单手术,稳定其伤情以等待救援。

为残疾人服务的机器人又叫康复机器人,可以帮助残疾人恢复独立生活能力,如美国的 Prab Command 系统。

英国科学家研发了一种护理机器人,能用来分担护理人员繁重琐碎的护理工作。该护理机器人将帮助医护人员确认患者的身份,并准确无误地分发药品。将来,护理机器人还有可能检查患者体温、清理病房,甚至通过视频传输帮助医生及时了解患者病情。

扫码看彩图

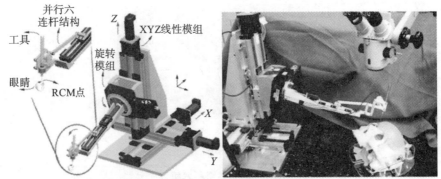

图 1.33　眼部手术机器人

扫码看彩图

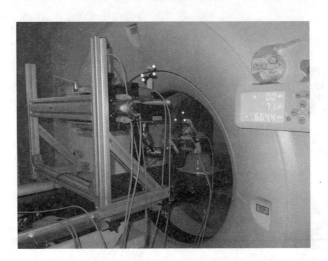

图 1.34　辅助放射治疗机器人

扫码看彩图

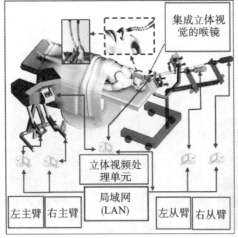

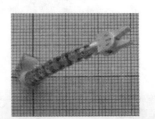

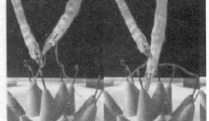

图 1.35　喉部手术机器人

　　医用教学机器人也是理想的教具。美国医护人员使用的一个名为"诺艾尔"的教学机器人,它可以模拟即将生产的孕妇,甚至还可以说话和尖叫。通过模拟真实接生,有助于提高妇产科医护人员的手术配合和临场反应能力。

　　在国家各类重大科技项目计划的支持下,我国的医用机器人研究也取得了很大进展,特别是一些高技术机器人公司的建立为我国机器人的研究与开发提供了动力,并取得了丰硕的成果。

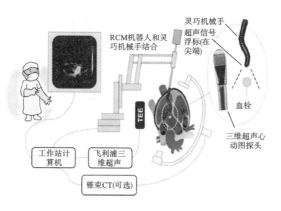
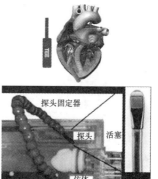

扫码看彩图

图 1.36 体内异物拾取机器人

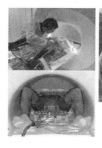
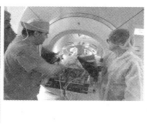
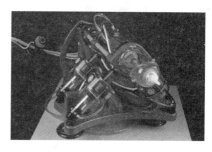

扫码看彩图

图 1.37 前列腺穿刺活检机器人

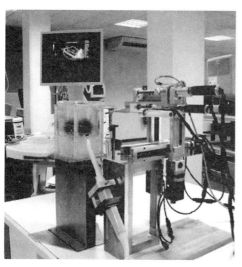
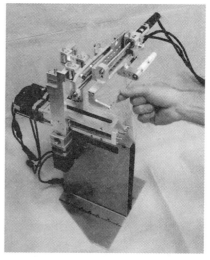

扫码看彩图

图 1.38 前列腺近距离放射治疗机器人

　　图 1.39 所示为哈尔滨博实自动化股份有限公司在国家 863 计划项目的资助下研制成功的微创腹腔(腹腔镜)手术机器人系统。图 1.40 所示为由我国妙手机器人科技集团公司自主研发的妙手外科手术机器人系统。该机器人系统突破了微创手术机械多自由度丝传动解耦设计技术、从操作手的可重构布局原理与实现技术以及系统异体同构控制模型构建技术等关键问题，达到了国际先进水平。北京天智航医疗科技股份有限公司在国家 863 计划、国家科技支撑计划以及国家重点研发计划项目的资助下开发完成的骨科机器人系统已获得我国首个骨科机器人三类医疗器械产品注册证，已在三甲医院得到了临床应用，图 1.41 所示为该公司开发的天玑®骨科手术机器人。图 1.42 所示为青岛克路德机器人有限公司开发的家庭护理"哇欧"机器人。

扫码看彩图

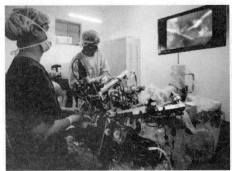
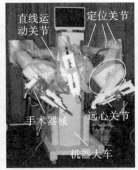
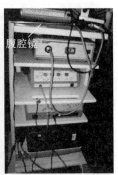

图 1.39 微创腹腔(腹腔镜)手术机器人系统

扫码看彩图

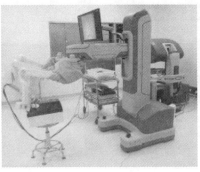
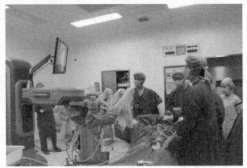

图 1.40 妙手外科手术机器人系统

扫码看彩图

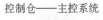

控制仓——主控系统　　机器人——定位执行系统

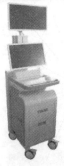
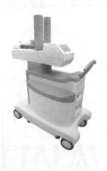

图 1.41 天玑®骨科手术机器人

扫码看彩图

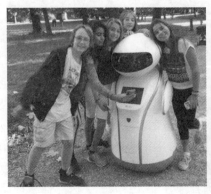
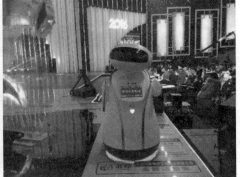

图 1.42 家庭护理"哇欧"机器人

1.7.7 医学人工智能技术

随着人工智能(AI)技术的发展,尤其是美国 IBM 公司研制的"深蓝"机器人首次战胜国际象棋大师卡斯帕罗夫以来,计算机带给人类的挑战愈演愈烈。2016 年,美国的 AlphaGo 首战战胜了来自韩国的围棋世界冠军李世乭,2017 年,AlphaGo 又战胜了来自中国的围棋世界冠军柯洁。AlphaGo 所采用的深度学习方法,掀起了在各行各业应用的热潮,医学领域也不例外。

深度学习(deep learning,DL)是一种新型的 AI 机器学习技术,它使用一些机器学习技术解决现实世界的问题,通过开发神经网络,模拟人类的决策(图 1.43)。具体来说,深度学习就是一种隐含层数比传统人工神经网络大得多的推广的人工神经网络,但是它与人工神经网络在训练时有很大的不同。传统神经网络输入的一般是经过图像处理后提取的特征,而深度学习则是直接输入样本图像作为特征。换句话说,图像特征的提取是包含在神经网络内部,而不是人为定义的。这样就较好地避免了由于人们定义特征的误差所带来的影响与误差,从而保证深度学习可以获得远优于传统神经网络的识别结果。

在过去的几年里,深度学习在医学领域得到了广泛的应用,旨在模仿人脑中的神经元层来处理和提取信息,使计算机无须明确编程即可学习。这种技术也可用于检测疾病,包括视网膜疾病的眼底图像、结核病的胸片和恶性黑色素瘤的皮肤图像。

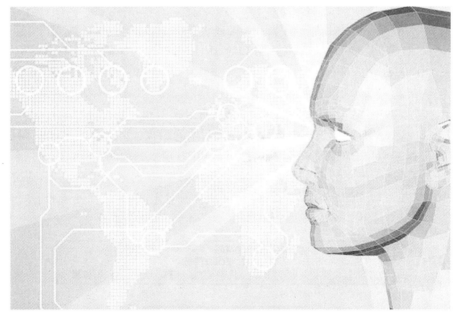

扫码看彩图

图 1.43 深度学习技术

深度学习已被用于从视网膜照片中识别与心血管疾病相关的风险因素(如血压、吸烟和体重指数)。Kermany 等在 *Cell* 报道 AI 能检测多种疾病,包括糖尿病性黄斑水肿(DME)、脉络膜新生血管(CNV)、玻璃疣和小儿肺炎,且有诊断的可能性。在糖尿病人群中筛查视网膜并发症患者是一项很重要的公共卫生策略,旨在早期发现有眼内并发症的糖尿病患者,并使其接受早期眼科护理服务与治疗。

使用卷积网络(ConvNet)的深度学习技术已经有了很大的发展。Kermany 等使用的迁移学习是一种使用 ConvNet 构建 AI 系统的方法,该方法已经使用公共领域中的大型数据集进行了预训练。例如,迁移学习允许使用在训练过程中获得的知识识别图像中的动物,以用于从光学相干断层扫描(OCT)图像中识别视网膜疾病(图 1.44)。ConvNet 由多层神经元组成,有可训练的权重,因此能够学习特征和模式。受到大脑视觉皮层生物学的启发,ConvNet 中的每个神经元都连接到输入的

NOTE

局部区域,以了解图像的特定特征。在医学成像中,已经有许多公开可用的 ConvNet 模型
(VGGNet、ResNet、Inception V3 和 DenseNet)。

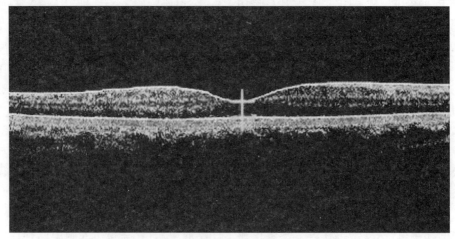

扫码看彩图

图 1.44　视网膜 OCT 图像

Kermany 等表示有望使用深度学习和迁移学习技术诊断的情况是,依据 OCT 图像诊断三种主要的视网膜疾病,即 DME、CNV 和玻璃疣。

在这项研究中,研究者们使用 Inception V3 培训了深度学习框架,包括约 37000 张 CNV 图像、约 11000 张 DME 图像、约 9000 张玻璃疣图像和约 51000 张健康个体的图像;图像从总共 4686 个人中获得。随后对 1000 张图像进行了验证,包括 250 张 CNV 图像、250 张 DME 图像、250 张玻璃疣图像和 250 张正常图像。

该研究在三种模型中评估了 AI 性能:多类比较、有限模型和二元分类器。对于多类比较,研究者们使用 AI 将 CNV、DME 和玻璃疣的图像与健康个体的图像区分开来。对于有限模型,仅使用 1000 张图像(250 张 CNV 图像、250 张 DME 图像、250 张玻璃疣图像和 250 张正常图像),并且这些训练集中的图像数量远小于原始训练数据集(116000 张图像)。对于二元分类器,研究者们划分了 OCT 图像中 CNV 与正常、DME 与正常和玻璃疣与正常的对比,以测试每种情况下的个体 AI 算法(图 1.45)。

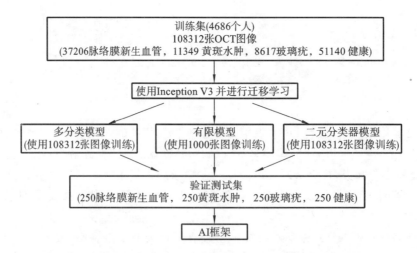

图 1.45　迁移学习可应用于 OCT 图像的分类(早期诊断视网膜疾病)

Kermany 等开发了用于从 OCT 图像中检测 CNV、DME 和玻璃疣的 AI 框架。他们的 AI 框架在训练集上使用了迁移学习方法 Inception V3,并使用三种不同的方法重复了 100 次迭代,如图 1.45

所示。该方法能够以 90% 的准确度诊断疾病。

在所有三种模型中,深度学习的诊断性能在区分 CNV、DME、玻璃疣和正常图像方面的准确度大于 90%,在二元分类器模型中获得最佳结果(准确度>98%)。尽管精度略有下降,但有限模型能够实现即使训练集比完整数据集小很多,精度仍可达到 90% 以上。

与六名人类专家相比,深度学习系统在根据 OCT 图像确定需要紧急转诊的个体时发现了类似的结果。深度学习算法有效性的进一步验证,是在一套由 5232 次训练组成的儿童胸部 X 线片(CXR)上进行的来自 5826 个人的图像(2538 张细菌性肺炎图像、1345 张病毒性肺炎图像和 1349 张正常图像),和来自 624 个人的 624 张图像(234 张正常图像和 390 张肺炎图像)中进行的,最终达到了 92.8% 的准确度。

在进入临床前,为了进一步验证有效性,要将其结果与现有的深度学习系统进行直接比较,以衡量相对优点、局限性、性能、效率和易用性。此外,关于在其他应用中使用该方法,研究人员进行了遮挡测试,该方法成功地确定了 ConvNet 中的区域,对于做出诊断很重要。

然而,这可能不容易适用于具有可变异常区域或其他成像模式的疾病。此外,还要考虑这种方法最适用的机构:它是否适用于初级卫生保健环境中的一般人群筛查或帮助眼科医生在三级医疗机构进行诊断? 最后,未来的研究可能会解决医学成像方面的挑战,例如机器和人体裁判如何或何时有所不同,以及设计方法在数量和质量上评估和解释人和机器的误差来源。

然而,许多深度学习医学成像分析的领域仍然存在未解决的问题。因此,机器学习与医疗界必须密切合作,不仅要促进深度学习技术的发展和验证,还要战略性地部署这些技术在患者护理中的应用。

2019 年,美国 IBM 研究院和纽约大学合作,针对青光眼的侦测进行研究,利用深度学习技术,借由 3D 的原始视网膜 OCT 图像,来侦测青光眼的特征模式,进一步训练模型来评估视野指标(VFI)值。VFI 是代表整个视野状态的世界通用标准,在实验的过程中,模型错误率只有 2%。

美国 IBM 指出,青光眼是全世界造成失明的第二大主因,影响着 3.5% 的 40 岁以上人口。青光眼被称为"视力的小偷",因为青光眼的病程缓慢且大部分没有症状显现,40% 的人在尚未发现任何异状的情况下就丧失了视力,而现有的治疗只能减缓病程,无法保留视力,因此,尽早发现和及时治疗是相当重要的。

视野(visual field)测试能够画出患者可看见的视觉空间,用来诊断多种眼部疾病,举例来说,青光眼造成的视觉神经损坏,会导致上视野和下视野的特征性视野缺损,测试是诊断的一部分,但由于这些测试完全依赖患者的反馈,而患者对于警觉性是主观的,尤其时间被认为是影响患者测试表现的主要因素,通常早上的表现会比吃完午餐后更好,因此,患者可能需要多种测试,来确保取得正确的视力受损测量方式。

从生物学的角度来看,视觉功能与视网膜架构有关,但我们能够用眼睛的结构,通过非侵入式的技术直接评估视觉功能吗? 美国 IBM 指出,若能够找出视网膜成像数据中的信息,来协助评估青光眼的状态,答案是可以的。因此,美国 IBM 研究院与纽约大学合作,一同研究这项问题,通过 AI 分析视网膜 OCT 图像的方法,相比传统的方法,能够更系统地找出图像中包含的消息,在专家诊断时提供协助。

癌症是人们当下关心的话题之一。深度学习在癌症诊断方面取得了一系列的科研成果,但由此产生的数据共享、数据标准化等问题也对 AI 在这一领域的进一步应用带来了巨大的挑战。

2017 年初,谷歌成功研发出一套用于乳腺癌诊断的人工智能系统。这套系统分析了大量的病理组织显微图像,速度比人类快得多,且肿瘤检出率高达 92.4%。如果是人类医生完成这项工作,必须非常仔细地分析大量组织样本才能确诊癌症,而且这是一个极费时且易出错的过程。一名有经验的医生需要几年甚至十几年的时间来培训。谷歌的成功预示着 AI 诊断疾病时代的到来。

深度学习框架有很多种,自编码器(autoencoder,AE)、深度置信网络(deep belief network,

DBN)以及卷积神经网络(convolution neural network,CNN)等。其中,CNN 在癌症检测中最为常用,其次是 AE 和 DBN。它们或被用于分析医学图像,如 X 线片、CT 图像等,或被用于分析分子层面的数据,如基因突变、基因表达数据等。目前,深度学习技术还不能应用在所有类型的癌症上,因此现有研究一般将肺癌、乳腺癌、皮肤癌(图 1.46)等常见癌症作为检测目标。

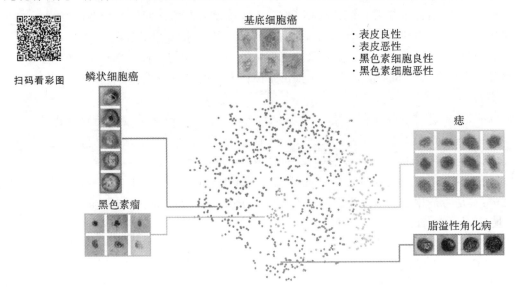

图 1.46 深度学习在皮肤癌诊断中的应用

CNN 是一个多层神经网络框架,旨在通过卷积处理来学习数据中的高位信息。它包含三种神经元层:卷积层(convolutional layer)、池化层(pooling layer)和全连通层(fully connected layer)。其中,卷积层能够从数据中提取特征,池化层一般用于降低数据的维度(复杂度),而全连通层则利用前两层学习的信息进行分类。基于这种精密的设计,CNN 十分擅长图像识别,这也是它近几年声名鹊起的原因,所以研究人员多用它来分析医学图像,以检测癌症。但图像识别并不是 CNN 的唯一应用,CNN 还适合用来做文本分析。生物体的基因组信息存储在碱基序列中,这些信息在计算机中的表示就是文本,因此,CNN 也很适用于分析引起癌症的基因组数据。

在医学图像分析上,CNN 可以说是深度学习在医疗诊断领域非常成功的应用之一。2015 年,中科院和南佛罗里达大学的学者使用 CNN 的变种之一——多层卷积神经网络(multi-scale convolution neural network),使计算机能从胸部 CT 扫描图像中识别出肺结节(肺结节是诊断肺癌的依据之一),其准确度高达 86.84%。但使用肺部细胞纤维图像时,Teramoto 训练的 CNN 成功检测肺癌的准确率却只有 71%。

除肺癌之外,CNN 也能成功检测出乳腺癌。Kooi 使用超过 45000 张乳腺 X 线片训练 CNN,使其诊断准确度达到了人类专家的水平。谷歌研发的 CNN 能够自动从 100 万像素的组织显微图像中,检测并定位出 100×100 像素的肿瘤,灵敏度达到 92.4%,而每张图片平均只有 8 个假阳性结果,是当下检测乳腺癌最好的 AI 系统。另一种十分常见的癌症——胰腺癌,由华中科技大学的学者用 CNN 实现了自动化识别,且获得了 89.85% 的灵敏度与 95.83% 的特异性。不同于之前的研究,他们的 CNN 可直接使用原图片作为输入,而不需要对图片进行剪辑等预处理。

对于肠癌,肠息肉的检测对早期诊断十分关键,因为肠息肉很有可能恶化为癌症。2017 年,Korbar 实现了从肠道组织染色图中鉴别可能致癌的肠息肉的 CNN,准确度达到 93%。同年,Yu 设计了 3D-CNN,使计算机能够通过分析结肠镜拍摄到的视频来找到肠息肉。除了这些癌症种类之外,CNN 还被设计用来分析不同的医学图像,以检测骨肉瘤、头颈癌、膀胱癌、脑癌和口腔癌等癌症。

2017 年,斯坦福大学的 Andre Esteva 等在 *Nature* 上发表了突破性研究成果,他们设计的 CNN 诊断皮肤癌的准确度能够达到甚至超越皮肤病学专家的水平。他们使用已经预先用 128 万张图片训练过的 GoogleNet Inception V3 CNN 框架,然后使用包含 2032 种疾病的 13 万张医疗图片,用迁移学习技术来训练,最终使这个 CNN 能够将图片归类为 757 类皮肤病中的一种,包括皮肤癌。它的另一项优势是可直接对普通的照片进行分析,不需要像以往的研究一样要求医学图像或需要对图片进行预处理。更重要的是,这项技术在未来有望部署在移动终端,也就是说,用户只要用手机对可疑部位拍照,就能知道是否出现了癌变,而不需要专程就诊。研究者们预计,将来全世界会有大量智能手机连接这个系统,从而为大众提供低成本、准确的皮肤病诊断服务。

CNN 还被用在基因信息分析上,用于发现基因突变或基因表达的变化。众所周知,癌症是由基因突变造成的。因此,癌细胞的基因序列和基因表达模式与正常细胞不一样,这为我们提供了一个诊断依据。理论上,基因检测是最佳的癌症检测手段,因为细胞的行为最终都是由基因控制。直接检查基因的异常情况有助于及早发现癌症,为此科学界付出了很多努力,如"精准医学"计划就想利用遗传信息来提高临床诊疗的有效性。但比起医学成像的检测方法,检测基因突变和基因表达情况会昂贵得多。更为重要的是,基因检测传达的信息要隐晦得多,基因表达与癌症的关联还需要大量的研究,尚不能知道基因与癌症的确切关系。因此,这方面的相关研究并不多。

具有代表性的是,2017 年,Yuan 开发的基于深度神经网络的 DeepGene,能够分析患者的基因突变数据,并鉴别其属于什么类型的癌症。DeepGene 从基因测序数据中过滤无关基因和降低数据稀疏度后,使用深度神经网络判定是哪种类型的癌症。虽然其相比之前的一些方法,如支持向量机(support vector machine)和朴素贝叶斯(naive Bayes)等,可以获得更高的准确度,但也只有 60% 左右。Xiao 则针对基因差异表达数据,设计了结合多种机器学习模型和深度神经网络的方法,用于鉴定胃癌、肺癌和乳腺癌,但准确度并不高。

AE 是一种无监督学习型神经网络,其目的在于将复杂的数据用简单的特征来表示,包括降噪自编码器(denoising autoencoder,DAE)和稀疏自编码器(sparse autoencoder,SAE)等类型,同样适用于图像分析。其中,DAE 能够接受损坏的输入数据,并还原出其本来的信息。2016 年,深圳大学和台湾大学的联合团队使用堆栈式降噪自编码器(stacked denoising autoencoder)成功识别出肺结节,准确度在 86.6% 以上,这项技术还能用于分析胸部超声图像以检测乳腺癌。

SAE 则给神经网络中的隐藏神经元层加入了稀疏性的限制,使得其在隐藏神经元较多的时候依然可以学习到输入数据中的有用结构。2016 年,吴恩达等利用 SAE 算法,分析乳腺 X 线图像,能够预测出乳腺癌的发病率。这个方法也可以用来分辨正常组织和病变组织,但由于只使用了 1000 多张图片训练,其准确度只有不到 60%。

DBN 可看成一个由许多较为简单的、无监督学习型的神经网络,如受限玻尔兹曼机(restricted Boltzmann machine)或自编码器组成的网络系统,它允许快速、逐层的无监督训练。目前 DBN 在癌症检测中的应用比较少,但效果不错。2016 年,Azizi 使用 DBN,结合多参数磁共振成像(multi-parametric magnetic resonance imaging)和超声成像,使计算机自动识别胰腺癌的准确度达到 80%。

目前,大部分 AI 的准确度不尽如人意,且仅可应用于部分常见疾病,这主要是由可用数据不足导致的。不难发现,在之前提到的研究中,使用的训练样本越多,准确度就越高。但由于数据标准化和隐私限制等原因,数据的获取和分享一直受阻。除了数据数量之外,数据质量也相当重要,尤其是医疗数据,大多需要训练有素的专家手动给出"标准答案",才能提高 AI 的准确度,但这将是一个十分消耗资源的过程。

本章小结

本章是生物医学工程的开篇,重点介绍了生物医学工程的定义、发展历史以及生物医学工程的主要研究方向和最新的发展趋势。同时,本章介绍了华中科技大学生物医学工程学科与生物医学工程本科专业的有关情况,为学生了解和熟悉华中科技大学生物医学工程专业奠定了基础。

NOTE

思考题

1. 什么是生物医学工程？它与传统的工科专业相比最大的不同在哪里？

2. 结合你感兴趣的专业方向和领域，谈谈你对生物医学工程的看法。

3. 什么是深度学习？深度学习与传统的人工神经网络有何异同？

4. 为什么深度学习可以获得比传统的机器学习方法更好的识别效果？

5. 你认为我国生物医学工程与国际上的差距主要在哪里？我们如何才能缩小这种差距？

6. 谈谈你对发展我国生物医学工程的想法与建议。

参 考 文 献

[1] 教育部高等学校教学指导委员会.普通高等学校本科专业类教学质量国家标准（下）[M].北京:高等教育出版社,2018.

[2] Jaron D.生物医学工程在美国的现状和发展趋势[J].国外医学生物医学工程分册,1999,22(6):373-377.

[3] Enderle J D,Bronzino J D,Blanchard S M. Introduction to biomedical engineering[M]. 2nd. Amsterdam:Elsevier Academic Press,2005.

[4] Kikuchi M. Status and future prospects of biomedical engineering:a Japanese perspective [J]. Biomedical Imaging and Intervention Journal,2007,3(3):e37.

[5] 李玉衡.走自己的路,发展"省钱"的生物医学工程——我国著名生物医学工程专家俞梦孙院士、中国生物医学工程学会副理事长陶祖莱教授谈我国生物医学工程发展现状和未来[J].首都医药,2007(8):28-31.

[6] Magjarevic R,Zequera Diaz M L. Biomedical engineering education-status and perspectives[J]. Annu Int Conf IEEE Eng Med Biol Soc,2014:5149-5152.

[7] 王宝亭,耿鸿武,于清明,等.中国医疗器械行业发展报告（2019）[M].北京:社会科学出版社,2019.

[8] 范文茹.生物电阻抗成像技术研究[D].天津:天津大学,2010.

[9] 董秀珍.生物电阻抗技术研究进展[J].中国医学物理学杂志,2004,21(6):311-317,320.

[10] 刘鑫,任超世.几种发展中的生物电阻抗成像方法和系统[J].医疗卫生装备,2008,29(10):33-35,38.

[11] 董秀珍.生物电阻抗成像研究的现状与挑战[J].中国生物医学工程学报,2008,27(5):641-643,649.

[12] 徐管鑫.电阻抗成像技术理论及应用研究[D].重庆:重庆大学,2004.

第2章　生物信息学概论

与传统或现代生物学实验不同,生物信息学(bioinformatics)的实验通常依靠计算机辅助完成。生物信息学研究者一般并不需要穿白大褂,也不需要手持移液枪,聚精会神地将液体从一个试管加到另一个试管。绝大多数生物信息学研究者,在绝大多数时间里,会将他们的瞳孔聚焦在面前直径约50 cm的电脑液晶屏上,标准的动作是左手放在键盘左部的上方,而右手则轻轻地握住鼠标。除非手边的咖啡杯或者茶杯打翻,生物信息学研究者的手通常是干燥的。因此,相对于一般生物学实验所采用的"湿法"(wet lab),生物信息学研究者采用的方法可统称为"干法"(dry lab)。

生物信息学是一个年轻的研究领域,虽然从历史上来说,20世纪50年代开展的某些零星的工作就可以看成早期的生物信息学研究工作。然而,直到人类基因组计划的启动及顺利开展,生物信息学才得到了迅猛发展的机会。生物信息学是什么?生物信息学是科学、技术还是工程?生物信息学对生物学和医学探索有多大的帮助?生物信息学有自己的核心研究体系吗?生物信息学是一种工具,还是一个研究的领域?这些问题早在多年前就已经有许多人讨论,或者说,激烈地争吵过多次,但需要说明的是,这些问题即使在今天也仍然属于"年经帖",研究者们之间的相关探讨从未停止。就最后一个问题而言,通常的观点如下:生物信息学研究所得到的软件、计算工具以及数据库等,对一般的实验研究者来说,是一种工具;而对生物信息本身的研究,例如方法学的研究、计算结果的合理判读,则属于一个相当有深度的研究领域。计算机本身并不会做什么事情,除非你告诉它该怎么做。因此,如何教会计算机来处理和分析生物学与医学大数据,就是生物信息学的研究范畴。

2.1　生物信息学的定义

生物信息学究竟是一种工具还是一个研究领域,这依赖于生物信息学的研究内容。简单来说,就是生物信息学这个名称的内涵和外延。David W. Mount在《生物信息学:序列与基因组分析》一书中,将生物信息学领域兴起的功劳归到了Temple Smith身上。Temple Smith在生物信息学早期的发展中做出了巨大的贡献,其代表性工作是与Michael Waterman合作设计了用于局部双序列比对的Smith-Waterman算法。然而,Temple Smith并不是最早提出生物信息学这个名称及概念的学者。生物信息学这个名称,最早是由荷兰女科学家Paulien Hogeweg和Ben Hesper在1970年提出的,当时的名称是荷兰语"bioinformatica"。英文"bioinformatics"最早出现于1978年,也是由Paulien Hogeweg和Ben Hesper提出的,主要用来描述生物系统的信息传递过程,与现代的生物信息学研究没有关联。反映当代生物信息学内涵的定义,最早是由马来西亚华裔林华安博士(Dr. Hwa A. Lim)提出的。早在1987年,林华安提出了生物信息学的概念,并定义生物信息学为一门收集、分析遗传数据以及分发给研究机构的新学科(Bioinformatics is a new subject of genetic data collection, analysis and dissemination to the research community)。随后,林华安于1994年对生物信息学的概念进行了修正:生物信息学特指数据库类的工作,包括持久稳固地在一个稳定的地方提供对数据的支持(Bioinformatics refers to database-like activities, involving persistent sets of data that are maintained in a consistent state over essentially indefinite periods of time)。这些概念在当时是合理的,因为考虑到当时计算机的发展状况,复杂的计算分析几乎难以完成。即使是所谓的"数据分析",其方法一般相当简单,计算时间不能太长。因此,生物信息的方法学研究,在当时进展缓慢。并且,当时人类基因组计划处于酝酿和启动初期,DNA 和蛋白质的序列数据日益增多,因此,如何构建生物医学数据库,是当时需要考虑的问题之一。需要说明的是,林华安所提出的"database-like"一词,是描述生物信息学研究最简洁并且相当精准的定义。围绕数据库的数据收集、存储、整理和整合,设计计算方法分析数据库中的数据,根据数据库的信息发现新的生物学知识,构成了当代生物信息学的三大主流研究方向,即数据、算法和应用。

另一个广泛使用的名词是计算生物学(computational biology),这个名词与生物信息学(bioinformatics)有何异同?美国 NIH 生物信息定义委员会在 2000 年对生物信息学和计算生物学给出了不同的定义:生物信息学致力于研究、开发,并推广应用计算工具和方法,以此来拓宽生物学、医学、行为科学或者健康科学方面的数据的用途,包括获得、存储、组织、备份、分析以及显示这些数据(Bioinformatics:research,development,or application of computational tools and approaches for expanding the use of biological,medical,behavioral or health data,including those to acquire,store,organize,archive,analyze,or visualize such data);计算生物学则致力于开发和应用数据分析和理论的方法、数学建模以及计算机模拟技术来研究生物学、行为科学和社会系统(Computational biology:the development and application of data-analytical and theoretical methods,mathematical modeling and computational simulation techniques to the study of biological,behavioral,and social systems)。根据该定义,当时的生物信息学研究偏向于工具的开发,而计算生物学则偏向于方法的研究。另外,根据林华安提出的"database-like"的概念,可以认为凡是牵涉到纯计算方法设计、聚焦单个生物分析的研究、不牵涉到数据库相关的活动,都可称为计算生物学,而这些方法一旦应用于生物大数据分析和数据库相关的活动,即可称为生物信息学。随着研究的进展,这两个概念之间的分歧已日益模糊到难以区分。

随着生物信息学概念的确立,相关研究蓬勃发展,其研究领域不断向外延伸。2000 年人类基因组测序初步完成,标志着生物学的研究进入后基因组时代。在人类基因组计划的完成过程中,生物信息学也得到了长足的发展。早期的概念及定义已经不能表征这个学科的内涵。2001 年,耶鲁大学 Mark B. Gerstein 教授等对生物信息学重新进行了定义:生物信息学从大分子层面研究生物学,并且使用了信息学的技术,这包括从应用数学、计算机科学以及统计学等学科衍生而来的各种方法,并以此在大尺度上来理解和组织与生物大分子相关的信息。因此,生物信息学开始并且已经成为一门交叉学科。

美国 NCBI 网站 Bioinformatics 页面给出了较为公认的生物信息学的定义:生物信息学是一个将生物学、计算机科学以及信息技术融为一体的交叉学科。这个研究领域的终极目标是发现新的生物学现象和原理,以及从宏观层面发现具有普适意义的生物学定律(Bioinformatics is the field of science in which biology, computer science, and information technology merge into a single discipline. The ultimate goal of the field is to enable the discovery of new biological insights as well as to create a global perspective from which unifying principles in biology can be discerned)。

因此,生物信息学希望通过借鉴其他学科中的成熟方法,以计算机为主要研究工具,并希望得到新的发现。除了上面提到的计算机科学、信息技术和人工智能技术,自动化方面的系统论和控制论、数学和统计学,甚至文科方面的内容,都在生物信息学的研究中有所应用。例如,小波分析算法在蛋白质跨膜结构域预测中的应用,这原本是电子信号处理方面的研究内容。数学如何应用到生物信息学中?微积分能用到生物信息学中吗?答案是显然的。早在 1994 年,中国生物信息学的开拓者和奠基人之一,天津大学的张春霆教授就将微积分的方法应用到基因组的研究中,设计了著名的"Z-curve"算法来解决基因组中 GC 含量分布的问题。那么,文科知识如何运用到生物信息学中?近年来流行的文献挖掘的问题,即如何从科技文献中,通过计算机的算法抽提有用的信息,便主要是基于语言学的自然语言处理的研究成果。总之,生物信息学正在成为一个海纳百川的大学科。

NOTE

生物信息学是一种新的科学理念。数不清的新方法、不停介入的新领域、不断出现的突破性进展,让该学科在摸索中向前发展。一种正在形成的"广义生物信息论",最早由美国加州大学洛杉矶分校的 David Eisenberg 教授于 2006 年提出:生物学研究可以被看成研究信息的传递,即从 DNA 经转录翻译到蛋白质,从细胞质中到细胞核内,从母细胞到子细胞,从一个细胞或一个组织到另一个细胞或另一个组织,从一代到下一代,从一个物种到另一个物种的进化演变。这种信息论的观点即可称为生物信息学(Biology may be viewed as the study of transmission of information:from mother cell to daughter cell,from one cell or tissue type to another,from one generation to the next,and from one species to another. This informational viewpoint is termed bioinformatics.)。

2.2 生物信息学的发展历程

最早的生物信息学研究可以追溯到 Frederick Sanger 及其合作者对胰岛素的研究工作。1952年,Sanger 与合作者发现,胰岛素包含了组成恒定的氨基酸组分。当时流行的观点认为蛋白质可能是由相似氨基酸堆积在一起的混合物,而不具有特定结构。Sanger 发现胰岛素是单一成分的大分子,也即化学上所说的"纯净物",并且具有特定的三级结构。Sanger 在论文中指出:通常人们认为蛋白质并不是一种纯净的分子复合体,而是一些氨基酸简单地混合堆积在一起,因此不具有特定的三级结构。然而近期的研究结果否定了这种猜测,蛋白质的确是单一的大分子。在纯净的蛋白质样品中,每一个蛋白质上的分子都与其他蛋白质上的分子相同。因此,蛋白质分子,例如胰岛素,可能具有特定的结构。在胰岛素的肽链上,每一个位置仅存在唯一的一种氨基酸残基。这表明,一定有某种未知的机制来调控蛋白质合成的特异性(It has frequently been suggested that proteins may not be pure chemical entities but may consist of mixtures of closely related substances with no absolute unique structure. The chemical results so far obtained suggest that this is not the case and that a protein is really a single chemical substance,each molecule of one protein being identical with every other molecule of the same pure protein. Thus,it was possible to assign a unique structure to the chains of insulin. Each position in the chain was occupied by only one amino acid and there was no evidence that any of them could be occupied by a different residue. These results would imply an absolute specificity for the mechanisms responsible for protein synthesis)。因此,Sanger 推断蛋白质序列上的氨基酸是有序排列的。1953 年,James Watson 和 Francis Crick 在 *Nature* 杂志上发表了关于 DNA 双螺旋结构的文章,发现了碱基排列的有序性,并揭示了遗传密码(genetic code)的潜在作用机制。序列(sequence)的概念在当代生命科学研究中至关重要,James Watson 认为"生命蕴于序列之中"(life is in sequence);2002 年因线虫方面的研究获诺贝尔生理学或医学奖的学者 John Sulston 认为"生命是数字的"(life is digital)。

紧接着,Sanger 与合作者分别对牛、猪和羊的胰岛素进行了测序,并进行了序列上的比较。他们发现,这三种胰岛素的 B 链在序列上完全相同,而 A 链则在第 8~10 位存在着不同(牛,ASV;猪,TSI;羊,AGV)(图2.1)。这一分析可能是对蛋白质家族做的最早的序列比对(sequence alignment)工作。

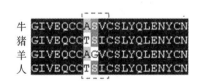

图 2.1 不同物种的胰岛素 A 链的序列比较
注:第 8~10 位的氨基酸残基组成不尽相同。

1962 年 Linus Pauling 提出了分子进化(molecular evolution)的理论,为生物信息学的发展,尤其是基于序列比对来发现同源/相似蛋白质的生物信息学工作奠定了初步的理论基础。Pauling 推测在人类中,可能存在 50000~100000 个不同的蛋白质,而由于当时已经知道基因编码蛋白质,且当时的理论认为一个基因编码一个蛋白质,Pauling 推测人类中可能有 50000～100000 个不同的基因。Pauling 的理论只对了一半。目前已知的人类基因有19000～21000 个,虽然以后的实验可能会继续发现遗漏的基因,但目前较为公认的基因数目小于22000 个,这与 Pauling 的推测显然是不符合的。而 Pauling 认为人类中可能存在 50000～100000 个不同的蛋白质的推测,则可能是正确的。究其原因,是基因在转录过程中存在着可变剪接(alternatively splicing,AS)的现象,即一个基因可以转录成多条 mRNA 链,并进一步翻译成不同序列的蛋白质。

1978 年,Margaret Dayhoff 与合作者设计了适用于蛋白质序列比对的打分矩阵,这是生物信息学发展史上的一个具有里程碑性质的工作。描述蛋白质序列上氨基酸残基的演化,当时的模型为马尔可夫模型(Markov model),即在蛋白质上,每个位置的氨基酸残基,其突变的概率、速率是独立和均等的。Dayhoff 首先定义了 PAM(point accepted mutation),即可接受的点突变。对于蛋白质序列,在进化过程中,一个位置上的氨基酸残基 A 可以突变成其他的残基 B。当进化时间较长时,残基 B 又可以以一定的概率重新突变回残基 A。但是当进化时间不算很长时,例如几百万年,残基 A 突变成残基 B 再突变回残基 A(回复突变)的概率可以近似忽略不计。蛋白质序列之间的氨基酸替代可以通过构建分子进化树的方法进行研究。如图 2.2 所示,对三个高度同源的蛋白质序列 1、2、3 构建分子进化树,假设序列 1 和 3 最早开始发生分歧,并发生了一个 R 到 L 的氨基酸替代,而序列 1 和2 则通过一个 W 到 Y 的突变发生分歧。当进化时间较短时,我们认为发生回复突变的概率可以忽略不计。当进化时间相当长的时候,考虑到各个位置上的氨基酸都能够以一定的概率发生突变,因此,同源序列之间的相似性会降低。这样,序列的相似性可以大体用来表征分化年代的长短。

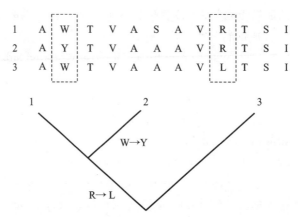

图 2.2 根据三个高度同源的蛋白质序列 1、2、3 构建的分子进化树

为了避免回复突变的干扰从而能够很好地估算同源蛋白质序列之间的突变数目,Dayhoff 设定可比较的同源序列之间的相似性必须大于或等于 85%,这一阈值是根据经验来设定的,并无牢靠的理论依据。这样,所观测到的氨基酸的突变,可以看成不存在回复突变。Dayhoff 等收集了当时几乎所有的已知蛋白质序列,将之归为 34 个蛋白质超家族,并进一步归类为 71 个亚组,最后构建分子进化树进行分析,并得到了 1572 个突变。基于这些结果,Dayhoff 等构建了 PAM1 打分矩阵,即序列分歧达 1% 时的氨基酸替代打分矩阵。

早期的生物信息学研究中,序列比对的算法设计及应用几乎是最重要的一个研究内容。一个基本的科学观念是,地球上所有的生物都起源于共同的祖先。各个物种在历史的长河中不断发生着演化,其 DNA 和蛋白质的序列也相应地发生着改变。特定的 DNA 或者蛋白质序列执行着特定的功能。因此,一个基本的假设如下:相似的序列具有相似的生物学功能,即根据序列的保守性能够推测功能的保守性。这个假设在多数情况下是比较合理的。因此,对于功能已知的 DNA 或者蛋白质序列,发现序列相似的、新的 DNA 或者蛋白质时,可以直接做功能预测。1970 年,Adrian J. Gibbs 和

NOTE

George A. McIntyre 开发了点阵法（dot plot）进行氨基酸和核酸的序列比较，即相同的字符在两条序列中同时出现时，在交叉的地方置点。这个方法相当简单，可以用图 2.3 的示例来描述。对于两条 DNA 序列，AGCTAGGA 和 GACTAGGC，将这两条序列如图 2.3 所示排布，当两个位置的碱基相同时则置点。最终的结果是找到最大长度的直线。点阵法是最早的双序列比对的算法，但这种算法通常不能很容易地判断最大长度的直线，尤其是当两条序列中相同的短片段数目非常多的时候。因此，这种方法目前已较少应用。

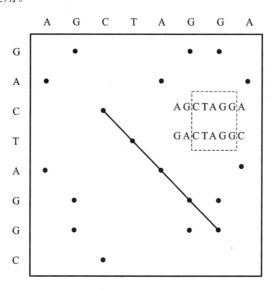

图 2.3　两条 DNA 序列的点阵法比较

同年，Saul B. Needleman 和 Christian D. Wunsch 提出了双序列比对的全局优化算法（Needleman-Wunsch 算法），这种算法允许两条序列之间存在匹配、错配和缺失。这种算法是基于动态规划的算法，即任务可分割，能够分成更小的子问题进行解决。这样的算法设计有利于计算的并行化处理。双序列比对的全局优化算法的基本思想是当两条序列长度相差不大、亲缘程度较高时，能够为这两条序列找到最佳的比对结果。当然，这种算法存在一定的问题，如图 2.4 所示。

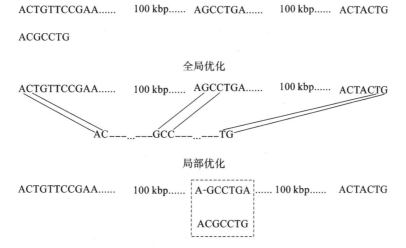

图 2.4　双序列比对的全局优化算法（Needleman-Wunsch 算法）与局部优化算法（Smith-Waterman 算法）的不同

注：如果两条序列的长度相差非常大，如本例所示，全局优化算法的结果显然不合理，而局部优化算法则能够很好地给出两条序列的比对结果。

显然,如果两条序列的长度相差很大,全局优化算法几乎不能给出合理的结果,因此,双序列比对的算法仍有改进的余地。1981 年,Temple Smith 与 Michael Waterman 合作设计了局部最优的双序列比对的 Smith-Waterman 算法。这种算法的基本假设:两条序列不需要在全序列的范围内存在显著的相似性,如果存在局部的高度相似性,则两条序列仍然可以具有相似的功能。这个假设在一定程度上也是合理的。蛋白质序列常常存在保守的功能结构域(functional domain),长度一般为几十到几百个氨基酸。考虑到蛋白质序列的平均长度一般为 500~1000 个氨基酸,因此这些保守序列可以仅占全序列的一小部分。Smith-Waterman 算法能够有效地发现两条序列之间保守区域的相似性,并且给出理论上最优的比对结果。

然而,无论是 Needleman-Wunsch 算法还是 Smith-Waterman 算法,都仅仅是理论上的最优算法。通常,算法被冠以"最优",除了表明算法有效外,还有另一个负面效应,就是这种算法是最费时间的,或者说效率不怎么高。这两种算法,如果仅对两条不算太长的序列做比对,其计算时间还勉强能让使用者接受,但如果用这两种算法进行数据库的海量搜索,那使用者在有生之年也很难看到最终的比对结果。因此,最优的算法并不一定具有最优的生命力和口碑。

1985 年,David J. Lipman 在 Science 杂志上发表了采用启发式优化算法开发的双序列比对工具 FASTA 以及相应的算法。1990 年,Stephen F. Altschul 与 David J. Lipman 等开发了迄今为止最为成功的一个双序列比对的工具 BLAST(basic local alignment search tool)。这些工具以及相应的优化算法,在略微降低计算结果准确性的同时,大幅度提高了运算速度。从算法设计的"优雅"程度来说,BLAST 并不能算是一个很好的算法,许多生物信息学者甚至声称"不能更差"(nothing can be worse)。然而,生物信息学并不是一个简单的算法问题,研究者必须同时考虑到运算的时间复杂度和计算结果的准确性,并在两者之间做很好的平衡。无论如何,BLAST 是独一无二的。Stephen F. Altschul 等于 1997 年推出 PSI-BLAST,将序列分析的研究推向了顶峰。之后,基于 k 串(k-mer)字符串匹配思想的 BLAT(BLAST-like alignment tool)被开发,这种工具能够方便、快速地将蛋白质或核酸序列定位到相应的基因组上。华人学者李明教授所开发的 PatterHunter 系列工具,则在不损失准确性的条件下,大大提高了序列比对的运算速度。

1989 年,David J. Lipman 和 Stephen F. Altschul 等希望能够利用相似的方法处理多序列比对,即序列数目大于 2 的比对问题,但没有成功。多序列比对远较双序列比对更为复杂,最优算法的多序列比对是个 NP 困难问题,即不可能在多项式时间内寻求最优解。1994 年,Julie D. Thompson 等提出了启发式的优化算法,部分解决了这个问题,并开发了工具 Clustal 以及后续版本 ClustalW/X 和 Clustal Omega。

上面介绍了 2000 年之前的生物信息学在方法学上的里程碑式的工作。在数据收集以及数据库构建等方面,其进展速度同样缓慢而稳进。1974 年,George I. Bell 等收集了当时几乎所有已知的 DNA 序列,构建了 GenBank 数据库,并在 1982—1992 年间开发了第一个数据库的版本。1980 年,EMBL 数据库在欧洲建立。1984 年,日本的 DDBJ 数据库建立。

2000 年,人类基因组的草图发布,这标志着生物学研究走进后基因组时代。随着各种高通量新技术的出现,尤其是 DNA 测序、高通量质谱以及基因芯片等技术的出现和蓬勃发展,生物信息学得到了前所未有的发展空间,其研究、应用的范围也在不断扩大。蛋白质序列分析、功能结构域的预测、序列相似性搜索、PCR 引物设计、同源蛋白质的预测、蛋白质细胞亚定位的预测、基因预测、蛋白质二级和三级结构的预测以及分子进化树的构建等方面的计算工具,已经成为实验学家日常科研工作的重要组成部分。而其他诸如基因表达谱的分析、蛋白质-蛋白质相互作用的预测、可变剪接预测、蛋白质翻译后修饰与细胞信号通路的生物信息学研究,也日益受到研究者的重视并逐渐被应用到实验科学的指导工作中。

表 2.1 给出了 2000 年以前在生物信息学发展过程中出现的一些里程碑事件,由此可见,在 2000 年之前,生物信息学研究的主流方向集中在序列分析上。

表 2.1 2000 年以前生物信息学发展过程中的里程碑事件

时间	重大事件
1962 年	Linus Pauling 的分子进化理论
1965 年	Margaret Dayhoff 构建蛋白质序列图谱
1970 年	Needleman-Wunsch 算法开发
1977 年	DNA 测序以及使用 Staden 软件进行分析
1981 年	Smith-Waterman 算法开发
1981 年	序列模体的概念(motif)
1982 年	GenBank 版本 3 开始面向公众开放
1982 年	噬菌体 lambda 基因组的测序
1983 年	序列数据库的搜索算法(Wilbur-Lipman 算法)的开发
1985 年	快速序列相似性搜索工具 FASTP/FASTN 的开发
1988 年	美国 NCBI 在 NIH/NLM 成立
1988 年	提供分布数据库的 EMBnet 网络的建立
1990 年	快速序列相似性搜索工具 BLAST 的开发
1991 年	表达序列标签(EST)的测序
1993 年	英国 Sanger 中心在辛克斯顿成立
1994 年	欧洲生物信息研究所(EMBL)在辛克斯顿成立
1995 年	第一个细菌基因组的完全测序
1996 年	酵母基因组的完全测序
1997 年	PSI-BLAST 工具的开发
1998 年	秀丽隐杆线虫基因组的完全测序
1999 年	果蝇基因组的完全测序

注:引自 David W. Mount 的《生物信息学:序列与基因组分析》。原文截止于 1999 年果蝇基因组测序完毕。

2.3 中国生物信息学的发展历程

我国生物信息学发展的特点是萌芽早、起步早、发展缓慢,但自 2000 年以来发展势头迅猛。我国萌芽阶段的生物信息学,事实上应当称为"理论生物物理"或"理论生命科学",这是因为我国最早的一批从事萌芽生物信息学研究的学者,几乎都是从理论物理学的角度来探讨生命现象。例如,我国最早期的生物信息学研究工作,可以追溯到 1962 年时任中国科学院生物化学研究所研究员的徐京华,在《生物化学与生物物理学报》上发表的题为《生物体负熵输入的计算(以蛋白质营养问题为例)》的研究性论文。在该工作中,作者引入薛定谔的《生命是什么?》一书中所提出的"负熵"的概念,根据食物中蛋白质的氨基酸频率,通过计算进食者负熵输入,设计了一种估算蛋白质营养的理论计算方法,与实际测定的不同食物的营养指数有较好的吻合。该工作与 Linus Pauling 的分子进化理论同年发表,两者对未来数十年的后续研究都有深远影响,自此中国与国外的早期生物信息学研究分别走向了两条完全不相同的道路。

徐京华研究员早期的系列工作,受到了其研究生导师冯德培教授的质疑。冯德培认为"生物学的规律性与物理学的规律性有着基本的矛盾,到现在也还没有统一的理论,没有统一的逻辑体系,如何会有统一的学科呢",他不认为"用物理学的方法和手段研究生物就叫生物物理"。该事件即"冯德培之疑",为中国早期生物信息学研究的四大公案之一。1983年11月在石家庄举行的全国生物物理学术会议上,著名理论物理学家、"两弹一星"元勋之一彭桓武教授主持了题为"有无独立于物理学规律以外的生物学规律"的研讨会,此即四大公案之二的"彭桓武之问",自此中国萌芽阶段的生物信息学/理论生命科学研究再度活跃。徐京华研究员同时开展了两个方向的研究,包括分子手性与生命起源,以及人脑电图建模与分析。前者即为"徐京华之手",有力地推动了我国理论生命科学的发展,后者则推动了我国"神经信息学"(neuroinformatics)这个学科的形成。手性分子的对称性破缺是否为生命起源的原始分子事件,在当时是相当有吸引力的猜想和理论问题。内蒙古大学的罗辽复教授在这方面有相当系统的理论研究。除了生物分子手性起源外,罗辽复在构象动力学、遗传密码、核酸序列信息参数和蛋白质量子折叠等问题上也进行了多方面的探究工作,有力地推动了中国早期生物信息学的发展。

中国早期的生物信息学家们,几乎都读过薛定谔的《生命是什么?》一书,受薛定谔的影响较深。薛定谔是量子力学的奠基人,因此量子力学是否可用于生物学研究成为关注热点,这方面的研究在国际上很早就有学者进行了探索,并逐渐形成了"量子生物学"这个学科。时任中国科学院昆明动物研究所研究员的刘次全对量子生物学进行了深入探索,其相关译作、著作和论文的系统性较好。由于实验手段的限制,量子生物学的相关研究事实上主要集中在电子上,量子生物学基本等同于电子生物学。由于电子之间存在排斥,因此生物大分子的结构可以用电子轨道来描述,这样电子生物学就逐渐过渡到计算结构生物学或结构生物信息学。用量子力学来研究蛋白质的结构和折叠,在计算上非常烦琐,因此需要做粗粒化处理,然后用牛顿力学来先做估算,细节方面再用量子力学优化,这样就形成了牛顿力学+量子力学的"分子动力学"(molecular dynamics,MD)的计算方法。结构生物信息学的里程碑事件是2013年Martin Karplus、Michael Levitt和Arieh Warshel因"复杂化学系统的多尺度建模"共获诺贝尔化学奖。近年来,关于蛋白质的分子动力学研究逐渐减少,但核酸尤其是RNA相关的分子动力学研究却开始活跃起来。

将理论物理学的理念与方法引入生命科学的研究中,这样的尝试并不总能成功。理论物理学的方法较为艰深,学起来并不容易,这样培养学生就很困难;理论方法并不总是有效的,常常只能处理特定的问题,所以存在局限性。例如,20世纪80年代人类基因组计划启动之后,序列成为生命科学领域最容易获取、成本最低的数据类型,因此序列分析成为理论计算方面最重要的问题。关于生物序列分析,天津大学的张春霆教授提出了DNA序列的Z曲线理论,开拓了一条用几何学方法分析DNA序列的新途径,在国际生物信息学术界独树一帜、自成一派,在细菌和病毒基因组研究中获得了较广泛的应用,成为中国早期生物信息学独创性和系统性研究的典范。

除了理论物理学和几何学方法,中国较早意识到信息学可能在生命科学中具有重要意义的关键人物之一是中国科学院生物物理研究所的陈润生研究员。陈润生在中国早期的生物信息学研究,尤其在理论生物物理/理论生命科学向当代生物信息学转变的过程中扮演了极为重要的角色,其在分子动力学/结构生物信息学和序列分析等方向进行了系统探索,2000年之后转入非编码RNA方向,开创了中国非编码RNA生物信息学领域。1999年清华大学李衍达教授和孙之荣教授等发表了系列工作成果,他们利用支持向量机(support vector machine,SVM)算法预测mRNA剪接位点,以及使用小波变换(wavelet transform,WT)算法分析DNA外显子和内含子序列。同年,李衍达研究组还将傅里叶分析(Fourier analysis)方法引入DNA序列分析中。支持向量机、小波变换和傅里叶分析等算法自此成为序列分析的利器。

1996年,北京大学生物信息研究中心的成立,标志着我国生物信息学研究正式起航。其代表人物是北京大学生物信息中心的罗静初教授。罗教授早年在英国伦敦留学,归国之后,建议并主持创建了国际上重要数据库的镜像网站。数据是生物信息学发展的最根本的推动力和研究基础。自此之后,国内的研究者才能够方便获取海量数据,以便于生物信息学研究的开展。复旦大学的郝柏林教授,早年在苏联留学,并在理论物理学领域取得了显赫的成就。1997 年,郝柏林与李弘谦教授共同从理论物理学转入生物信息学,即生物信息学四大公案中的"郝李之变"。前者迅速推动了中国早期理论生命科学向当代生物信息学的转变,后者则成为"中国台湾生物信息学之父"。在转向生物信息学领域之后,郝柏林利用自己深厚的物理学背景,开发了基于 k 串(k-string 或 k-mer)思想的序列比对及系统发育分析的新方法。清华大学的孙之荣教授,早期从事自动化方面的研究,后来将自动化方面的一些计算方法引入生物信息学研究中。值得一提的是,孙之荣研究组首先尝试用支持向量机算法来预测蛋白质的二级结构和蛋白质的细胞亚定位。其他学者如北京大学的来鲁华教授、中国科学院上海生命科学院的丁达夫研究员、中国科学技术大学的施蕴渝教授、刘海燕教授、南京大学的王炜教授等,也都在我国生物信息学早期的发展中做出了较大的贡献。

进入后基因组时代后,随着众多学者留学归来,中国生物信息学的研究逐渐汇入国际主流生物信息学研究的洪流中。2006 年,北京大学生物信息中心的魏丽萍教授和中国科学院北京基因组研究所的于军研究员合作撰写了综述性文章,介绍和评价了中国生物信息学的发展状况。近年来,中国生物信息学研究呈加速趋势,根据研究对象的不同可分为基因组信息学、计算癌症基因组学、药物基因组信息学、三维基因组信息学、微生物组信息学、单细胞信息学、转录组信息学、非编码 RNA 组信息学、表观组信息学、蛋白质组信息学、修饰组信息学、结构信息学、计算系统生物学、人工生物系统的设计与控制、生物信息数据整合和挖掘方法、群体遗传与计算演化信息学、生物影像信息学、精准健康大数据信息学等方向。

2.4　生物信息学的研究内容及一般研究方法

在美国 NCBI 网站的 Bioinformatics 页面(https://www.ncbi.nlm.nih.gov/Class/MLACourse/Modules/MolBioReview/bioinformatics.html)中,生物信息学的研究内容分成三个部分。

(1) 开发新算法及统计学方法揭示大规模数据之间的联系(development of new algorithms and statistics with which to assess relationships among members of large data sets)。这方面的研究内容主要属于方法学研究的范畴。

(2) 分析和解释各种类型的生物学数据,包括核酸序列、氨基酸序列、蛋白质功能结构域以及蛋白质三级结构等(analysis and interpretation of various types of data including nucleotide and amino acid sequences,protein domains,and protein structures)。这一部分的研究内容主要属于数据分析的范畴。

(3) 开发、设计一系列相关的工具,能够方便有效地获取、管理以及使用各种类型的数据和信息(development and implementation of tools that enable efficient access and management of different types of information)。这一部分内容体现为生物信息学研究结果的实体化和应用化。在生物信息学领域,一个好的工具能够为研究者的工作提供很大的帮助。

随着生物学本身的发展,一个流行的趋势是将"干法"与"湿法"结合起来解决具体的生物学问题。这样,另一个相关的新学科即"系统生物学"领域应运而生。在传统的生物学研究中,实验学家们处理问题通常基于"自下而上"(bottom-up)的还原论思想,即将一个大的、复杂的问题分解成若干个小的问题,并逐一解决,一般一个完整的工作只解决一个或很少几个问题。自 2000 年之后,随着高通量测序、质谱以及基因芯片等技术的出现,生物学研究本身的哲学观念也相应发生改变。生物学家希望能够通过与还原论相反的"自上而下"(top-down)的系统论思想,从整体系统地研究一个系统的动力学行为和可塑性。生物信息学的技术便是系统生物学研究中一个有力的工具。对于生物信息学本身,通过实验来验证计算结果的可靠性,也成为一种趋势。通过必要的体内或者体外实验来验证生物信息学研究结果的可靠性,已成为生物信息学研究内容的一个重要组成部分。

生物信息学研究包罗万象,各种各样的研究方法都有所应用。研究生物信息学,大体上可以分成以下七个步骤。

(1) 确定研究的生物学体系和系统。这是方向性的问题,没有一个大致上明确的研究方向,很难有系统且连续的研究成果。"打一枪换一个地方"的研究方式不值得大力提倡。待研究的生物学体系,需要根据同期生物学本身发生的状况来判断和选择。需要知道哪些方向比较热门,哪些方向已经冷下来,当然,有经验的研究者一般会判断哪些方向可能会很快受到重视。这样的方向自然最适合介入。目前生物学研究的体系很多,例如,各种细胞生物学过程,蛋白质序列、修饰、三级结构与功能,基因的转录调控过程,基因的可变剪接现象,癌症与疾病的发生和发展的过程和机制,表观遗传学的现象和机制等。研究者可以结合自己的知识背景和知识结构,合理选择可以研究的方向。

(2) 确定需要研究的问题。大方向定下来了,接下来就是寻找合适的、可以解决的具体的科学问题。这是在开始进行生物信息学工作之前必须考虑清楚的。另外,在确定研究问题方面,文献阅读的积累很重要。因为研究的问题如果之前已经有类似的报道,那么除非能够做得比前人出色,不然并没有什么研究价值。

(3) 数据的收集和整理。这是具体研究工作的第一步。数据是生物信息学研究的基础和第一推动力。这一步往往是开展生物信息学研究最困难的步骤。虽然目前各个大型公共数据库已经收集了海量的数据,但仍然有更多的数据散落在具体的科技文献中。此外,基因和蛋白质名称的不统一性、数据库格式的不唯一性、研究者需求的多样性,都对数据的收集和整理造成了很大的障碍。研究者常常需要花很长的时间来完成这一部分的工作。因此,对生物信息学具有良好的直觉和感觉,以及很好的经验积累,有助于大大缩短完成这一部分工作的时间。

(4) 构建合理的生物学/数学模型。几乎所有的生物信息学都需要根据一些假设建立模型。将生物学与数学放在一起,是因为构建的模型不仅仅需要能够在数字的游戏中显得合理,也必须符合生物学的实际情况。例如双序列比对的算法设计,其基本的假设是同源的两条序列之间存在着一定的、可被观测到的相似性。根据生物学实验的证据,有些氨基酸的化学性质相近,例如亮氨酸(L)和异亮氨酸(I),因此这些化学性质相近的氨基酸之间的替代,可以看成保守替代。而化学性质完全不同的氨基酸,例如天冬氨酸(D)和亮氨酸(L),这些氨基酸之间的替代可以看成不保守替代。因此,这部分模型实际上建立在已知生物学现象的基础上。之后,设计打分矩阵来评价两个氨基酸之间的相似性,用统计学方法检验结果的显著性等,这又是数学方面的模型。数学对生物信息学很重要,但永远不会是全部。

(5) 计算方法的选择。模型构建好后,就是怎么算、用什么算的问题。早期的生物信息学研究,比较流行的是动态规划算法和基于统计学的分析。后来基于随机过程的马尔可夫(Markov)、隐马尔可夫(hidden Markov)算法大行其道。后基因组时代,机器学习(machine learning)的算法,诸如人工神经网络(artificial neural network,ANN)、支持向量机以及深度学习(deep learning)等算法也开始由原来的计算机、自动化处理等领域被引入生物信息学的研究中。2004年前后,基于统计学理念的贝叶斯(Bayesian)的统计类算法受到广泛的青睐。需要指出的是,计算方法的选择,首先要根据研究的问题来确定。其次,算法应用是否能够成功,取决于之前的模型是否可靠和有效。算法无高低,主要取决于使用算法的人。

(6) 计算性能的评测和结果分析。结果自己是不会说话的,需要你的帮助,让它告诉大家,什么是正确或者可能是正确的。一般来说,计算结果的性能检验是必不可缺的。生物信息学自身有一套比较成熟的检验方法,包括"留一法"(leave-one-out validation)和"n折交叉检验法"(n-fold cross-validation)等。另外一般还需要计算一些性能指标,常见的有灵敏度(sensitivity,Sn)、特异性(specificity,Sp)、准确性(accuracy,Ac)和马修相关系数(Matthew's correlation coefficient,MCC),偶尔也会计算精度(precision,Pr)等。这些相关的检验和性能指标的应用方法将在后面的章节详细介绍。用实验的方法检验计算的可靠性是一个趋势,虽然对现在的生物信息学研究者来说,实际操作比较艰难。计算结果需要合理的分析和解释,至少需要大体上符合当前已观察到的生物学的事实。

(7) 计算工具的发布。这部分有时候会被忽略,因为这并非发表学术论文的必要条件。但对生物信息学来说,计算工具的发布非常重要。读者或者实验学家不一定能够看懂艰难晦涩、充满公式推导的论文,但是如果计算工具制作精细、用户化界面简单友好、使用说明书简洁完善,这样将更有利于你的工作受到广泛的认可。计算工具通常以三种形式发布:简单的代码(如 Perl 语言书写的可执行程序),在线工具(一般可在配置 Apache 的服务器上用 PHP+MySQL 搭建)以及可安装的本地化软件。本地化软件的开发,将会成为生物信息学领域的一个应用趋势。

2.5　如何成为顶级生物信息学家?

在后基因组时代,生物信息学研究飞速发展,其研究范围也在不断扩大和延伸。作为一个交叉学科,其他各个学科的知识和研究成果在这里发生碰撞和融合,因此在学习生物信息学时,不能仅学习生物学或者信息学的知识,相关学科的知识都要有所涉猎。2014 年在南京召开的第六届全国生物信息学与系统生物学学术大会期间,哈佛大学刘小乐教授在青年学者沙龙上回答了一个问题,即"怎么评价生物信息学者的水平",会后撰写了"Levels of Bioinformatics Research"一文。该文在翻译后以《如何评价生物信息学研究的水平》为题发表在《中国科学报》上,将生物信息学研究的水平划分成五个层次:未入门级(零级),为建模而建模;菜鸟级(一级),给数据、能分析;高手级(二级),想新招、"玩"数据;顶级(三级):"玩"数据、做发现;"神"级(X 级):"玩"科学、讲政治。刘小乐教授在文中鼓励大家成为二级的生物信息学者,并追求达到三级的水平,不鼓励成为 X 级,因为那时研究工作已不一定与科学相关。

即使要成为一级的生物信息学者,仍然需要花很多的时间和精力,既需要学习各方面的基础知识,又需要有足够的实践。总体来说,可以将生物信息学所需要的知识储备划分成四个相对独立的部分。

(1) 生物学的知识。对生物信息学来说,这部分的知识积累是第一位的。首先要确定可以并且需要研究的方向,即确定研究的生物学体系和系统,并且迅速确定需要研究的具体问题。在研究生阶段的早期,方向性的问题一般由导师来把握和确定,但学生毕业后这些问题仍然得靠自己。因此,生物信息学研究者至少需要对生物学的某一个方面相当了解,这可以是下述方向中的任意一个:细胞生物学、分子生物学、遗传学、发育生物学、分子神经生物学、分子与细胞的植物学、分子医学、结构生物学和表观遗传学等。当然,研究者也应当对一般的、流行的实验技术有所了解,包括酵母双杂交(yeast two-hybrid)、免疫共沉淀(co-immunoprecipitation)、蛋白质免疫印迹(Western blotting)、GST-Pull down 和荧光显微镜(fluorescence microscopy)等。

(2) 编程(programming)的知识。很多学者宣称自己在做生物信息学研究,然而几乎从来不编写程序,而是直接利用已开发好的工具来完成工作。这在某种阶段和某种程度上是可以的。但是,生物信息学本身还是一个不成熟的学科,许多问题没有解决,许多应该开发的工具还有待开发。因此,如果研究一个非常新颖的问题,并且没有已知的工具能够使用时,编程就非常重要了。对于简单的编程,Perl 语言就足够了,过去 Python 语言也是非常流行的编程语言之一。Perl 语言是 Larry Wall 于 1987 年融合了 AWK、Sed、C 和 Shell 等语言特色创造的一种脚本语言,在文本的处理方面功能强大。生物信息学的研究中,超过 50% 的计算工作是文本方面的处理,因此,对于一般的生物信息学研究,Perl 语言的功能是足够的。与 Perl 同类型的编程语言还有 Python 和 PHP 等。PHP 是网站开发中广泛应用的脚本语言,许多公共网站如早期的新浪网,就是基于 PHP+MySQL 搭建的。

NOTE

MySQL 是现在流行的关系数据库的一种,而 SQL Server、Oracle 之类的大型数据库并不是生物信息学研究的标准配置,且价格昂贵。MySQL 是免费的数据库系统,其功能基本能够满足绝大多数基础数据存储的要求。不推荐使用 C/C++ 之类的编程语言,这类语言功能虽然强大,但技术要求较高,学习起来也非常困难。另外一种可选择的语言是 Java 语言。两者相较,Java 语言的语法更加简单且规范性更强,此外,Java 语言还有一个先天优越性:跨平台可移植性。Java 语言的代码,几乎不需要修改就可以运行在目前绝大多数操作系统上,这一点 C/C++ 语言很难做到。关于哪种编程语言最好,这一点智者见智。但至少有一点是明确的:掌握一门编程语言是绝对必要的。

(3) 数学尤其是统计学的知识。用得好,数学和统计学能够成为数据处理、结果分析的利器,用得不好,尤其是在对很多基本的数学概念不清楚的情况下贸然使用,则会贻笑大方。对于生物信息学,一般的原则是根据建立好的模型,从已知的训练数据中抽提"信息"。信息的抽提是否有效,常常需要统计学的检验(例如 P 值是否小于 0.05)。多元变量的统计学不一定必须,但单变量的统计学知识几乎是绝对必要的。另外,对于基于统计学的算法,例如著名的贝叶斯类算法,即使只是初步了解这些算法,没有一点统计学基础也是行不通的。

(4) 分子进化的知识。分子进化几乎是生物信息学研究者最主要的哲学观念和立足的根本。生物信息学的研究都是通过各种各样相似性的检测来推测功能上的相似性并做出预测。例如,根据序列或者结构的相似性来推测功能的相似性。为什么这一假设大体上能够成立?这就是分子进化的理念:地球上的生物起源于共同的祖先,在历史的长河中发生着演化,功能不重要的部分,其进化速率较快,慢慢失去相似性,而功能重要的部分,其进化速率很慢,即使经过几亿年,其序列或者结构中仍然存在着能够检测到的相似性。达尔文的《物种起源》、Richard Dawkins 的 *The Selfish Gene* 和 Masatoshi Nei 的《分子进化与系统发育》等书,都非常值得研读。

除了上述四大背景知识外,还有许多技能对生物信息学的研究有着重要的意义,例如实验技术。通过实验的手段来验证计算结果的可靠性,已成为领域内的趋势。因此,掌握至少一个方面的实验技能(如 PCR、体内实验、体外实验和免疫荧光共聚焦试验等),在未来的生物信息学研究中有积极意义。此外,还需要有科研的直觉和判断力,需要判断哪些是有价值的问题,哪些是很快能够取得成果的问题,哪些是长期的工作,以及哪些是几乎不可能完成的工作。行动力也非常重要,后基因组时代,大家比拼的一个重要的方面就是从脑到手的反应速度,并且速度永远比方向更重要。足够快的速度,能够保证研究者在遇到挫折时迅速调整方向和计划。再有就是科研的悟性,"悟性"这个词并不玄,可以分成两个步骤,首先,做什么能够像什么;然后,做什么都不像什么。两个步骤的顺序一定不能颠倒。科学研究的职业修养也非常重要,例如需要引用前人的工作、不可以一稿多投、不能抄袭他人的文章等。英文水平同样很重要,目前大多数学术论文需要用英文书写。生物信息学相关文献的阅读也非常重要。表 2.2 列出了部分与生物信息学相关的学术期刊的名称及网址。另外,其他一些非专业性期刊,如 *Nature*、*Science* 和 *Cell* 等有时也会发表一些与生物信息学相关的文章。

表 2.2　部分与生物信息学相关的学术期刊的名称及网址

期刊名称	网址
Genomics, Proteomics & Bioinformatics	https://www.journal.elsevier.com/genomics-proteomics-and-bioinformatics
Bioinformatics	https://academic.oup.com/bioinformatics
BMC Bioinformatics	https://bmcbioinformatics.biomedcentral.com/
Genome Biology	https://genomebiology.biomedcentral.com/
Genome Research	http://www.genome.org/
Nucleic Acids Research	https://academic.oup.com/nar

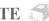

续表

期刊名称	网址
Briefings in Bioinformatics	https://academic.oup.com/bib/
Molecular Systems Biology	https://www.embopress.org/journal/17444292
Molecular Biology and Evolution	https://academic.oup.com/mbe
PLoS Computational Biology	https://journals.plos.org/ploscompbiol/
PLoS One	https://journals.plos.org/plosone/
Scientific Reports	https://www.nature.com/srep/

需要着重说明的是,上面介绍的各种背景知识的储备,并不是要求每个研究者必须在各个方面都达到非常精通的程度。很少有人能够精通所有的方向。每个人的专业背景与性格特点都不同,可以按照自己的要求,有选择性地学习自己必需的内容。此外,团队合作精神很重要,合作者之间知识结构互补,互相取长补短,这样的团队合作比单打独斗更有效率。

2.6 生物信息学的发展现状、前景和挑战

对于生物信息学的发展现状、前景和挑战,2006 年美国 UCLA 大学的 David Eisenberg 进行了综述,本节在此基础上,根据近十余年来的实际进展进行阐述。

1. 基因组序列及其表达情况

这部分内容即常说的转录组信息学和非编码 RNA 组信息学,主要是 RNA 层面的研究。转录组分析,过去主要是通过基因芯片微阵列(microarray)来检测 RNA 的表达水平,该技术已基本被下一代测序技术淘汰。目前主流的转录组测序技术是 RNA-seq。除了编码表达蛋白质的 mRNA 序列之外,许多基因组上的序列不编码蛋白质,称为非编码(non-coding)基因,如非编码小 RNA(microRNA)。在这一方面,需要解决的问题如下。

(1)新的、功能性的非编码 RNA 的发现。即研究在基因组中,究竟有多少具有特定功能和结构的 RNA,以及 RNA 的分类问题等。过去的十多年里,长链非编码 RNA(long non-coding RNA,lncRNA)、piRNA、核仁小 RNA(snoRNA)和环形 RNA(circular RNA,circRNA)的相关生物信息学计算预测和分析异常活跃,这个方向一直是领域热点。

(2)基因转录的可变剪接。酵母基因组的编码基因大约为 6000 个,而人类基因组的编码基因约为 21000 个。因此基因数量的变化不足以解释酵母与人类之间的巨大差异,多数研究者将之归因于可变剪接的机制,即单个基因可转录出多个不同的可变剪接异构体,从而显著增加转录本(transcript)的数量(图 2.5)。可变剪接的分子机器通过识别何种机制来调控基因的可变剪接?通过计算需要解决的问题如下:剪接后的、成熟的 RNA 序列是怎样的?它们的表达是如何受到调控的?在细胞层面上,不同剪接异构体的表达有着怎样的影响?

(3)microRNA 的分子机制。对于这方面的研究,有两个问题需要解决。首先,编码 microRNA 的 DNA 序列具有什么样的特征?microRNA 的序列又具有什么样的结构和功能性的特征?这方面的研究有助于更好地预测新的编码 microRNA 的基因。其次,microRNA 通过识别 mRNA 的 3' UTR 的特定序列并与之结合,阻断其底物 mRNA 的翻译。因此,microRNA 识别底物的序列特征是怎样的?在过去的十多年中,针对这两方面的研究都有长足的进展,microRNA 的分子机制已不再是研究热点,但相关的研究思路和策略对探索其他类型的非编码 RNA 仍有重要的指导意义。

(4)单细胞转录组信息学,即在单个细胞的层面高通量检测 mRNA 或非编码 RNA 的表达水

平,并开展计算分析。

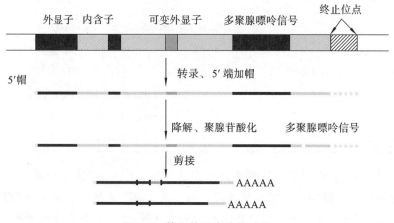

图 2.5　基因的可变剪接过程

注:一个典型的能够产生不同 mRNA 异构体的基因包含外显子(exon)、内含子(intron)、可变外显子(alternative exon)、多聚腺嘌呤信号(poly A signal,常定位于基因的 3′端附近,一般不表达),以及终止位点(terminate site)。在转录过程的第一步中,基因转录成前体 mRNA。接着 mRNA 尾部的非翻译区被剪接掉。然后通过剪接机制,产生不同的剪接异构体,再表达成不同的蛋白质分子。

2. 人类基因组研究

本部分内容即基因组信息学,涵盖了部分单细胞信息学。

(1)与灵长目及其他物种相比,究竟哪些基因的产生使得人类的起源成为现实? 例如目前已知的与语言发生和大脑发育有关的一些基因。能否预测更多的、新的相关基因? 这部分研究尤其是涉及灵长类的相关研究仍然是领域热点。

(2)能否系统地预测出这些基因在基因组上的分布位置? 能否预测其功能,为进一步的实验验证提供指导? 这部分研究相对成熟,已不再是热点。

(3)人类的进化过程是怎样的? 决定人类物种形成的基因是如何产生的? 这部分研究仍然是领域热点,人类群体层面的混血和基因流动对理解早期人类进化和迁徙历史有重要意义。

(4)单细胞基因组信息学。涉及单细胞的基因组数据建模、处理和分析等,都是领域内的研究热点。

3. 表观遗传学的生物信息学研究

本部分涵盖了表观组信息学和修饰组信息学,以及单细胞信息学的部分内容。表观遗传学涉及遗传密码的拓展。传统观点认为 DNA 序列的组成包含了生物体在整个生长、发育以及传代过程中的所有信息。然而近年的观点认为,可遗传的信息并不仅仅是编码或者不编码的 DNA 序列。不改变 DNA 序列,通过其他方式改变基因的表达水平,仍然能够产生可遗传的表型(phenotype),即形成了表观遗传学的领域。表观遗传学的内容主要包括 DNA 和 RNA 的化学修饰,组蛋白的翻译后修饰,染色质重塑,非编码 RNA 的调控以及环境的因素。另外,通过 DNA 编码并翻译的肽段,并不是成熟的蛋白质。加工后的成熟蛋白质,常常需要在特定的位置发生特定的修饰。在基因组中,约10%的基因编码执行翻译后修饰功能的酶。需要研究的问题如下。

(1)遗传因素对生物体表型形成的贡献究竟有多大? 环境因素对生物体表型形成的贡献又有多大? 两者之间的平衡通过何种分子机制,或者何种分子网络来协调?

(2)蛋白质的翻译后修饰是如何受到调控的? 例如组蛋白的各种翻译后修饰,在细胞中如何受到动态的调控? 更广泛一些,我们能否推测哪个激酶磷酸化哪个底物? 哪个泛素连接酶负责哪个底物的降解? 这些底物都具有什么样的功能? 各种执行翻译后修饰功能的酶,与其底物之间构成了一种怎样的动态网络?

NOTE

（3）组蛋白密码（histone code）。构成核小体（nucleosome）的组蛋白有四种，包括 H2A、H2B、H3 和 H4。在组蛋白的许多位置上能够发生翻译后修饰，例如赖氨酸（K）上发生的甲基化、乙酰化、泛素化和 SUMO 化等修饰，在精氨酸（R）上发生的甲基化修饰，在丝氨酸（S）和苏氨酸（T）上发生的磷酸化修饰。这些修饰并非单一出现，而常常以组合形式出现，因此，潜在的排列组合的可能性是一个天文数字。这些组蛋白的不同修饰被称为组蛋白密码。这一密码甚至比传统的遗传密码更为复杂，那么，是否能够通过生物信息学的方法来研究组蛋白密码呢？

近年来，核酸化学修饰成为该领域内的热点，单细胞表观组信息学也是该领域内的研究热点之一。

4. 生物大分子三级结构的生物信息学

本部分涵盖了结构信息学和三维基因组信息学，以及部分非编码 RNA 组信息学的内容。以蛋白质为例，蛋白质的一级序列由 DNA 翻译而成，并在细胞中折叠成三维的空间结构。对于这方面的研究，一个有力的工具就是分子动力学模拟。相关的问题如下。

（1）能否根据一级序列来预测蛋白质的三级结构？非共价作用在计算最低自由能中有什么意义？如何进行描述？给定一个结构设计序列来预测结构为何比给定一个序列更为容易？

（2）基因组的信息如何与能量的因素结合起来，并进行蛋白质三级结构的预测？

（3）热动力学的假设对淀粉样纤维（amyloid-like fiber）以及其他错误折叠的蛋白质，是否适用？

事实上，近十多年来，蛋白质三级结构的信息学研究已不再是领域的热点，染色体或基因组 DNA 的三维结构和 RNA 三级结构的信息学研究已成为重要研究方向。

5. 系统生物学

本部分主要涵盖计算系统生物学和人工生物系统的设计与控制，包括细胞功能的仿真模拟与合成设计、蛋白质之间以及蛋白质与小分子之间的相互作用等。需要研究的问题如下。

（1）在多大程度上，我们能够通过蛋白质的序列去推测蛋白质之间的相互作用以及作用网络？什么样的基因组及蛋白质组信息对理解蛋白质相互作用网络有帮助？这些网络在细胞周期过程中如何发生变化？在不同的细胞或器官中，网络如何不同？

（2）根据细胞的组分，能否模拟其代谢过程并进行人工设计与合成？对于生命体，能否通过仿真提供新的观点？单个细胞与群体细胞的平均状态是否相同？

6. 不同细胞之间的信息传递

本部分研究目前主要集中在微生物组信息学方面。相关的问题如下：不同细胞之间的信息传递是通过什么样的分子机制来介导的？例如，人类细胞被结核分枝杆菌感染，是由寄主细胞中的单个基因，还是多个基因所决定的？

7. 药物基因组信息学

从患者体内得到的基因组/蛋白质组分子谱图究竟能够提供什么样的信息？对药物设计的意义何在？

8. 物种形成及进化

本部分内容主要是群体遗传与计算演化信息学。相关的问题如下：能否从基因组层面定义一个物种？新基因的起源是怎样的？

上述未包含的研究方向如计算癌症基因组学、蛋白质组信息学、生物影像信息学和精准健康大数据信息学等，都是目前领域内的研究热点。生物信息数据整合和挖掘方法，以及生物信息学的新技术和新方法属于方法学方向，相关的技术方法探索和数据库构建历来是领域内的重要命题。

本章小结

20 世纪 50 年代 Frederick Sanger 等对哺乳动物胰岛素蛋白质的序列分析,以及 1962 年 Linus Pauling 提出的分子进化理论,为早期生物信息学的萌芽提供了重要的思想和启发思路。20 世纪 70—90 年代是早期生物信息学蓬勃发展的第一个"黄金时代",重要的工作主要围绕生物序列这一结构独特的数据类型展开。从 1970 年的点阵法和全局优化的双序列比对方法 Needleman-Wunsch 算法的提出,1978 年"生物信息学之母"Margaret Dayhoff 等设计 PAM 系列打分矩阵,1981 年 Temple Smith 与 Michael Waterman 开创性提出的局部最优的双序列比对方法 Smith-Waterman 算法,1985 年 David J. Lipman 等首次采用启发式优化算法开发序列比对工具 FASTA,一直到 1990 年 Stephen F. Altschul 与 David J. Lipman 等设计 BLAST 软件,早期生物信息学研究历经多年的探索,终于将双序列比对从理论研究转化成可广泛应用的计算工具,从而实现了理论研发的"落地"。

20 世纪 90 年代至 21 世纪的头 10 年,是生物信息学辉煌与挫折并存的"战国时代",90 年代以 Martin Karplus、Michael Levitt 和 Arieh Warshel 等为代表,将分子动力学的方法引入生物大分子结构的研究中;90 年代末期,随着基因芯片、高通量酵母双杂交等技术的发展,统计学和网络模拟等方法逐渐成为"组学/谱数据"(omics/profile data)处理与分析的利器;2004 年,著名分子进化生物学家、根井正利(Masatoshi Nei)的得意弟子 Sudhir Kumar 构建了"分子进化遗传分析"(molecular evolutionary genetics analysis,MEGA)软件,从而使得"遗传距离"(genetic distance)这一数据类型能够得到较好的分析。在 21 世纪头 10 年的后期,随着人类基因组计划的结束以及阶段性数据解读的完成,生物信息学整体呈现出衰落的迹象,整个领域开始进入短暂的"小冰河期"。

21 世纪的第二个 10 年,随着下一代测序技术的兴起,生物信息学家首次获得了海量的、低成本的"复合数据"——测序数据,既包含序列信息,也包括相应分子的数量(表达量)信息。因此测序数据是序列与谱信息并存的复合数据,生物信息学开始全面进入组学数据分析的"大统一时代"。随着单一层面组学如基因组、转录组、蛋白质组、修饰组、表观组、代谢组和微生物组数据中存在的重要难题被一一攻克,多组学整合的概念逐渐成为领域热点。此外,所有的组学数据类型,事实上反映的都是微观生物大分子的表达量和涨落,综合起来可以看成单一的模态。宏观模态的数据类型,如力、热、声、光、电和磁等信号所产生的生物医学数据,正逐渐进入生物信息学家的视野中。如何整合微观分子的序列、结构、遗传距离和组学数据,以及宏观生命个体、群体的生理和病理等多模态数据,建立微观分子与宏观生命现象之间复杂的因果关系,已成为当今生物信息学所面临重要的挑战之一。向着生物信息学的终极目标——全面揭示复杂生命现象的调控机制和分子机制,生物信息学家们正在扬帆远航,奋勇前进。生物信息学正在进入崭新的时代。

思考题

1. 物种起源有"神创论"和"进化论"两种理论体系。关于"神创论"最著名的描述,来源于 1802 年英国神学家和哲学家威廉·佩利(William Paley)在《自然神学或神性存在和属性的证据》(*Natural Theology or Evidences of the Existence and Attributes of the Deity*)一书提出的"钟表匠类比"(watchmaker analogy):"我在花园里散步,如果看到一块石头,我不会问石头是谁制造的;但如果我看见草地上有一块精致的黄铜怀表,那我一定会认为,这块表必然是由一位钟表匠所制造;即使是最简单的生命也远比铜表复杂,怎么可能没有设计者呢?"200 多年来,关于"钟表匠"的问题历来是科学与神学争论的焦点,对达尔文的自然选择理论有启发意义。理查德·道金斯所撰的《盲眼钟表匠》,指出生命的设计者是突变和自然选择,美国理海大学生物化学教授迈克尔·贝希博士所撰的《达尔文的黑匣子》,认为复杂的生化过程不可能由进化产生。你认为"神创论"和"进化论"中哪种观

NOTE

点更有道理？为什么？

2. 说说你了解的生物信息技术。如果未来你从事生物信息学研究，你打算研究哪个方向？希望解决什么样的问题？需要学习哪些知识？通过什么样的方法可以解决？

3. 华大基因主要从事基因组方面的技术研发，包括国家基因库的建立、基因组测序仪的研发和大数据技术研发，在生育健康、肿瘤防治和传染感染等方面都有较好的产业化推广。你认为华大基因从事的生物信息学技术研发有哪些？哪些技术与生物信息学相关，但并不属于生物信息学的范畴？华大基因所涉及的 HPV 检测、耳聋基因检测和无创产前检测，你能说出来至少一种的技术原理吗？

4. 生物信息学四大公案中的"冯德培之疑"和"彭桓武之问"，说的其实是一回事，就是物理（死物）与生物（活物）之间究竟有没有本质区别。你认为这两者之间有区别吗？如果你认为没有区别，那计算机有智能之后，是不是也可以当成"生命"？人工智能会代替人类吗？

5. 基因检测技术现在已经逐渐普及，通过检测基因的突变能够准确预测疾病的发生风险，例如女性的 BRCA1/2 基因发生突变，有 80％的概率患乳腺癌、45％的概率患卵巢癌，这个已经有大量的流行病学数据支持；男性 EGFR 基因发生突变，患肺癌的概率显著增高。既然许多疾病的发生风险可根据基因突变进行较为准确的估算，你认为未来基因检测能够代替现有的医疗诊断技术吗？为什么？

参 考 文 献

[1] Mount D W. Bioinformatics: sequence and genome analysis[M]. New York: Cold Spring Harbor Laboratory Press, 2001.

[2] Smith T F, Waterman M S. Identification of common molecular subsequences[J]. J Mol Biol, 1981, 147(1): 195-197.

[3] Strelets V B, Ptitsyn A A, Milanesi L, et al. Data bank homology search algorithm with linear computation complexity[J]. Comput Appl Biosci, 1194, 10(3): 319-322.

[4] Lim H A, Butt T R. Bioinformatics takes charge[J]. Trends Biotechnol, 1998, 16(3): 104-107.

[5] Luscombe N M, Greenbaum D, Gerstein M. What is bioinformatics? A proposed definition and overview of the field[J]. Methods Inf Med, 2001, 40(4): 346-358.

[6] Zhang R, Zhang C T. Z curves, an intutive tool for visualizing and analyzing the DNA sequences[J]. J Biomol Struct Dyn, 1994, 11(4): 767-782.

[7] Eisenberg D, Marcotte E, McLachlan A D, et al. Bioinformatic challenges for the next decade(s)[J]. Philos Trans R Soc Lond B Biol Sci, 2006, 361(1467): 525-527.

[8] Sanger F, Tuppy H. The amino-acid sequence in the phenylalanyl chain of insulin. 1. The identification of lower peptides from partial hydrolysates[J]. Biochem J, 1951, 49(4): 463-481.

[9] Sanger F, Tuppy H. The amino-acid sequence in the phenylalanyl chain of insulin. 2. The investigation of peptides from enzymic hydrolysates[J]. Biochem J, 1951, 49(4): 481-490.

[10] Sanger F. The arrangement of amino acids in proteins[J]. Adv Protein Chem, 1952, 7: 1-67.

[11] Ryle A P, Sanger F, Smith L F, et al. The disulphide bonds of insulin[J]. Biochem J, 1955, 60(4): 541-556.

[12] Brown H, Sanger F, Kitai R. The structure of pig and sheep insulins[J]. Biochem J, 1955, 60(4): 556-565.

[13] Pauling L. Molecular disease and evolution[J]. Bull N Y Acad Med, 1964, 40(5):

334-342.

[14]　Imanishi T，Iioh T，SuzukiI Y，et al. Integrative annotation of 21,037 human genes validated by full-length cDNA clones[J]. PLoS Biol,2004,2(6):e162.

[15]　Gibbs A J，Mcintyre G A. A method for assessing the size of a protein from its composition:its use in evaluating data on the size of the protein subunits of plant virus particles[J]. J Gen Virol,1970,9(1):51-67.

[16]　Needleman S B，Wunsch C D. A general method applicable to the search for similarities in the amino acid sequence of two proteins[J]. J Mol Biol,1970,48(3):443-453.

[17]　Altschul S F，Gish W，Miller W，et al. Basic local alignment search tool[J]. J Mol Biol,1990,215(3):403-410.

[18]　Altschul S F，Madden T L，Schäffer A A，et al. Gapped BLAST and PSI-BLAST:a new generation of protein database search programs[J]. Nucleic Acids Res,1997,25(17):3389-3402.

[19]　Kent W J. BLAT—the BLAST-like alignment tool[J]. Genome Res, 2002, 12(4): 656-664.

[20]　Manning G，Whyte D B，Martinez R，et al. The protein kinase complement of the human genome[J]. Science,2002,298(5600):1912-1934.

[21]　Hsu C H. The negentropy intake of biological systems (as shown by the problems of protein nutrition)[J]. Acta Biochim Biophys Sin (Shanghai),1962,2:11-20.

[22]　徐京华. 悼念德培师[J]. 生理学报,1995(6):529.

[23]　丁达夫. 论生物学与物理学的统一[J]. 自然辩证法通讯,1984(5):1-7,80.

[24]　丁达夫. 怀念徐京华先生[J]. 生物物理学报,2003,19(1):114.

[25]　刘次全. 化学致癌作用的量子生物学研究浅介[J]. 自然杂志,1980(3):678-680.

[26]　Warshel A，Levitt M. Theoretical studies of enzymic reactions:dielectric,electrostatic and steric stabilization of the carbonium ion in the reaction of lysozyme[J]. J Mol Biol,1976,103(2):227-249.

[27]　陈润生. DNA 解链和信息表达的调节[J]. 分子科学学报,1982(1):81-85.

[28]　闻芳,卢欣,孙之荣,等. 基于支持向量机(SVM)的剪接位点识别[J]. 生物物理学报,1999(4):733-739.

[29]　闻芳,卢欣,孙之荣,等. 外显子与内含子序列的分形尺度参数可分性研究[J]. 生物物理学报,1999(3):536-542.

[30]　卢欣,陈惠民,李衍达. 细菌 DNA 序列中的长程相关性[J]. 清华大学学报(自然科学版),1999(7):98-102.

[31]　Hua S，Sun Z. A novel method of protein secondary structure prediction with high segment overlap measure:support vector machine approach[J]. J Mol Biol,2001,308(2):397-407.

[32]　Hua S，Sun Z. Support vector machine approach for protein subcellular localization prediction[J]. Bioinformatics,2001,17(8):721-728.

[33]　Wei L，Yu J. Bioinformatics in China:a personal perspective[J]. PLoS Comput Biol,2008,4(4):e1000020.

第 3 章　生物医学传感器

3.1　简　介

生物医学诊断设备可用于临床医学和生物学研究中的生理与生化指标的检测,并已广泛应用于临床实验室、医院和研究机构。通常检测数据来自传感器,并且所采集的信号会通过设备做进一步处理以获取有用的诊断信息。生物医学传感器或换能器作为医疗诊断设备的主要构成部分可用于在体侵入或非侵入式的关键生理指标的连续监测,也可用于体外诊断,为医生提供治疗参考。由于检测技术的通用性,类似的传感器或换能器还可应用于环境监测、农业、食品加工、石油化工、制药等领域。未来临床医学的发展趋势是在不牺牲医疗质量的前提下降低医疗保健成本并提高效率,而医学检测新技术的发展和引入正改变着医生诊断和治疗的方式。其中,患者自测和初步筛查是发展较快速的领域,因为患者都希望自己能够随时随地进行某些低成本快速诊断而不必前往医院进行费用昂贵的检测。

根据中华人民共和国国家标准 GB/T 7665—2005《传感器通用术语》,传感器的定义为能感受被测量并按照一定的规律转换成可用输出信号的器件或装置。该定义的含义包括以下几点:①传感器是测量装置;②它的输入量是某一被测量(可以是物理量、化学量、生物量等);③它的输出量是某种物理量,这种物理量便于传输、转换、处理、显示等,可以是光学量、电学量,但一般为电学量;④输入和输出之间在一定范围内存在满足一定要求的对应关系。传感器一般由敏感元件、转换元件、信号转换电路三部分组成,如图 3.1 所示。敏感元件是直接感受被测量,并输出与被测量呈确定关系的某一物理量的元件;转换元件以敏感元件的输出为输入信号,将输入信号转换成电学量,如电阻、电感、电容、电流、电压等信号;信号转换电路将转换元件输出的电路参数接入信号转换电路并将其转换成电信号输出。

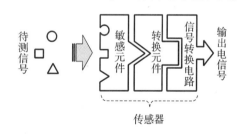

图 3.1　传感器的组成示意图

生物医学诊断设备可从传感器中获得信息,通常为模拟信号。例如生物电位电极可监测心脏、骨骼肌或大脑产生的电信号,各种传感器可将非电生理指标如血压、血流量、温度、气体分压或离子浓度转换成电信号。根据其应用范围,有些传感器主要用于测量各种生化指标如血液中的免疫细胞、激素、电解质、蛋白质、酶、葡萄糖等,而有些传感器主要用于测定物理性生理指标如血压、心电、体温、渗透压、肺活量等。但无论哪种应用,生物医学传感器的总体发展趋势是在保证足够性能的前提下提供快速、低成本和小型化的检测能力。

3.1.1　传感器分类

传感器的分类并无统一标准。由于同一待测量可用不同原理实现检测,也可根据同一种物理、化学或生物原理对不同的待测量进行检测,因而传感器可以根据应用领域及本身功能特点采用多种不同的分类方法。如果根据外界输入信号转变为电信号的过程的特性,从宏观上传感器可分为物理量传感器、化学量传感器和生物传感器。利用物理效应进行信号变换的传感器可称为物理量传感器,它利用某些敏感元件的物理性质或某些功能材料的特殊物理性能进行被测非电学量的变换。例如电容式传感器、压阻式传感器、压电式传感器等。利用各类化学反应原理可将物质成分、浓度信息转换为电信号的传感器可称为化学量传感器。例如玻璃 pH 电极、各类离子电极等。生物传感器利用生物活性物质如核酸、酶、抗体、抗原、受体等成分作为敏感元件特异性识别各种生物或化学分子、离子或基团等待测物,并利用光、电、磁、力等信号转换装置作为换能器将生物或化学反应过程转换为电信号。例如基于葡萄糖氧化酶的血糖传感器。如果根据传感器信号转换的具体工作原理,则可将传感器分为电容式传感器、霍尔式传感器、压电式传感器、热电式传感器、电化学交流阻抗传感器、电化学电流传感器、免疫传感器等。此外,也可根据传感器的测量对象即输入信号进行分类,这种分类方法比较贴近用户的需求,例如温度、压力、加速度、位移、黏度、湿度、浓度、光强、光谱、频率等传感器。但针对同一种测量对象的传感器可能具有不同的测量原理。传感器还可根据是否需要外加电源分为有源传感器和无源传感器。无源传感器无需外加电源便可将被测量转换成电学量。如压电式传感器将压力转换为电压,热电式传感器将温度差转换为电压等。而有源传感器需要电源提供的能量输入才能进行信号转换,如电阻式传感器、电化学血糖传感器等。此外,传感器还可以按照构成材料进行分类,例如半导体传感器、陶瓷传感器、光纤传感器等。因此,传感器的分类方法往往会依据实际需要进行选择,并可能同时采用多种分类方式对传感器进行命名,例如电化学交流阻抗免疫传感器,但无论怎样分类,都是为了在一定的场景中突出该传感器的功能结构特性。

3.1.2 传感器的封装

生物医学传感器的封装主要针对在体测量的应用,因此在传感器的设计、制造和使用过程中需要着重考虑。首先,封装必须同时保证传感器功能的可靠性和使用的安全性。对于植入式传感器,还需要考虑传感器的长期使用寿命和生物相容性。一旦传感器接触到体液,其功能便可能受到影响,传感器也可能影响植入位置的生理状态。例如,蛋白质吸附和细胞沉积可能会改变传感器保护性封装的通透性,从而影响特定分子或离子在体液和传感器之间的化学扩散。不合适的植入式传感器封装会导致信号漂移,以及灵敏度和稳定性的逐渐丧失,而且还可能造成组织炎症、感染或血管堵塞等严重的副作用。因此,用以构建植入式传感器外部封装的材料必须具有生物相容性,才能保证其整体性能与使用寿命。一种比较简单的方法是利用各种高分子封装材料和保护层来减少传感器的潜在组分泄漏。此外还需注意的是封装必须保证能够经受常规灭菌操作如高温蒸汽、环氧乙烷、伽马射线的处理而不会影响传感器的性能。

3.1.3 传感器的特性

由于医学诊断流程的规范性,设计与使用生物医学传感器也有严格的标准。因此,为了理解传感器的性能特性,需要了解一些与传感器指标相关的专业术语。

3.1.3.1 测量中的信号与噪声

1. 测量(measurement)

测量是观测者决定目标性质或状态量的过程。这个待决定量就是测量的目标量。在生物医学相关检测过程中,包含有生理或生化信息的物理量或化学量被作为目标量。有时候这些量能够通过人类感知所估测,如通过视觉观察。但是为了获得客观、重复且可量化的结果,应使用可作为测量系统输出结果的设备。一般而言,输出结果的物理特性取决于测量所用的设备类型。如使用电子设备,输出可以是电位信号或电流信号。输出结果也能够被转换为数字值。无论如何,待测目标的物理量或化学量最终会转换为某种方便读取的信号形式。为了评估设备输出是否正确地代表了目标量,对二者之间的关系必须进行正确的定义和表征。为了达到这个目的,必须充分进行设备校正。

因此测量一词代表了正确决定目标量的过程。

2. 信号(signal)与噪声(noise)

在测量中,信号被定义为一个变量中包含的关于目标量信息的部分,而噪声被定义为该变量中与目标量信息不相关的部分。因此,信号是观测者想要获取的部分,而噪声是观测者不想获取的部分。但另一方面,信号与噪声不仅仅取决于它们的物理属性,也取决于观测者的意图。例如,产生于肌肉电位的肌电图能被对肌肉活动感兴趣的观测者当作信号,但肌肉电位对于对神经元动作电位感兴趣的观测者而言是不想要的信号,在这种情况下,肌肉电位被视为一种噪声。因此,信号与噪声在测量情况中是带有主观性的。而在通信技术中,发送者发送信号给接收者,信号是由发送者的意愿完全决定的。在实际的测量情况中,并无可以区分信号与噪声的通用规则。只有对系统中测量目标和可能的扰动进行详尽了解才有助于区分二者。在实际的测量过程中,存在多种不同的噪声源,并可产生多种不同类型的噪声,但此处我们仅简单列举一部分噪声。

(1) 热噪声(thermal noise):热噪声是一种由随机热扰动所产生的噪声。热噪声的功率密度均匀分布于所有的频率范围,其功率正比于温度。例如,一个大小为 R 的电阻,其在频率范围 Δf 内的噪声电位 $v(t)$ 满足下列关系(Nyquist 定理):

$$\overline{v(t)^2} = 4kTR\Delta f$$

其中,k 为玻尔兹曼常数(1.38×10^{-23} J/K),T 为绝对温度。

(2) $1/f$ 噪声($1/f$ noise):$1/f$ 噪声是一种在低频范围内功率密度反比于频率的可用功率谱表征的噪声。$1/f$ 噪声可有不同的来源。当电流通过一个半导体装置时,$1/f$ 噪声可由半导体材料中的载流子的扰动产生,这种噪声也被称为闪烁噪声。闪烁噪声也会出现在有电流通过的电阻中。很多不稳定量会在较长的时间间隔内发生变化,如数天、数月,甚至数年,而信号的漂移也被认为是一种极低频的 $1/f$ 噪声。在生理过程中,如心率波动中,也发现了这种噪声,但这种噪声因为可以反映生理活动状态,因而不能被视为噪声,而应被视为信号。

(3) 干扰(interference):干扰是一种由目标和测量系统以外的物理或化学事件所引起的噪声。干扰有时候也会来自自然现象如闪电,但通常是人为因素造成的。例如动力线会经常通过对测量目标和测量系统的电磁耦合造成干扰。而非电磁设备也能造成干扰,例如,荧光灯可能会在光学系统中造成干扰。干扰的噪声功率谱依赖于其来源。当由动力线驱动的电子设备在测量目标附近时,动力线频率(50/60 Hz)常常会出现在噪声的功率谱中。而利用脉冲或切换操作的电子设备能在更宽的频率范围内产生噪声。具有机械移动部分的机器可能会产生干扰机械测量系统的振动。机械干扰的振动谱会对机器本身的共振频率或材料的共振频率产生峰值。

(4) 伪影(artifact):伪影通常指由外部影响如运动所引起的加在目标量上的噪声。运动伪影通常出现在使用皮肤表面电极的生物电位测量过程中。运动伪影部分来自皮肤的上皮电位,部分来自电解质和金属电极界面的电极电位的改变。伪影的波形依赖于外部影响本身的特性。运动伪影有时来自生物电位信号如心电、脑电,因此很难通过简单的诸如带通滤波器的方法去除。但是运动伪影能够被压制。例如当电极电位随电极表面附近离子浓度的变化而发生波动时,可以通过使用具有足够解离平衡常数的非极化电极降低这种波动。划伤或穿刺皮肤的上皮也可以降低运动伪影。

3. 信噪比(signal-to-noise ratio)

信噪比通常定义为信号对噪声在数量上的比值,记为 S/N 或 SNR。通常使用信号对噪声的功率比值来表示,但也可以使用信号对噪声的峰值比值或二者的均方根振幅比值来表示。在实际应用场景中,由于信号与噪声通常具有不同的频谱,信噪比会随着频率范围的改变而改变,因而信噪比需要在有限的频率范围内考虑。

信噪比通常以分贝(dB)表示,为

$$SNR = 10 \lg \frac{S}{N}$$

其中,S 和 N 分别代表信号和噪声的功率。

若 S 和 N 分别代表信号和噪声的均方根振幅,则信噪比表示为

$$SNR = 20 \lg \frac{S}{N}$$

3.1.3.2 测量系统表征

1. 传感器和测量系统

在一个测量过程中,观测者用一个合适的测量系统获取目标信息。通常,一个测量系统包含传感器和电子设备(图 3.2)。

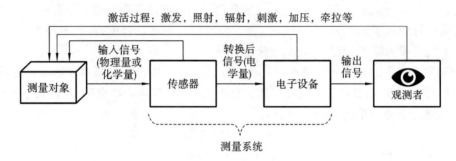

图 3.2 测量系统的大致结构示意图

表征目标的物理量和化学量被传感器检测并转换为电学量,电子设备通过显示将结果呈现给观测者。有时需要通过激活步骤如激发、照射、辐射、刺激、加压等使目标产生信号。这类激活过程也被认为是测量过程的一部分,并通过传感器或测量系统的其他部分实施。尽管在某些测量中激活过程是必须的,但其过程对目标应保持最小的影响,即最小化激活过程对目标量的损害和最小化激活过程对目标量的改变。但另一方面,激活过程施加的能量常常有助于使测量更简单和更准确。因此激活强度应当介于最小化对目标量的影响和最大化测量系统效能之间。

传感器是测量系统的重要组成部分,因为测量系统的性能在很大程度上取决于传感器的性能。不同类型的目标量需要不同类型的传感器。同时传感器类型也取决于测量条件的要求,如不同的频率、准确度、尺寸限制、形状、材料等。在生物医学测量中,传感器不仅需要在性能方面符合需求,可能还需要考虑对人体的副作用,从而保证获取准确的生物信息。

2. 静态表征(static characteristics)

在大多数测量系统中,如果目标量的改变足够慢,则每一刻的测量输出都完全由那一刻的目标量的输入所决定。在此种情况下,测量系统输入、输出的关系与时间量无关,这种代表目标量和测量系统输出的表征称为静态表征。一个测量系统的基础性质可以由静态表征所确定。这类表征也代表了绝大多数生物医学传感器的表征类型。

3. 灵敏度(sensitivity)

灵敏度常用来描述传感器或测量系统目标量的改变可带来的输出变化,通常被定义为输出对输入的比值。在这种定义下,灵敏度的数值越大,则灵敏度越高。当目标量的量纲与输出信号的量纲不一样时,灵敏度会有相应的量纲,如 mV/Pa、mA/K、mV/pH 等。当输出信号的变化与目标量的变化呈线性相关时,灵敏度可被视为一个定值(图 3.3),但当二者非线性相关时,灵敏度就为非定值。

4. 分辨率(resolution)

分辨率是输出系统所能区分的目标量的最小值。一个小于测量系统分辨率的目标量变化无法产生一个可区别于噪声的输出变化。分辨率的数值越小,则分辨率越高。分辨率与目标量具有相同的量纲。

5. 重现性(reproducibility)

重现性描述了当重复测量相同量时不同次测量的输出之间的接近程度。从数学角度来说,一个

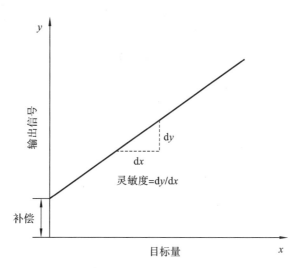

图 3.3 典型传感器的输入信号对输出信号的标准曲线

测量系统的重现性是对相同量的连续测量结果落入目标量的一个范围的概率。如果此概率的大小未指定,一般可认为是 95%。在此概率下,范围越小,重现性就越好。另一个类似的指标即重复性也表达了类似于重现性的概念,但重复性一般指短时间间隔内的重现性。

6. 测量范围(measurement range)

测量范围是测量系统在满足标称性能的条件下可以测量的目标量的总范围。因此测量范围取决于性能的需求如灵敏度、分辨率、重现性等。如果测量标准非常高,则测量范围会变窄。有时针对不同测量要求会有不同的测量范围。例如,温度计在分辨率为 0.1 ℃时的测量范围为 30~40 ℃,而分辨率为 0.5 ℃时的测量范围为 0~50 ℃。

7. 动态范围(dynamic range)

动态范围是测量范围对分辨率的比值。动态范围是一个无量纲量,有时可以分贝(dB)表示。在信号转换为数字量的情况下需要使用动态范围。

8. 线性(linearity)

线性描述了测量系统的输入-输出曲线与直线的接近程度。依据所考虑直线的不同,线性也可以有不同的定义。直线可由最小二乘拟合输入-输出曲线得出,也可由最小二乘拟合通过原点和(或)终点得出。当使用通过原点的拟合直线时,此线性可被称为零基线性度或比例性。

9. 非线性(nonlinearity)

非线性通常用来表示输入-输出曲线与直线的最大离差比的值。当输入-输出曲线与直线的离差具有显著性时,非线性值就大。当输入-输出曲线的线性高时,灵敏度可被视为一个定值;而非线性高时,灵敏度取决于输入的大小。大多数测量系统希望具有高线性,但只要能够完全掌握系统具有的输入-输出关系,即使是非线性也可以实现精确的测量。

10. 补偿(offset)

补偿是指当无信号输入时的输出信号值。

11. 响应时间(response time)

响应时间是指当输入信号改变时传感器的输出信号达到最终稳态值特定比例(如 95%)的时间。例如,当温度改变 10 ℃时,若温度传感器的响应时间为 5 s,则该传感器达到 9.5 ℃的改变值所消耗时间为 5 s。该值越小,说明传感器对输入量的改变的响应速度越快。

12. 漂移(drift)

漂移是指当目标量输入保持不变时,传感器输出的变化。漂移可通过一定时间内的多次校准测量来表征,并通过观测校准曲线斜率和输出信号截距的变化来测定。实际上,传感器的输入-输出关系有时会随时间发生变化或随某个能够改变输出信号的独立变量的变化而变化,这会导致零点漂移或灵敏度漂移的发生。如图 3.4 所示,可以通过保持传感器无目标量输入的情况下记录输出信号值来测定零点漂移。例如,压力传感器的输出信号可能不只取决于压力输入,也可能受到温度的影响。因此,即使在压力输入为 0 的情况下,温度的变化也能导致输出值的变化,即零点漂移。通过测定不同非零目标量输入时输出量的改变可以表征灵敏度漂移。例如,压力传感器在一定温度范围内进行重复测量可以得到输入-输出标准曲线的斜率随温度变化的情况,即灵敏度漂移。在实际工作中,了解传感器漂移状况有助于补偿和校正传感器读数。

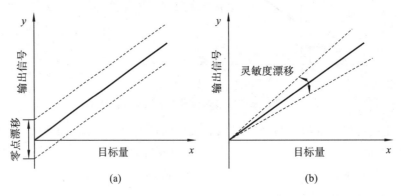

图 3.4　由零点漂移(a)和灵敏度漂移(b)带来的传感器输出变化

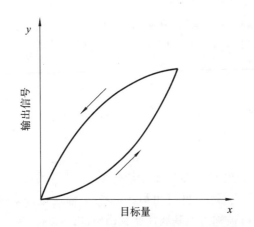

图 3.5　一个具有迟滞的传感器可能产生的随目标量改变方向的不同而具有不同响应输出特性

13. 迟滞 (hysteresis)

迟滞是一种由于传感器响应时间大于目标量输入速率而造成的不同大小目标量的传感器输出值相同的现象。如果一个测量系统有迟滞,那么输入-输出曲线就会受到连续输入值的方向和范围的影响(图 3.5)。迟滞可由多种原因造成,如机械耦合的齿隙、电化学电极表面的吸附和解吸附。一般来说,大的输入波动带来大的迟滞,因此为最小化迟滞,应当避免大的瞬间输入或超过正常信号范围的伪影。保证传感器的输入在正常测量范围内不仅能避免传感器件放置损伤,也能减少迟滞。

14. 动态表征 (dynamic characteristics)

动态表征描述了瞬时的传感器输入-输出关系,而静态表征描述了输入保持恒定或缓慢变化时的传感器输入-输出关系。动态表征一般用于目标量随时间变化的情况。目标量随时间变化的模式以波形表示,但只有在非常理想的动态表征情况下才能得到真实的波形。动态表征在传感器包含有部分控制系统时非常重要。较差的动态响应可能造成系统不稳定或振荡。最常见的影响测量系统的动态表征的因素是目标量改变对其中能量储存和释放元件的作用。例如,惰性因素如惯性质量、电容、电感等。如果机械部件和液体的移动造成显著的迟滞,那么同样也会影响系统的动态表征。

15. 线性系统 (linear system) 和非线性系统 (nonlinear system)

线性系统指一个系统对多个同时输入目标量的响应与对多个单次输入目标量的单次响应之和相同。而不满足此要求的系统则为非线性系统。在线性系统中,在测量范围内,动态表征的结果不受振幅的影响,因为大输入目标量可以被当作多个小输入目标量之和,因而响应的振幅等比例于输入的振幅。如果输入目标量波动不大,大部分测量系统可以被认为是线性的。非线性系统在一个小的测量范围内可以近似为一个线性系统。

3.1.3.3 绝对量的测量

通常,测量是为了获取目标量的物理或化学特性的绝对值,但有时也会得到目标量的相对值。除非测量系统自身已具有标准,否则绝对量的测量需要测量系统的校准。测量的准确度由测量值偏离真实值的误差量所评估。而误差可来自多种原因,如不完善的校准、噪声的干扰、不可靠的标准、错误的数据处理等。误差可根据其属性分类,可分为随机误差、系统误差、量化误差、动态误差等。

1. 标准(standard)和校准(calibration)

任何测量系统都能够通过系统内在标准或者可靠的标准设备进行校准。例如,水的冰点是 0 ℃,镓的熔点是 29.771 ℃,都可作为温度的内在标准。一个足够稳定的并正确校准的设备能够作为一个标准供其他设备的校准使用。例如,基于晶体振荡温度传感器的商用标准温度计能够以 0.01 ℃的离差测定绝对温度,可以满足大部分生物医学测量的需求。当所校准的测量系统是非线性的时,校准需要在测量范围内的多个点进行。但若测量系统是线性的,那么只需两点便足够用于校准。即使系统的整个测量范围存在轻微的非线性,只要目标量的变化限于一个窄的范围,并且此范围内该系统可被视为线性,那么在这个范围内应用两点校准也是足够的。当测量系统是线性的且灵敏度稳定但存在一定程度的漂移时,在两点校准的基础上最好再进行一点校准。如果测量系统是非线性的,但足够稳定并且输入-输出关系能够被一个简单的包含数个参数的方程近似描述,那么只要知道方程中的这些参数,便可进行校准。例如,如果输入-输出关系能够被一个带有 3 个参数的二次元方程很好地近似描述,那么拟合曲线就能用三点校准确定。这类拟合过程能够很容易地用计算机执行。

2. 精度(accuracy)和误差(error)

精度描述了测量值接近真实值的程度,而二者之间的差别就是误差。误差可能会随着目标量的大小而改变,特别是当目标量的测量范围较宽时。当目标量较小时,误差也较小,但目标量较大时,误差也较大。一般使用误差对真实值的比例即相对误差来作为衡量测量系统性能的指标。当测量系统充分校准后,误差会缩小至一个由重现性所决定的极限。有时,测量系统在短时间内的重现性可能变化不大,但长时间的漂移可能会导致精度变差。在这种情况下,精度能够通过再校准恢复至初始水平。通过重复校准,精度能够在长时间内保持在一定的范围内。

(1)随机误差(random error):随机误差是一种在重复测量过程中无法预测的误差。这种误差可能来自加于信号上的随机噪声和测量系统的短期波动。离差(deviation)的测量值在真实值两侧的分布具有相同的概率,且平均离差等于 0。因此,如果进行重复测量且目标量不变,那么测量值的平均值接近真实值。随机误差的统计学性质可通过对不变目标量的重复测量的测量值分布来决定。实际上,随机误差通常被认为符合正态分布。当误差是来自大量小的不相关误差时,这个假设可通过中心极限定理进行验证。对于正态分布,n 次测量的标准差(standard deviation)会随着 n 值平方根的增大而减小。因而,重复测量是一种减小随机误差的有效方式。

(2)系统误差(systematic error):系统误差是在对同一目标量的重复测量中出现的相同偏差(bias)。系统误差由多种不同原因造成,例如信号中非常低频的噪声、测量系统的漂移、不充分的校准等。当两个不同的测量系统测量同一目标量时,这两个系统的测量平均值的差别即表明了系统误差的存在。系统误差无法通过重复测量和平均消除,同样也很难鉴别系统误差的所有原因。一种可行的减小系统误差的方法是在所需测量范围内和测量条件下再校准测量系统。只要在合适的时间间隔内重复进行再校准,即使测量系统存在一定程度的漂移,其系统误差也能被显著压制。有时可以采用两个相同的测量系统分别测量目标量和标准量,如果这两个测量系统的系统误差相同,那么系统误差可以通过计算目标量与标准量之差完全消除。

(3)量化误差(quantization error):量化误差是一种在模拟量转换为数字量的过程中引起的误

差。该误差等于初始模拟值和转换后的数字值之间的差别。当模拟量被转换为数字量时,最低有效位上会出现模糊。由此产生的误差部分的大小取决于测量值的水平。如果测量值保持在较高水平,则最低有效位上的模糊可以被忽略,量化误差不显著。若测量值接近最低有效位,即使采用高精度模数转换器,量化误差依然会很大。为了减小量化误差,调节输入水平至合适的模数转换器输入区间是非常重要的。

(4) 动态误差(dynamic error):动态误差产生于测量系统在动态表征中的缺陷。当测量系统的输出无法跟上快速改变的目标量时会发生动态误差。此时,输出值与目标值之间的差别就是动态误差。当存在动态误差时,测量系统即时的输出无法反映同一时刻的输入,只能反映之前的输入。

3.2 生物电位测量

生物的器官、组织、细胞在正常生理活动中存在电位的变化。而这些变化可以使用各种类型的电极来进行测量。这些电极的功能是将生物体内离子产生的电位与电子设备进行耦合。这些电极按照与测量对象的相对位置可以分为非侵入式(例如贴在皮肤表面)和侵入式(例如插入脑皮层)两种。

生物电位测量必须采用高性能的电极以减轻运动伪影并确保测量信号的准确和稳定。由于体液对金属具有腐蚀性,因而并非所有金属都可用于生物电位测量。此外,还必须考虑金属对生物组织可能存在的毒性。对于需要植入的电极,我们一般使用相对稳定的金属材料,例如不锈钢、金、铂、铂-钨、铂-铱、氮化钛、氧化铱等。这些材料不会与体液中的电解质发生化学反应,因而降低了组织毒性。而体外电极较少考虑生物相容性,因而可采用非贵金属材料制作,但还需考虑较大的皮肤表面阻抗和不稳定的生物电位的问题。此外,在设计和选择生物电位电极时还需要考虑成本、保存期、机械性能等因素。

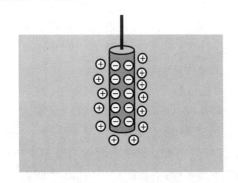

图 3.6 金属电极/电解质界面电荷分布

3.2.1 金属电极/电解质界面

当金属电极被置于电解质溶液中时,金属电极表面会产生一个电荷分布,如图 3.6 所示。这个局域电荷分布产生的电位称为半电池电势,来自金属电极与电解质溶液的界面。

几种常见金属电极的半电池电势如表 3.1 所示。注意:由于单个电极的电势无法确定,故规定任何温度下标准状态的氢电极的电势为 0,基于标准氢电极的电势确定各种电极的半电池电势。

表 3.1 几种常见金属电极的半电池电势

半电池反应	半电池电势/V
$Al \rightarrow Al^{3+} + 3e^-$	-1.706
$Zn \rightarrow Zn^{2+} + 2e^-$	-0.763
$Fe \rightarrow Fe^{2+} + 2e^-$	-0.409
$H_2 \rightarrow 2H^+ + 2e^-$	0
$Ag \rightarrow Ag^+ + e^-$	0.799
$Au \rightarrow Au^{3+} + 3e^-$	1.420

一般而言,生物电位测量会使用两个相同金属材料的电极。因此这两个电极的半电池电势相等。例如,两个同样的生物电位电极可以贴在胸部测量心脏的电位。理想状态下,假设两个皮肤/电极界面在电学上性质相同,连在这两个电极上的差分放大器放大心电信号,而两个半电池电势会被抵消。而实际上,电极或皮肤接触电阻的差异会造成显著的直流偏置电压从而在两电极间产生电流。这个电流会在体内产生电压降。这个偏置电压会加入放大器的输出信号,并可能导致记录到的生物电位不稳定或基线漂移。

3.2.2 心电电极

图 3.7 展示了两种用于测量心电的生物电位电极的结构。测量心电的生物电位电极一般是银/氯化银(Ag/AgCl)电极,由电化学沉积非常薄的氯化银在银电极表面所构成。这些电极埋在浸有电解质溶液的海绵或导电凝胶中,以与皮肤形成良好的接触。浸有电解质溶液的海绵或导电凝胶可以减轻运动伪影,例如在皮肤相对于 Ag/AgCl 电极产生相对移动的情况下,否则这种运动伪影会对生物电位信号产生巨大干扰,极端情况下会严重影响测量结果。

扫码看彩图

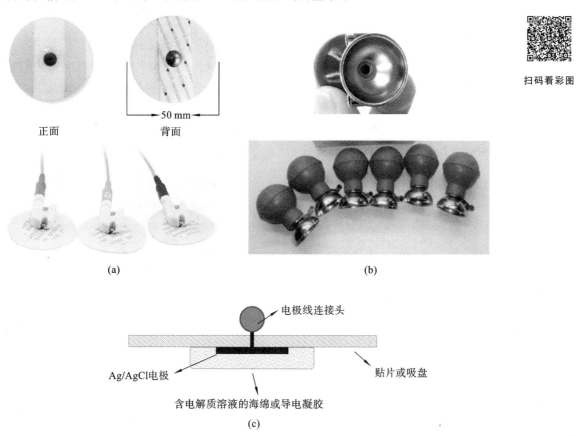

图 3.7 用于测量心电的生物电位电极的结构

(a) 一次性心电电极贴片;(b) 通用心电电极吸球;(c) 心电电极常规结构

3.2.3 肌电电极

有多种不同类型的生物电位电极可以用来测量来自身体不同肌肉组织的肌电信号。肌电信号的形状与大小取决于这类电极的电学性质和采样位置。对于非侵入式测量,一般需要用乙醇清洁皮肤或者用少量电解质贴以减小皮肤-电极界面阻抗并提高信号采集质量。最常用于表面肌电和神经传导研究的电极是直径约 1 cm 的银或铂圆盘电极。如果要直接记录来自神经和肌纤维的电信号,可以使用皮下针状电极,如图 3.8 所示。最常见的针状电极类型是同心双极电极,这种电极由包裹在套管或皮下针头中的细金属丝制成。两根金属丝分别作为工作电极和参比电极。另一种类型的皮下针状肌电电极是单极电极,这种电极由包裹在特氟龙涂层中的细金属丝制成,并在末端露出 300 μm。不同于双极电极,这类电极需要额外的参比电极以构成闭合回路。该参比电极通常放置于工作电极的邻近区域或贴于皮肤表面。

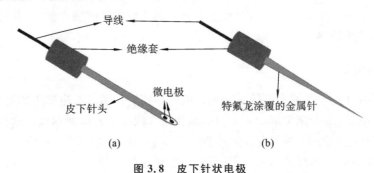

图 3.8　皮下针状电极

（a）皮下双极电极；（b）皮下单极电极

3.2.4　脑电电极

常见的用于记录脑电信号的电极是杯状电极和皮下针状电极。如图 3.9 所示,杯状电极由直径为 5～10 mm 的铂或锡圆盘制成。杯状电极填充有导电电解质凝胶并能够用胶带贴在头皮上。由于头发和皮肤油脂会影响电极的接触,因而头皮上的电位测量比较困难。因此,医生有时会采用皮下脑电电极替代皮肤电极。此类电极一般由长 10 mm、直径 0.5 mm 的铂或不锈钢针状电极构成并放置于皮下以获取更好的电极接触。

扫码看彩图

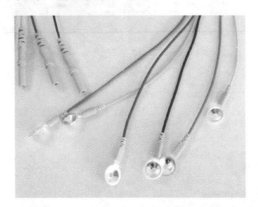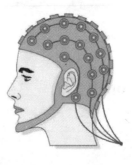

图 3.9　杯状脑电电极及佩戴方式

3.2.5　微电极

微电极是一类能够插入单个细胞中的具有极小锥形尖端的生物电极。这类电极可测量单个细胞的动作电位或细胞膜上单个离子通道的电流并常用于神经生理学研究。这类电极的尖端尺寸必须足够小以避免损伤细胞,同时又必须足够结实以刺破细胞膜。图 3.10 所示为两种常见微电极,即玻璃毛细管微电极和金属微电极。

玻璃毛细管微电极制作方法:将直径为 1 mm 的中空玻璃毛细管在中部加热软化后快速向两侧拉伸,便可制备出两根几乎同样的、尖端直径为 0.01～10 μm 的玻璃毛细管,再从基端灌入 KCl 溶液,Ag/AgCl 丝同样从基端插入管内的 KCl 溶液中作为工作电极或参比电极。当玻璃毛细管微电极的尖端放置于电解质溶液如细胞的细胞质基质中时,其会与另一放置于背景溶液中的参比电极形成闭合回路。金属微电极可用小直径的贵金属丝如钨丝、铂丝或不锈钢丝通过电化学蚀刻制成,并

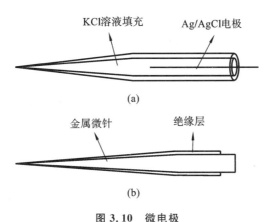

图 3.10 微电极

(a) 玻璃毛细管微电极;(b) 金属微电极

且非尖端部分会包覆于绝缘层中。此外,利用集成电路工业中的机械微加工系统,可以批量制备微电极或微电极阵列用于在体检测。

3.3 物理指标测量

3.3.1 位移传感器

位移传感器通常用于测量物体或介质空间距离上的物理变化,从而得到长度、厚度、压力等参数。这些参数的变化可被用来量化或诊断生理功能的异常。位移传感器包含多种类型,例如测量血压的感应式位移传感器,测量血流的电磁流量传感器,测量位置线性或角度变化的电压式传感器,以及其他的弹性、应变、电容相关传感器等。

3.3.1.1 感应式位移传感器

感应式位移传感器基于线圈的电感 L,表示为

$$L = \mu n^2 l A$$

其中,μ 是线圈内磁敏感介质的磁导率,单位为 H/m;n 是单位长度线圈匝数;l 为线圈长度,单位为 m;A 是线圈的横截面积,单位为 m^2。

这种类型的传感器通过改变单一线圈的自感或两个及两个以上固定线圈的互感,由线圈中的铁磁芯或铁芯的位移来测量位移。一种广泛使用的感应式位移传感器是线性位移差分变压器,如图 3.11(a)所示。该装置由一个初级线圈 P 和两个次级线圈 S 组成的互感电感式传感器组成,并反向串联以获取更宽的线性区间。线圈之间的互感耦合会被高磁导率芯的位移所改变。初级线圈通过交流电被激励。当芯位于两个次级线圈的对称中心位置时,初级线圈会在次级线圈中产生交变磁场,从而在两个次级线圈中分别产生大小相同但极性相反的电压。因此,一个次级线圈产生的正压会抵消另一个次级线圈产生的负压,导致净电压输出为 0。当磁核向一个次级线圈偏移时,该次级线圈中的感应电压会随磁核的位移成比例增大,而同时另一个次级线圈中的感应电压会成比例减小,这样产生了一个电压-位移关系图,如图 3.11(b)所示。由于两个次级线圈中的电压没有相位信息,因此还需要另外加入相位敏感电路以同时检测磁核位置与位移方向。

3.3.1.2 电磁流量传感器

裸露剥离的血管中的血流可以用电磁流量传感器进行测量。在科研中,这种传感器可用来测量心脏附近的主血管如主动脉的血流。

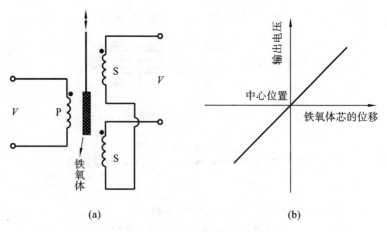

图 3.11 感应式位移传感器

(a) 一种常见的感应式位移传感器的电路示意图；(b) 感应式位移传感器的输出电压与铁氧体芯位移之间的关系曲线

假设血管内直径为 d，其中血液匀速运动，其速度为 v。如果血管被置于一个垂直于血流方向的磁通量为 B 的均匀磁场中，血液中带负电荷的阴离子和带正电荷的阳离子会受到力 F 的作用，可表示为

$$F = Bqv$$

其中，q 是基本电荷，$q = 1.6 \times 10^{-19} \text{C}$。这些带电颗粒会反向偏转并随力 F 的作用方向沿血管直径方向移动。由于血液中带正、负电荷粒子在空间上的分离会产生电场 E，因而对电荷产生另一个力 F_0，可表示为

$$F_0 = Eq = \frac{Uq}{d}$$

其中，E 为带正、负电荷粒子的反向位移所产生的电场，U 是血管直径距离上的电压。平衡状态下，这两个力大小相同，方向相反，因而，U 可表示为

$$U = Bdv$$

因此，忽略血流流速在血管横截面不同位置的差异，可计算出血流量 Q 为

$$Q = \frac{V}{t} = \frac{vSt}{t} = vS$$

其中，t 为时间，S 为血管横截面积。

$$v = \frac{U}{Bd}$$

$$S = \frac{\pi d^2}{4}$$

可得

$$Q = \frac{\pi dU}{4B}$$

实际上，这个装置包含能够紧贴在血管上的夹子状的探针，如图 3.12 所示。探针包含能够产生横切血流方向的磁场的线圈。线圈通常被交流电所激励。一对非常小的生物电位电极贴在血管壁的对侧，用来测量电压。血流引起的电压与激励电压具有同样的频率。采用交流电而非直流电有助于消除电极与血管壁之间的接触差异所造成的电压偏移。

3.3.1.3 电压式传感器

电压式传感器是一种通过沿电阻元件表面进行滑动接触将线性位移或角度位移转换为输出电压变化的电阻型传感器。图 3.13 所示为线性和角度位移电压式传感器。电阻上加载电压 V_i。在滑

NOTE

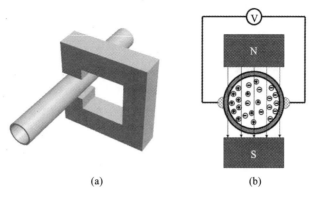

(a)   (b)

图 3.12　电磁血流传感器

（a）电磁血流传感器的测量示意图；（b）血液中带正、负电荷粒子受磁场影响的血管截面分布示意图（假设血流向纸面内流动）

动触点与电阻的一极之间的电压 $V_{\circ}$ 正比于滑动触点的位移。

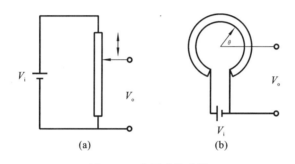

(a)   (b)

图 3.13　电压式传感器

（a）线性位移传感器；（b）角度位移传感器

3.3.1.4　弹性电阻传感器

　　某些临床情况需要测量腿部外周静脉血被血压压脉带暂时阻断时，腿的外周体积的改变。这种体积测量方法称为体积描记法，能够显示腿部是否存在大静脉血栓。测量方法是环绕腿部包裹弹性电阻传感器并测量传感器电阻随时间的变化率。这个变化能够反映腿部血容量的相对变化。如果存在血栓，则在撤销静脉血阻断后，储存于腿部的血液需要更多的时间流出。类似的传感器也可通过围绕胸腔检测患者的呼吸模式。

　　弹性电阻传感器由充满导电材料的弹性管所组成，如图 3.14 所示。弹性管中导电材料的电阻可表示为

装有导电材料的弹性管

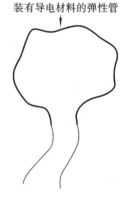

图 3.14　弹性电阻传感器

$$R = \rho \frac{l}{A}$$

其中，ρ 是导电材料的电阻率，单位是 $\Omega \cdot \mathrm{m}$；l 是电阻传感器的长度；A 是电阻传感器的横截面积。

　　当测量长度变为 l' 时，电阻为 R'，横截面积为 A'，同样满足关系式：

$$R' = \rho \frac{l'}{A'}$$

且有

$$l'A' = lA$$

因此可得到等式

$$\frac{R'}{R} = \frac{l'^2}{l^2}$$

NOTE

因而电阻随时间的变化率可表示为

$$\frac{\Delta R}{\Delta t}=\frac{R'-R}{\Delta t}=\frac{l'^2-l^2}{\Delta t\,l^2}R$$

3.3.1.5　电阻应变位移传感器

电阻应变位移传感器是一种通过测量材料电阻变化反映目标物在外加力的作用下轴向长度改变的位移传感器。这类传感器会产生正比于目标物长度改变程度的电阻变化。导体材料的电阻-应变效应的轴向应变 ε 可表示为

$$\varepsilon=\frac{\Delta l}{l}$$

其中，Δl 为长度改变量，l 为目标物的初始长度。

为了理解电阻应变位移传感器的工作原理，我们可以假设一个完美的线形导体，其长度为 l、横截面积为 A、电阻率为 ρ。未被拉伸的导体电阻可表示为

$$R=\rho\,\frac{l}{A}$$

现在假设线形导体在其弹性形变范围内被拉伸了长度 Δl，继而其长度变为 $(l+\Delta l)$。因为被拉伸的线形导体的体积保持不变，其长度的增加会导致横截面积的减小，按体积不变可表示为

$$lA=(l+\Delta l)\times A'$$

$$A'=\frac{lA}{l+\Delta l}$$

拉伸后的线形导体电阻可表示为

$$R'=\rho\,\frac{l+\Delta l}{A'}$$

被拉伸的线形导体电阻的增加量为

$$\Delta R=R'-R=\rho\,\frac{l+\Delta l}{A'}-\rho\,\frac{1}{A}=\rho\,\frac{(l+\Delta l)^2}{lA}-\rho\,\frac{l^2}{lA}=\rho\,\frac{2l\Delta l+\Delta l^2}{lA}$$

若 $\Delta l\ll l$，上式可简写为

$$\Delta R=\rho\,\frac{2\Delta l}{A}=\frac{2\Delta l}{l}R$$

因此，反映电阻应变位移传感器性能特性的灵敏系数 K 可表示为

$$K=\frac{\Delta R/R}{\Delta l/l}=\frac{\Delta R/R}{\varepsilon}$$

灵敏系数表明了给定长度的电阻应变位移传感器对于其电阻改变的灵敏度。灵敏系数会随着温度以及材料类型发生改变。因此，选择具有高灵敏系数和低温度系数的材料非常重要。对于普通的康铜金属丝应变传感器，其灵敏系数近似等于 2。硅半导体电阻应变位移传感器的灵敏系数比金属电阻应变位移传感器高 $70\sim100$ 倍。

电阻应变位移传感器一般有两种结构类型：结合型和非结合型。结合型由折叠排列并包埋在半柔性材料中的细丝制成，如图 3.15(a)所示。非结合型由多根放置于固定和移动刚性框架之间的电阻丝构成。当引起变形的力作用于结构上时，两根电阻丝被拉长，另外两根则等比例缩短，如图 3.15(b)所示。这种结构可被应用于测量血压，外周血管中的血液通过灌有缓冲液的导管与带有柔性隔膜的容器偶联，血压的变化会通过隔膜的形变对移动框架产生力的作用并使其位移，从而导致电阻的变化。

3.3.1.6　电容位移传感器

两块具有相同截面积 A 的相距为 d 的平行板之间的电容可表示为

$$C=\varepsilon_0\varepsilon_r\frac{A}{d}$$

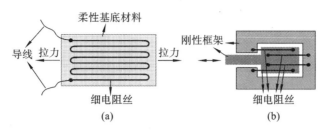

图 3.15　电阻应变位移传感器
(a) 结合型电阻应变位移传感器；(b) 非结合型电阻应变位移传感器

其中，ε_0 为真空中介电常数（8.85×10^{-12} F/m），ε_r 为两块平行板之间的绝缘材料的相对介电常数。

　　电容位移传感器主要是通过位移导致的平行板间距离 d 的改变来实现测量，可用来测量力、压强、加速度等，如图 3.16(a) 所示。也可以在两块平行板之间放置第三块板组成差分电容位移传感器，外侧两块板为固定板，而中间板可在两板之间自由移动，从而形成了两个可变大小电容，这种移动导致一个电容变大的同时另一个电容变小，因而这种双电容的结构可以提高灵敏度，其结构如图 3.16(b) 所示。电容位移传感器可以很方便地通过集成电路工业中的机械微加工技术大规模生产。电容位移传感器可被放置于床垫中用来测量呼吸或运动过程。电容位移传感器的移动板可贴在与液体或气体接触的薄膜上作为压力传感器。

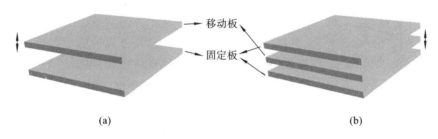

图 3.16　电容位移传感器
(a) 单电容位移传感器；(b) 差分电容位移传感器

3.3.1.7　超声波传感器

　　压电材料是受到压力作用时会在两端面间出现电压的晶体材料（正压电效应），反之施加电场于压电材料时，也可产生机械形变（逆压电效应），如图 3.17 所示。因此压电材料的这种机电耦合能力使其在工程领域得到了广泛的应用。例如超声波（20 kHz 以上的高频声波）可通过施加高频交流电在基于压电材料的超声波发生器上产生。反之，压电材料制成的传感器也可用来检测超声波的强度和频率。医学上常用基于压电材料的超声波设备检测血流或体内软组织结构成像。

　　当一个非对称晶格被外加力 F 所扭曲时，其内部的正、负电荷会发生重排。这会导致晶体的对侧分别产生表面电荷 Q。该电荷与所加力的大小成正比，可表示为

$$Q=kF$$

其中，k 是材料特异性系数。

　　假设压电晶体行为类似于平行板电容器，则晶体两侧的电压 V 可表示为

$$V=\frac{Q}{C}$$

其中，C 是晶体的等效电容。

　　由于晶体具有泄漏电阻，任何表面静电荷最终都会消散。因此，这类基于压电材料的传感器不适合测量静态力或低频力。它们一般会被用于超声脉冲传感器或机械振动发生器。在生物医学中，压电式传感器一般用于测量目标物的厚度或非侵入式血压监测。例如，一个超声波传感器和一个超声波发生器被分别置于目标组织两侧，声波脉冲到达超声波传感器所用的时间 t 可以通过超声波发

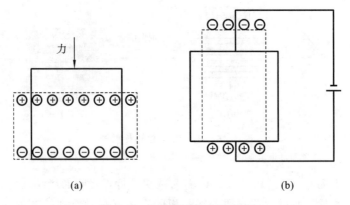

图 3.17　压电材料的压电效应

(a) 正压电效应；(b) 逆压电效应(为了更好地展示差别，图中压电材料形变程度有较大夸张)

生器发生时刻与传感器的检测时刻之差得到。假设声波在软组织中的传播速度 v 已知(通常为 1500 m/s)，则组织厚度 d 可表示为

$$d = vt$$

3.3.2　气流传感器

Fleish 流量计是较为常用的压差式流量计，如图 3.18 所示。此流量计的中间固定有毛细管网，当气流通过该网时受阻而流速下降，从而使网两侧产生气压差，压差式传感器则与毛细管网并联，从而测出网两侧的气压差。压差式传感器的信号强度与气流速度成正比。此外，毛细管网上还有一个小加热装置，可防止水蒸气在上面凝结。Fleish 流量计可用来监测行机械辅助呼吸患者的气量、气流、呼吸频率。

扫码看彩图

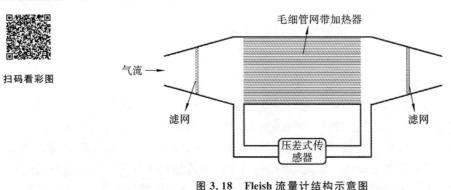

图 3.18　Fleish 流量计结构示意图

3.3.3　温度传感器

体温是人体重要的生理参数之一，也是评估患者健康状况的 4 种基础指标之一。健康人的身体核心体温严格稳定在(37.0±0.5) ℃。体温的升高是疾病或感染的迹象，而皮肤温度的显著降低则可能是休克的临床征兆。因此温度传感器广泛应用于生物医学领域。医用温度探针一般需保持较小的尺寸和较高的质量以保证对温度变化的快速响应，并且会包覆一层极薄的一次性无菌塑料膜以防止患者间的交叉感染。温度传感器中应用较多的包括热敏电阻、热电阻(如铂、铜电阻温度计)和热电偶。

3.3.3.1　热敏电阻

热敏电阻是由电阻会随温度改变的半导体材料制备的温度传感器，一般采用金属氧化物如钴、锰、镍等的氧化物高温烧结而成。其类型按照电阻随温度变化的特点可分为正温度系数热敏电阻

NOTE

(PTC,温度越高电阻越大)和负温度系数热敏电阻(NTC,温度越高电阻越小)。商品化的热敏电阻可以有多种形状和尺寸,如图 3.19 所示。

NTC 的电阻-温度关系可近似表示为

$$R_T = R_0 \exp\left[B_\mathrm{N}\left(\frac{1}{T} - \frac{1}{T_0}\right)\right]$$

其中,R_T、R_0 分别是温度为 T、T_0 时的电阻,B_N 是 NTC 的材料常数。

PTC 的电阻-温度关系可近似表示为

$$R_T = R_0 \exp\left[B_\mathrm{P}(T - T_0)\right]$$

其中,R_T、R_0 分别是温度为 T、T_0 时的电阻,B_P 是 PTC 的材料常数。

热敏电阻的电阻-温度特性曲线如图 3.20 所示。

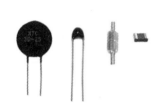

图 3.19　常见的热敏电阻(并非真实比例)

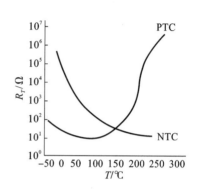

图 3.20　热敏电阻的电阻-温度特性曲线

3.3.3.2　热电偶

热电偶是由两种不同的金属材料组成的温度传感器(图 3.21),当一种金属材料的两端分别与另一种金属材料构成的两个结点处于不同温度时,会产生一个电动势。电动势的大小取决于两个结点的温度差和金属材料的性质。这意味着热电偶只能测量两点间的温度差,而不能直接测量绝对温度。为了得到测量环境的绝对温度,参考结点的温度必须额外设定,并代入绝对温度的计

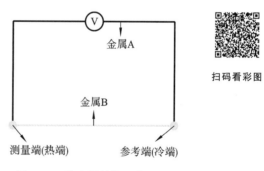

扫码看彩图

图 3.21　热电偶结构示意图

算中。原则上来说,一个结点必须保持在恒定的参考温度中,例如参考结点置于 0 ℃ 的冰水混合物中,同时另一个结点用来测量未知环境温度。在实际应用中,可以采用特殊的集成电路运行冷结点补偿。热电偶构成的闭合回路中的电压在一定温度范围内正比于两个结点之间的温度差。

热电偶的尺寸小、响应迅速、结构稳定,使其非常适合在体应用。它们可以通过皮下注射针头或导管插入体内。

热电偶产生的电势由接触电势和温差电势所组成。

接触电势是指在两种金属的结点处,由于电子扩散的差异而产生的电势差,表示为

$$e_\mathrm{AB}(T) = \frac{\kappa T}{e}\ln\frac{N_\mathrm{A}}{N_\mathrm{B}}$$

其中,$e_\mathrm{AB}(T)$ 为金属 A、B 结点处的接触电势,κ 为玻尔兹曼常数,T 为结点温度,e 为单位电荷,N_A 为金属 A 在温度为 T 时的电子密度,N_B 为金属 B 在温度为 T 时的电子密度。

温差电势是指同一金属的两端温度不同而产生的电势差,表示为

$$e_\mathrm{A}(T, T_0) = \int_{T_0}^{T} \sigma_\mathrm{A} \mathrm{d}T$$

其中，$e_A(T,T_0)$为金属 A 两端温度分别为 T、T_0 时的温差电势，T 为测量端温度，T_0 为参考端温度，σ_A 为汤姆逊系数，表示金属 A 两端的温度差为 1 ℃时产生的温差电势。

因此，回路中热电偶的总电势为

$$E_{AB}(T,T_0)=e_{AB}(T)-e_{AB}(T_0)+e_A(T,T_0)-e_B(T,T_0)$$

而实际情况中，在热电偶电势中起主要作用的是接触电势，温差电势的贡献只占极小部分，可以忽略不计。

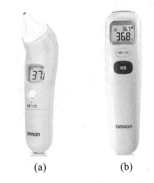

图 3.22 耳温枪(a)与额温计(b)

3.3.3.3 耳道温度计(耳温枪)和额温计

非接触式温度计是利用物理的电磁波辐射与温度相关的原理而构建的测温系统，任何物体只要其温度高于绝对零度就会发射出红外线，在红外线传感器工作波长范围内积分所得出的目标辐射率的大小与目标温度间存在着固定的对应关系，用红外线传感器测出目标的热辐射功率就能得出目标的表面温度。此外，测温头一般带有一次性保护套以防止患者的交叉感染。另一种可以在头部获取体温的方式是测量颞动脉温度，颞动脉位于太阳穴附近皮下 1 mm 的浅表处，假设热损失为 0，颞动脉区域的皮肤和等同于核心体温的主动脉的动脉血温度相同，因此可用颞动脉温度代表体温。颞动脉温度也可通过类似耳膜温度计的红外额温计所测量。图 3.22 所示为常见的耳温枪和额温计。

3.4 血液气体传感器

人体血液中溶解有 O_2 和 CO_2 气体，在正常情况下，这些气体的浓度必须处于一定范围内才能保证人体生理活动的正常进行。因此，临床上常常需要对患者的血液气体水平进行监测，例如手术室和加护病房的危重患者经常需要测量动脉血中气体水平，医生也可以根据这些气体水平调节机械辅助呼吸装置或用药量。因为检测血液气体浓度可以提供人体摄氧及排出二氧化碳和新陈代谢状态的信息。

传统上，动脉血气分析是从外周动脉抽取血液，再将血液样品送至临床实验室分析。但危重患者对快速检测的需求催生了连续非侵入式血液气体监测技术的发展。这使得医生可以及时获知患者的状况，同时得到治疗干预效果的即时反馈。用以测量动脉血 O_2 和 CO_2 的非侵入式传感器基于气体易于扩散透过皮肤的现象。扩散产生的原因是皮肤浅表层的血液与皮肤外层的气体存在分压差。基于此现象发展出两种类型的非侵入式经皮检测 p_{O_2} 和 p_{CO_2} 的电化学传感器。此外，基于血液会由于红细胞中结合血红蛋白的氧气量的不同而改变颜色的现象，也发展出几种测量血氧饱和度的光学方法。

3.4.1 氧气测量

测定血氧含量对评估患者循环系统和呼吸系统状况具有极为重要的意义。血液中氧气通过两种方式从肺运送至组织。在正常生理条件下，血液中氧气总量的 2% 通过血浆中的溶解氧进行运输，这部分氧气浓度正比于血液 p_{O_2}，而其余 98% 则是与红细胞内的血红蛋白形成氧合血红蛋白进行运输。因此，针对这两种氧气运输方式，存在两种测量血氧含量的方法：采用电化学溶解氧传感器测量血浆溶解氧；采用光学血氧计测量血氧饱和度(血液中氧合血红蛋白的相对含量)。

电化学溶解氧传感器，也被称为克拉克电极，可用来测量样品气体或血液中的氧分压(溶解氧)。由于其测量基于两个电极之间施加电压后所产生的电流大小，因而可被归为电流式传感器。在施加

了 -0.6 V 电压的工作电极(通常为对氧化还原具有催化作用的铂电极)表面 O_2 会被还原为 OH^-,由于发生了电子转移,会产生一个可检测的电流。其反应式为

$$O_2 + 2H_2O + 4e^- \longrightarrow 4OH^-$$

在这个反应中,一个氧气分子得到 4 个电子,并与 2 个水分子生成 4 个氢氧根离子。而银/氯化银电极的阳极则发生如下反应

$$Ag + Cl^- \longrightarrow AgCl + e^-$$

在氧化反应中,银首先被氧化为银离子,其电子转移给阳极。银离子在阳极表面立刻与支持电解质溶液(通常为氯化钾溶液)中的氯离子形成氯化银沉淀。外部回路中阳极与阴极之间流经的电流大小正比于阴极表面被还原的氧气分子的数量。电极底部与外界环境接触的界面为特氟龙或聚丙烯半透膜,可让气体扩散入电极但溶液不会发生交换,如图 3.23 所示。因此,通过测量阳极与阴极之间的电流大小,就可得出溶液中的溶解氧浓度。

在电化学溶解氧传感器的基础上对结构进行一些修改,就可以用来测量经皮溶解氧。因此经皮溶解氧传感器也是标准的溶解氧传感器,工作时通过支架贴在皮肤表面。它测量的是从血液透过皮肤扩散至电极的氧气,其电极原理与之前的电化学溶解氧传感器相同(图 3.24)。但是,由于氧气从皮肤扩散的过程极为缓慢,因而电极的封装中整合了一个加热元件用以引起血管的适度扩张从而增加皮肤毛细血管的局部血流量。通过提高局部皮肤温度至不超过 44 ℃,经皮溶解氧传感器的测量值可以接近动脉血氧浓度。这种电极多用于监测加护病房中的新生婴儿。而成人患者的皮肤变厚,其气体扩散性质发生了显著的改变,因此若用于成人可能导致巨大的误差。

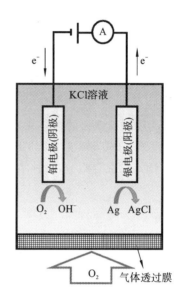

图 3.23　电化学溶解氧传感器(克拉克电极)的结构示意图

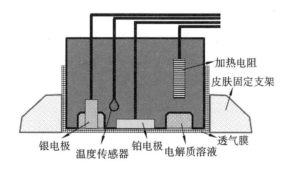

图 3.24　经皮溶解氧传感器的结构切面示意图

另一种血氧测量方法是测量血氧饱和度(SO_2),即体外或体内测量动脉血(SaO_2)或混合静脉血(SvO_2)中被红细胞中血红蛋白所结合的氧气。血氧饱和度测量方法基于血液中脱氧血红蛋白与氧合血红蛋白的不同浓度所产生的光吸收特性,因为脱氧血红蛋白呈蓝紫色,而氧合血红蛋白呈鲜红色。图 3.25 所示为脱氧血红蛋白(Hb)和氧合血红蛋白(HbO_2)在部分可见光区和近红外区血液的消光系数曲线。因此光学测量采用两个特定波长光源,即红光波长 λ_1(660 nm,Hb 吸收较强)和近红外光波长 λ_2(940 nm,HbO_2 吸收较强)。

基于朗伯-比尔定律,透射光功率 P_t 与入射光功率 P_0 之间存在如下关系:

$$P_t = P_0 \times 10^{-abc}$$

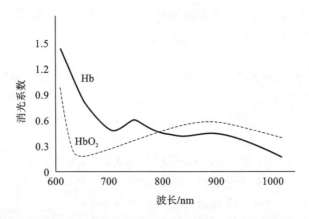

图 3.25　脱氧血红蛋白(Hb)和氧合血红蛋白(HbO₂)的消光系数曲线

其中,a 为随波长变化的常数,称为样品消光系数,b 为穿过样品的光路长度,c 为样品浓度。

假设 $\lambda_1 = 660$ nm、$\lambda_2 = 805$ nm,红细胞破裂释放出血红蛋白并与血浆均匀混合的溶血血样包含 Hb 和 HbO₂ 的混合组分,两种组分总的光吸收是可以加成的,可以得到计算血氧饱和度的简单数学关系:

$$SO_2 = A - B \times \left[\frac{OD(\lambda_1)}{OD(\lambda_2)} \right]$$

其中,A 和 B 分别为 Hb 和 HbO₂ 的特定吸收率;OD 为光密度,表示为 $\lg(1/T)$,其中 T 代表样品的透光率,表示为 P_t/P_0。SO_2 可定义为 $c_{HbO_2}/(c_{Hb} + c_{HbO_2})$。

体内、体外都可进行血氧饱和度检测。体外检测一般使用桌面式血氧仪,样品一般为外周动脉血。样品先放置于一个比色皿中,先进行溶血,释放出红细胞内血红蛋白,再用滤光片透过特定波长光源照射样品。体内检测可使用非侵入式脉冲血氧仪。测量动脉血的非侵入式光学传感器包含两个小的发光二极管,一个发射 660 nm 红光,另一个发射 940 nm 红外线,以及一个高灵敏度硅光电探测器。这些组件一般装置于可重复使用的弹簧夹中或者一次性胶带中,如图 3.26 所示。脉冲血氧仪内的电路交替开关两个发光二极管,光电探测器则同步测量相应发光二极管工作时产生的信号。发光二极管的发射光会被手指的不同部分所吸收,包括血管中脉动的动脉血、血管中残留的动脉血、静脉血以及其他无血组织,如表皮等,由于光学信号随时间的变化主要取决于脉动动脉血,而其他光吸收部分相对稳定,因而可通过一定算法扣除其他光吸收的影响以提高测量精度。这类传感器一般将指尖或耳垂夹在发光二极管与光电探测器之间。

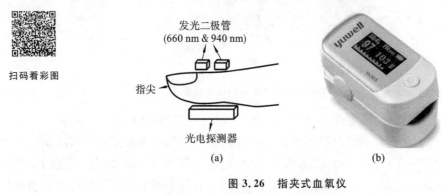

图 3.26　指夹式血氧仪

(a)原理示意图;(b)实物示意图

3.4.2　pH 电极

血液酸碱度也是一种极为重要的生理指标,因而血液 pH 检测是很多诊断流程中的基础环节。

正常血液的 pH 严格控制在 7.4 左右。通过测量血液 pH,可以了解肺部是否从身体排出了足够的 CO_2 气体,或肾脏调节酸碱平衡的能力。

pH 电极属于电化学传感器中的电压式传感器。这些传感器不需要极化电解池便可产生电压。pH 电极包含两个分离的电极,一个参比电极和一个指示电极,如图 3.27 所示。这两个电极一般由封装在玻璃管中并浸泡在氯化钾溶液中的银/氯化银丝组成。参比电极结构中还包括带有离子通透膜的装有电解质的玻璃盐桥,其作用为在测试溶液中保持参比电极的电势恒定。而指示电极则封装在末端可渗透氢离子的玻璃管中。参比电极也有可能与指示电极封装在同一玻璃管中。

两种溶液的边界存在一个与氢离子浓度成比例的电势,在 25 ℃时,可以表示为

$$V = -59 \times \lg[H^+] + C$$

其中,C 是常数。因为 pH 的定义为

$$pH = -\lg[H^+]$$

则 pH 指示电极的电势 V 与测试溶液的 pH 成正比,表示为

$$V = 59 \times pH + C$$

C 值通常在 pH 电极测定不同已知 pH 的标准缓冲溶液时进行补偿。

3.4.3 二氧化碳传感器

pH 电极也可用于测量血液或其他体液中的 CO_2 分压,如图 3.28 所示。测量是基于当 CO_2 溶于水时会形成弱解离的碳酸,并解离出氢离子和碳酸氢根离子,其反应为

$$CO_2 + H_2O \longleftrightarrow H_2CO_3 \longleftrightarrow H^+ + HCO_3^-$$

随着反应的进行,溶液的 pH 会发生变化。这个改变可以被 pH 电极所检测,并正比于 p_{CO_2} 的负对数。

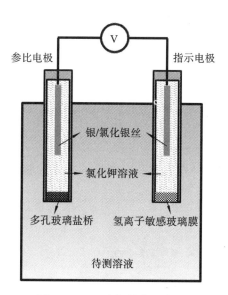

图 3.27 pH 电极结构示意图

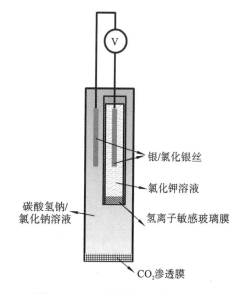

图 3.28 二氧化碳电极结构示意图

3.5 生物传感器

生物传感器是利用生物组分与物理化学检测元件组合在一起对被分析物进行检测的装置。其一般由固定化生物敏感材料识别元件(包括酶、抗体、抗原、微生物、细胞、组织、核酸等生物活性物

质)、理化换能器(如电极、光敏管、场效应管、压电晶体等)及信号放大装置构成。整合生物组分元件的目的是在包含多种成分的样品中实现高选择性的检测。通过使用高选择性元件,可以省略标准化学分析中常用的样品分离和纯化过程,从而易于实现原位和在体测量。生物传感器的应用范围不仅限于医学领域,还包括其他工业领域如发酵过程控制、环境监测等。以下主要介绍其在生物医学领域的应用。

3.5.1 电化学葡萄糖传感器

葡萄糖是人体细胞内代谢的主要能量来源,为各种器官、组织提供能量。血液中过高或过低的血糖浓度都会对人体产生短期或长期的不利影响,因此血糖浓度被神经系统和内分泌系统严格控制在一定范围以保持人体正常生理功能。但某些病理状况,特别是糖尿病,造成的糖代谢紊乱会对身体造成损伤。这种代谢紊乱来自胰岛素缺乏和高血糖症。因此对于糖尿病的诊断和控制需要密切监控血糖水平。电化学分析方法具有成本低、测量流程简单、易于小型化、灵敏度高等特点,加之全球数亿糖尿病患者对日常血糖监控的需求,使得电化学葡萄糖传感器成为到目前为止商品化最成功的生物传感器,其在当前整个生物传感器市场占据 85% 以上的份额。

由于葡萄糖氧化酶(glucose oxidase,GOx)对葡萄糖具有特异性的催化氧化能力,因而电化学葡萄糖传感器一般利用 GOx 作为识别元件固定于电极表面。GOx 催化葡萄糖被氧气氧化的反应为

$$葡萄糖 + O_2 \xrightarrow{GOx} 葡萄糖酸 + H_2O_2$$

该反应为氧化还原反应,产生了电子转移,因而可使用电化学传感器检测电子的转移从而得到葡萄糖浓度的定量信息。根据检测电子转移过程的策略的发展,可将电化学葡萄糖传感器分为三代。第一代电化学葡萄糖传感器基于上述催化反应过程中生成的电化学活性物质过氧化氢的检测,其反应如下:

$$H_2O_2 \longrightarrow O_2 + 2H^+ + 2e^-$$

第一代电化学葡萄糖传感器的典型代表为美国 YSI 公司生产的传感器,其结构中包含固定于内层抗干扰醋酸纤维素膜和外层扩散控制/生物相容性聚碳酸酯薄膜之间的 GOx,如图 3.29 所示。

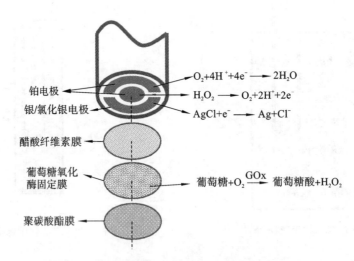

图 3.29 第一代电化学葡萄糖传感器结构示意图

在第一代电化学葡萄糖传感器的过氧化氢的电流测量中,加载于工作电极上的工作电位可能也会氧化血液中的其他内生还原性分子,如抗坏血酸、尿酸等。为了避免这些分子在电极表面反应而导致对测量结果的干扰,可采用选择性透过膜降低这类分子扩散至电极表面的可能性。根据待测物与干扰物的性质,可以选择不同类型的聚合物薄膜基于分子尺寸、电荷、极性等来屏蔽干扰物。例如

抗干扰醋酸纤维素膜。此外,也可以通过选择电极材料降低过氧化氢的氧化反应电位从而减低还原性干扰物质在电极上的反应性。由于该酶促反应中氧气作为电子受体,而血液中的氧气浓度会发生波动,且通常情况下血液溶解氧浓度比生理血糖浓度低一个数量级,从而影响了测量结果的准确性和限制了测量线性区间的上限。相应解决方案可使用扩散控制膜,如聚碳酸酯膜增大氧/葡萄糖的渗透性比等。

第二代电化学葡萄糖传感器为了解决第一代在测量过程中所存在的问题,采用了将反应过程中的溶解氧替换为人工电子受体分子(电子介质),将酶活性中心从葡萄糖分子中获取的电子通过电子介质直接转移至电极表面,从而克服了第一代测量方法中溶解氧以及过氧化氢产物在测量过程中存在的问题。由于 GOx 的催化活性中心黄素基团被包裹在蛋白质层中,因此产生了电子转移在空间上的屏障,电子很难直接从酶活性中心转移至电极表面,因此缩短 GOx 与电极表面的距离对实现电子转移是至关重要的。使用人工电子受体分子可以有效实现酶与电极表面的电子传递过程,如图 3.30 所示。

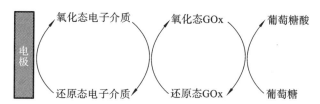

图 3.30 第二代电化学葡萄糖传感器电子转移过程示意图

其反应过程如下所示:

$$葡萄糖 + GOx_{(ox)} \longrightarrow 葡萄糖酸 + GOx_{(red)}$$
$$GOx_{(red)} + 2M_{(ox)} \longrightarrow GOx_{(ox)} + 2M_{(red)} + 2H^+$$
$$2M_{(red)} \longrightarrow 2M_{(ox)} + 2e^-$$

其中,$M_{(ox)}$ 和 $M_{(red)}$ 分别为电子介质的氧化态和还原态。

多种不同类型的分子都可以作为电子介质,如二茂铁衍生物、铁氰化物、导电有机盐、吩噻嗪、苯恶嗪、奎宁衍生物等。由于此氧化还原过程无需氧气参与电极反应,因而检测可不受氧分压变化的影响,并可以运行于低工作电位从而减小样品中其他电化学活性物质的干扰。目前商品化的主流自测血糖仪,都是基于第二代电化学葡萄糖传感器的原理,其使用的电子介质主要为铁氰化物或二茂铁衍生物。

第三代电化学葡萄糖传感器基于电极和 GOx 活性中心的直接电子传递,因而可以进一步提高检测效率,但目前还未有成熟产品问世。糖尿病患者对高频血糖监测的需求,促使公司及研究机构对各类新血糖监测方法的持续研究和发展。总体而言,无创和(或)长时间连续监测是未来血糖检测的重要发展方向。植入式葡萄糖传感器可提供实时连续的血糖监测,并可方便地使用无线终端或手机进行数据的读取,还可以在体外放置于视网膜、口腔、皮肤表面分别通过检测泪液、唾液、汗液中的葡萄糖浓度来反映血糖状况。这些传感器无须刺破血管,从而极大地降低了传统血糖检测过程中的不适。此外,为了降低血糖测量的成本,也出现了更适用于自动化大规模生产和应急状况的一次性血糖检测仪,此传感器中的线路、电极、电池、显示模块都采用打印的方式进行生产,并可实现多通道检测。

3.5.2 电化学乳酸传感器

乳酸是在大负荷运动的能量代谢过程中糖酵解的产物。而乳酸氧化酶(LOx)具有与 GOx 相同的活性中心黄素基团,因而 LOx 在催化乳酸氧化过程中的反应与 GOx 催化葡萄糖氧化过程的反应极为相似。

$$乳酸 + O_2 \xrightarrow{LOx} 丙酮酸酯 + H_2O_2$$

因此,电化学葡萄糖传感器所采用的技术与策略也可应用于电化学乳酸传感器,例如电子介质的使用等。

此外,类似于 GOx 与 LOx 催化反应的酶还有乙醇氧化酶、氨基酸氧化酶、胆固醇氧化酶、赖氨酸氧化酶、尿酸氧化酶、草酸氧化酶等。因此,基于相似电极反应过程的电化学传感器所用的设计和技术通常可以互相借鉴。

3.6 光学传感器

光学传感器在高灵敏度和高特异性生化分析中起着重要的作用。这类传感器的工作原理是基于生物或物理介质的光学性质变化。这种光学性质可来自生物样品的光密度、反射率、散射、荧光、偏振、折射率等物理参数。

3.6.1 光纤

光纤以极小的衰减且不会传导光源热量的方式传输光线,因此被用在生物医学各类微型传感器中。光纤尺寸小、柔软,不受电磁和无线电干扰,并可对光纤末端微环境的微小变化做出即时的响应。因此,光纤可以实现小血管或脑组织等在体测量。

光纤一般由两种同心的透明玻璃或透明塑料制成,如图 3.31 所示。中央部分为纤芯,外层为包层。

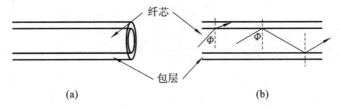

图 3.31 光纤

(a) 结构示意图;(b) 入射角 Φ 的大小会导致光线发生全反射或折射

光纤的纤芯和包层具有不同的折射率。折射率是光在真空中的速度相对于在特定材料中速度的比值。假设纤芯的材料折射率为 n_1,包层的材料折射率为 n_2,且 $n_1 > n_2$,Φ 为入射角,根据斯涅尔定律,则有

$$n_1 \times \sin\Phi_1 = n_2 \times \sin\Phi_2$$

因此,任何从低折射率介质进入高折射率介质的光会折向两种介质界面的法线。对于小入射角 Φ_1,光线进入纤芯并在纤芯与包层的界面向内折。对于大入射角 Φ_2,光线超过在纤芯与包层的界面折射回纤芯的最小角度后,光线会逃逸出纤芯进入包层。临界角 Φ_{cr} 满足如下关系:

$$\sin\Phi_{cr} = \frac{n_2}{n_1}$$

如果进入光纤的光打在纤芯和包层界面的角度大于临界角,则光可以发生全反射而在纤芯中传播。相反,如果小于临界角,则光线会漏出包层而消失,从而无法通过光纤传输。光沿着光纤传播时并不局限于纤芯区域。实际上,光会穿透至包层光疏介质一个非常短的几个波长的范围。这个效应产生了电磁场的激发,称为倏逝波。根据朗伯-比尔定律,倏逝波的强度随距离发生指数衰减。

3.6.2 光纤 p_{O_2} 传感器

光纤 p_{O_2} 传感器主要基于荧光猝灭原理。猝灭导致荧光发射光的强度减弱并与导致猝灭的分子

浓度相关。发生猝灭时,荧光基团要与猝灭剂接触。当光被分子吸收时,被吸收的能量以电子激发态分子的形式存在。这种能量可以分子热运动,或平均 10 ns 的光子的再激发,或转化为具有更长寿命的磷光激发态的方式散失。很多不同的物质可作为荧光猝灭剂,其中包括氧分子。

一个基于荧光猝灭原理的光纤 p_{O_2} 传感器包含可被 470 nm 蓝光激发出 515 nm 绿光,且发射强度取决于 p_{O_2} 的荧光染料。如果被激发的荧光染料碰到了氧分子,其吸收的光子能量可被传递至氧原子,从而导致荧光信号的衰减,且猝灭程度取决于氧气浓度。光信号可以通过测量的绿色荧光与蓝色激发光的强度比得到。绿光与蓝光的强度比可以被表述为 Stern-Volmer 方程:

$$\frac{I_0}{I} = 1 + K p_{O_2}$$

其中,I_0 和 I 分别代表无氧时和有氧时的荧光发射强度;K 是 Stern-Volmer 猝灭系数,与温度相关。这种方法在 0~150 mmHg(0~20 kPa)范围内可以 1 mmHg(0.13 kPa)的精度提供线性的 p_{O_2} 读数。此方程的斜率即为传感器的灵敏度。此传感器对低浓度氧气比较灵敏。

3.6.3　光纤 pH 传感器

光纤 pH 传感器基于将可逆变色染料作为指示剂放置于一对光纤的末端而成。例如,常用的指示剂酚红在酸性增加时吸收光谱会从绿色变为蓝色。染料可共价结合于亲水聚合物透水微球中以稳定其浓度。指示微球被封装在中空纤维管制成的氢离子透过膜内,在光纤末端组成了微型分光光度计。

酚红染料指示剂是一种有机弱酸,其共轭碱浓度与其总摩尔浓度之比取决于其解离常数 K_a 和溶液 pH,可表述为 Henderson-Hasselbalch 方程。

$$\text{pH} = \text{p}K_a + \lg \frac{[\text{A}^-]}{[\text{HA}]}$$

染料的两种状态具有不同的光学吸收谱。因此其解离状态是 pH 的函数,能够通过光学测量并计算出溶液 pH。在 pH 传感器中,绿光和红光从一根光纤的末端射出,通过微球中的染料再背散射入另一根光纤。绿光被指示剂吸收,但红光不被吸收从而作为光学参比。绿光与红光的比值与溶液 pH 存在关联。

另一种类似原理的指示剂是基于可逆的荧光而非光密度特性。一般采用蓝光或紫外光作为激发光激发荧光染料发射出更长波长的荧光。其原理是基于弱酸染料的碱性和酸性形式具有不同的激发波长,但具有相同的发射波长。染料被封装在对氢离子通透的样品池中。当染料被两束不同波长的激发光照射时,荧光发射强度的比例可被用来计算与封装染料接触的溶液 pH。

3.6.4　光纤 p_{CO_2} 传感器

p_{CO_2} 通常可通过测量光纤与样品之间通过半透膜隔离但 CO_2 可以透过并保持平衡的碳酸氢盐溶液的 pH 来测定。碳酸氢盐和 CO_2 如同碳酸组成了一个 pH 缓冲体系。依据 Henderson-Hasselbalch 方程,氢离子浓度与样品 p_{CO_2} 成比例。因而可通过 pH 电极或染料指示剂进行测量。

3.6.5　光纤压力传感器

压力也可以提供重要的诊断信息。例如,心脏、颅腔、肾脏、膀胱内的压力检测可以用来诊断难以通过医学成像或其他诊断方式确诊的异常生理状况。例如测量心脏、颅腔、子宫、膀胱内的压力动态变化有助于评估这些器官在收缩时的效率。

有数种微创传感器可用来测量压力,此类装置的最主要挑战是需要具有高灵敏度、高精确度、大动态响应范围并能够通过皮下注射针头或导管插入体内的小型化结构。光纤压力传感器的原理是基于光强调制。发光二极管发出的光被光纤传输至一个压力传感元件中的柔性镜面。镜子是隔开光纤末端与液体腔的可移动膜的一部分。静液压的改变会引起膜相对于光纤末端的相对位移,结果导致反射回光纤的光量的变化。反射光被光电探测器探测并转换成压力数据。Fiso Technologies利用 Fabry-Pérot 原理制造了基于干涉的在体光纤压力传感器,一个由微机械加工的硅隔膜制成的微型 Fabry-Pérot 腔被贴在光纤末端对侧的杯形玻璃基底作为压力传感元件。当外部压力施加于传感器时,薄膜的偏移会导致腔尺寸的改变从而转化为压力数据。由于具有极小的尺寸(直径 0.55 mm),该传感器可通过皮下注射针头植入,如图 3.32 所示。

扫码看彩图

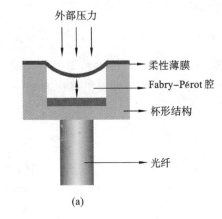
(a)

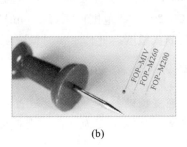
(b)

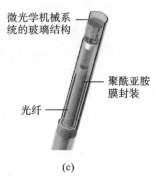
(c)

图 3.32 光纤压力传感器
(a) Fiso 在体光纤压力传感器原理示意图;(b) 三种规格传感器实物图;
(c) 传感器末端整体结构示意图

3.6.6 光纤温度传感器

Fiso Technologies 依据 Fabry-Pérot 原理利用光纤压力传感器制造了小型化的光纤温度传感器。这种传感器的 Fabry-Pérot 腔由两根光纤在玻璃毛细管中或透明半导体材料中组装而成。腔的尺寸由于玻璃毛细管与光纤之间的热膨胀系数的差异会随温度改变而改变。因为尺寸小(0.21~0.8 mm),热惯性几乎为 0,从而具有超快的温度响应。由于尺寸小,该传感器可被整合入微创医疗设备中实现直接原位测量。

3.6.7 光纤免疫荧光传感器

免疫传感器基于抗原与抗体的高特异性结合,一般由抗体或抗体片段构成生物识别元件。由于免疫反应是体内免疫系统识别对抗病原体的主要方式,因此该技术对于复杂的生物样品具有优越的特异性和灵敏度。

图 3.33 所示为光纤免疫荧光传感器。光纤的未包层部分的表面固定有抗体并置于流动样品溶液槽中以捕获抗原。随后样品溶液移除,换成带荧光标记的二抗溶液。当二抗结合于已被一抗固定的抗原上时,可激发出二抗所带荧光信号并进行测量。

扫码看彩图

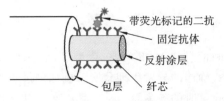

图 3.33 光纤免疫荧光传感器原理示意图

本章小结

　　本章首先对生物医学传感器的基本概念、分类方式和性能指标进行了较为详细的介绍。在掌握一定背景知识的基础上,对目前生物医学工程领域常见的传感器产品及其技术进行了分析和介绍。相信在完成本章学习后,学生对该领域的常见传感器产品及其技术能有较为全面的了解和认识。

思考题

　　1. 生物医学传感器的定义和基本构成是什么?

　　2. 测量系统一般表征所包含的指标及其含义是什么?

　　3. 常见的心电电极、肌电电极、脑电电极的共同点和区别有哪些?

　　4. 电磁流量传感器测量血管中血流的原理是什么?

　　5. 热敏电阻和热电偶的工作原理各是什么?

　　6. 电化学溶解氧传感器的工作原理和结构是什么?

　　7. 指夹式血氧仪的工作原理和结构是什么?

　　8. 电化学葡萄糖传感器的工作原理和结构是什么?

参 考 文 献

　　[1]　Enderle J D,Bronzino J D. Introduction to biomedical engineering[M]. 3rd. Amsterdam: Elsevier Academic Press,2012.

　　[2]　Togawa T,Tamura T,Öberg P. Biomedical sensors and instruments[M]. 2nd. New York:CRC Press,2011.

　　[3]　Lee H,Hong Y J,Baik S,et al. Enzyme-based glucose sensor:from invasive to wearable device[J]. Adv Healthc Mater,2018,7(8):e1701150.

　　[4]　Beni V,Nilsson D,Arven P,et al. Printed electrochemical instruments for biosensors[J]. ECS Transations,2015,66(37):1-13.

　　[5]　Rathee K,Dhull V,Dhull R,et al. Biosensors based on electrochemical lactate detection:a comprehensive review[J]. Biochem Biophys Rep,2016,5:35-54.

第4章 面向系统生物医学的
下一代测量技术

4.1 背 景

测量是科学的基础。现代科学起源于西方哲学,所谓分科之学,就是分门别类对自然界规律进行的探索和发现。科学探索发端于对现象的观察,并逐步过渡到对观测对象的精确测量,最终建立在精密的数学描述和逻辑推演之上。比如物理学,在大量天文学观测和实际测量的基础上建立了经典牛顿力学方程($F=ma$)和爱因斯坦相对论质能方程($E=mc^2$);生命科学的发展也经历了同样的路径,从宏观上的描述如达尔文关于物种起源的进化理论,到现代微观层面分子水平的测量如 DNA 双螺旋结构的测定。而生命科学史上最宏大的一次测量无疑是人类基因组计划(human genome project,HGP),对人的全基因组 30 亿对碱基序列进行测量。

1990 年开始,由美国发起并主导,包括中国在内的全球多个国家共同参与的人类基因组计划正式启动,这项号称"人体阿波罗计划"的人类基因组计划历经十余年,最终在 21 世纪初正式宣告完成。人类基因组计划的成功实施,是继 1953 年 Watson 和 Crick 发现 DNA 双螺旋结构以来生命科学最重要、具有里程碑意义的进展,对生命科学的发展产生了极其深远的影响,同时,其对人类文明进程和社会发展也产生了不可估量的影响:①它标志着生物大数据时代的来临,同时也标志着人类社会步入大数据时代;②催生出全新的系统生物学,并使之成为生物学和医学的核心推动力;③使现代医学走向以精准医学为核心的个体化医疗新时代。

4.2 系统生物学与系统生物医学

人类基因组计划以及随之而来的各种基因组测序、转录组测序、蛋白质组学和代谢组学测量,使海量的生物大数据汹涌澎湃,因此生物学家开始发展和使用大量数学工具来分析和处理生物大数据,计算生物学或生物信息学应运而生,生命科学开始将其置于数学逻辑之上,并以此为基础,诞生出崭新的系统生物学(systems biology)。系统生物学是探究生物系统中所有组成成分的构成以及在各种条件下这些组分间的相互关系,从而实现生物系统从分子到细胞、组织、器官和个体整体等跨层次信息整合与融合的学科,以整体化和定量分析为特征。20 世纪伊始,系统生物学先驱之一美国华盛顿大学 Hood 在西雅图建立了全世界第一个系统生物学研究所,美国加州理工学院 Kitano 主编了全世界第一部系统生物学专著《系统生物学基础》(*Foundations of Systems Biology*),并在 *Science* 杂志上撰文介绍系统生物学,国际系统生物学大会每年如期而至,这些都标志着现代系统生物学的启航,并成长为现代生命科学的新基石。

现代系统生物学试图从系统角度阐释生命现象背后的本质。从系统科学理论出发探讨生命科学最早发端于 20 世纪 40 年代,著名系统论、信息论和控制论专家 Wiener 提出了生物控制论,从那时起,系统科学家一直尝试对生物系统进行建模仿真,在生理学和大规模代谢网络仿真上卓有成效。然而,由于当时分子生物学才刚刚起步,没有大量分子水平信息的积累,这种建模与仿真分析缺乏数据支持,成就有限。20 世纪 50 年代分子生物学开始飞速发展,尤其是以基因组测序为代表的高通量测量技术不断突破,系统科学开始与分子生物学联手发展,系统与信息科学为分子水平的生物学提供了强大的理论支撑,而分子水平的生物学测量为系统与信息科学提供了海量数据。因此,Kitano评述,现代系统生物学虽然不是第一次试图从系统水平理解生命现象,但的确是第一次将这种系统水平的理解建立在扎实的分子生物学基础之上。

　　系统生物学的诞生和发展,对当今生命科学发展影响深远,确立了生物医学研究的新范式,尤其在医学与健康领域,以系统生物学为基础的精准医学和个体化医疗获得了飞速发展,形成了系统生物医学。首先,个体系统组(包括基因组、转录组、蛋白质组和代谢组等)的快速和精确测量将使我们可以精确地评估和模拟患病风险,从而确定疾病治疗的精准方案;其次,药物设计和治疗过程将根据精准测量做出改变以反映每例患者精确的系统动力学,不再依赖单一的药物,而使用系统药物协调作用来控制故障细胞的代谢状态;最后,系统水平的理解,特别是仿真、控制和设计的能力,为器官克隆提供了全新的方法,如通过随机模型建立的多能干细胞技术,可以将患者自身的上皮细胞逆分化为多能干细胞,再根据需要分化为所需要的器官,为器官移植寻找到崭新的途径。由于该技术的建立,日本京都大学山中伸弥获 2012 年诺贝尔生理学或医学奖。另外,值得一提的是,以系统生物学为理论基础的合成生物学(synthetic biology)正发展成为变革未来的力量,试图重编程现有天然的生物系统,或设计和构建人工生物组件和系统,以创造全新的生物体系。

　　正如当年分子生物学成为生命科学的基石一样,20 世纪 80 年代至 90 年代,在传统学科领域冠以"分子"头衔风靡学界,比如分子细胞生物学、分子遗传学、分子肿瘤学、分子生态学等;如今学科开始冠以"系统"头衔(图 4.1)。系统生物学代表生命科学新思维、新方法,试图从系统角度重构生物医学,它本身包含实验系统生物学(生物大数据获取)与计算系统生物学(生物大数据处理)两大模块:实验系统生物学以先进测量为基础,包括各种大规模组学分析技术和生物医学成像技术等;计算系统生物学以系统科学和信息科学为主导,主要将前者获得的生物大数据进行数据挖掘和系统建模与仿真。由此可见,系统生物学是典型的综合交叉型学科,横断于生物医学、工程科学、物质科学之间,汇聚于人类的健康。

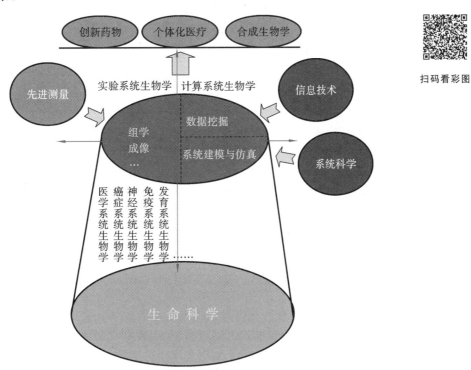

扫码看彩图

图 4.1　系统生物学及其影响

4.3 下一代测量技术

4.3.1 下一代测量技术的特点

系统生物学将生命科学带入以数据为基础、使用数学逻辑推演的发展道路,因此,测量技术对系统生物学至关重要,当数学计算缺少作为基础的高通量精确实验数据时,再精确的计算方法和完美的模型也不可能产生重要结果。然而,在系统生物学起步的早期,现存的测量技术和实验方法远未达到其要求,如基因组测序还处在第一代,即毛细管阵列电泳,价格昂贵且费时,一般完成一次人类基因组大小规模的测序工作需要数月和花费数百万美元,科学家们寄希望于在未来通过新技术的不断涌现来革新现有测量方法,如芯片技术、纳米技术、飞秒技术、超分辨技术等。

究竟什么是满足系统生物学要求的下一代测量?从计算的角度看,测量至少应具有综合性和定量精确性。综合性是指对测量系统的各个层次(如对同一样本同时测量转录组、蛋白质组、代谢组等)、各个因素(如对同一种表型测量所有相关的基因等)和各个时序节点(如测量样本随时间演进的动力学过程等)进行全面测量;要求定量测量精确是不言而喻的。例如,在获得蛋白质相互作用网络后,为了理解网络的动力学特性,必须测量网络的每一个参数,从而实现数值仿真和分析,如对于细胞内特定亚器官空间中的某种蛋白质,这些参数一般包括结合常数、转录速率、翻译速率、化学反应速率、降解速率、扩散速率、主动运输速率等;精度很重要,但精度水平因测量系统模块的需求不同而各异,正如飞机这样的大型复杂系统,其座椅的精度就不会与引擎一样。依据这种标准,满足系统生物学分析的下一代测量技术必须高通量、自动化、低成本、高速度、高精度,亦即最大限度地提高单位时间内消耗单位资源所获取的生物信息数量与质量。以基因组测序为例进行说明。在人类基因组计划的早期,约 1995 年以前,商业化的第一代测序技术还没有诞生,科学家们采用传统的基于 Sanger 链终止法的板凝胶测序技术,该方法费时费钱,无法自动化,单碱基测序的成本为 0.2 美元,在不考虑测序覆盖率的情况下完成 30 亿对碱基的测序工作,成本将是一个天文数字,完全无法推广应用。1995 年,美国 ABI 公司推出了以毛细管阵列电泳为核心的第一代自动化商用测序仪,将测序的时间成本降为三个月,价格成本控制在百万美元级。正是因为第一代测序技术的高通量、自动化和低成本,人类基因组计划得以如期完成,由此拉开了人类文明史大数据的序幕。在 2003 年 DNA 双螺旋结构发现 50 周年之际,科学界正式宣告人类基因组计划完成,举世轰动。科学界、产业界能够欣然接受人类花费超过十年时间/十亿美元揭晓人的终极密码,但是地球上物种繁多,尤其是与人类生存相关的食物、与疾病和健康相关的细菌和病毒等,要完成所有的基因组测序,即使是超级富豪也难以负担,因此基因组测序的商业应用前景暗淡,究其原因,是测序技术还远远不能满足下一代测量技术的要求。在 2005 年后,科学界迎来了以芯片和成像为核心的第二代测序技术,这是到目前为止最成熟的技术,测序成本在一周/一千美元左右,如果降低测序深度和覆盖度,会更快、更廉价,当前第二代测序仪已经广泛进入产前诊断市场。基因组测序能否更快、更便宜?市场上广受期待的以微流控和纳米孔为核心的第三代测序技术已经面世,预期成本为一天/一百美元,如果技术足够稳定,其对未来的医学模式将产生根本性改变。

4.3.2 芯片技术

满足系统生物医学发展需要的下一代测量技术正蓬勃发展,一些新技术已经在其他章节有论述,本小节仅以芯片技术为例进行说明。美国《财富》杂志曾载文指出,20 世纪科技史上有两件影响深远的事件。①集成电路芯片:计算机/电子系统和家用电器的心脏,使人类的经济结构发生了根本性的变化,给人类带来了巨大的财富,改变了人类的生活方式。②生物芯片:给人类带来的影响可能更大,可能从根本上改变人类的医学行为和生活质量,从而改变整个世界的面貌。生物芯片的概念来源于计算机,计算机芯片即中央处理器,主要用于高性能数据分析处理,同样,生物芯片主要用于高通量生物样本的高通量分析。生物芯片主要分为两大类:微阵列芯片(microarray chip)和微流控芯片(microfluidic chip)。从目前的发展趋势来看,两类芯片在逐渐融合,即发展成为微通道网络阵列或微流控微阵列芯片,测量功能可能更加强大。

4.3.2.1 微阵列芯片

微阵列芯片主要通过大规模集成生物探针,利用探针与样本的生物相互作用如核酸互补链之间的杂交、蛋白质抗原与抗体特异性相互作用或受体与配基间的识别等,实现生物样本的高通量检测,芯片的结构特点可以定义为微探针点阵。常见的微阵列芯片包括基因芯片、蛋白质芯片、细胞芯片和组织芯片等。基因芯片是在基片上形成高密度寡核苷酸阵列,样本中对应的互补序列与其杂交反应后,通过激光共聚焦扫描仪检测。基因芯片可应用于核酸测序、基因突变筛查、单核苷酸多态性分析、转录组分析等,尤其在转录组分析中展现出强大的能力,是基于表型揭示基因型的主流手段。蛋白质芯片以免疫识别为基础,将多种抗原或抗体大规模固定在基片表面,高通量检测生物样本中对应的抗体或抗原。细胞芯片是将细胞作为传感元件或分析对象,高通量固定在芯片中形成细胞微阵列。芯片膜片钳是一种典型且功能强大的细胞芯片,利用芯片对细胞形成高阻抗封接和钳制,使传统膜片钳技术自动化,加之细胞阵列化,极大地提高了分析通量和速度,同时解除了传统技术对人工经验的严重依赖,目前已广泛应用于药物筛选领域。组织芯片是将处理好的组织切片固定在基片表面形成标准样本,通过将实际待测样本对比标准样本芯片,可以迅速对待测样本实现分析鉴定。组织芯片一个非常典型的应用是肿瘤的分子分期(molecular staging);还有一类组织芯片,可称为培养组织芯片,比如在微电极阵列芯片表面培养神经组织,科学家们可以方便地应用该芯片从事脑科学研究;或者通过微阵列内的细胞培养成为微组织形成组织芯片,可以应用于高通量药物筛选。在我国,科学家们为国际微阵列芯片的创新和产业发展起到了巨大的推动作用。目前在生物医学工程领域受到高度关注的器官芯片(organ-on-a-chip)原型就是组织芯片,是微阵列芯片和微流控芯片结合的典范。

4.3.2.2 微流控芯片

微流控芯片别称芯片实验室(lab-on-a-chip),主要通过将在常规实验室进行的样本处理(包括分离、混合、反应和传感检测等功能)模块集成在数平方厘米的基片上,实现样本的高通量测量。芯片的结构特点可以定义为微通道网络。2003 年,微流控芯片被 *Forbes* 杂志列为"影响人类未来的十五件重要发明之一";2004 年,其被 *Business 2.0* 杂志称为"改变未来的七种技术之一"。微流控芯片的概念同样受到计算机芯片发展的启发。1946 年,全世界第一台计算机 ENIAC 诞生于美国宾夕法尼亚大学,体积相当于一间大教室,人在计算机"里面"操控,花费需数百万美元且计算性能非常差(数万次/秒);然而,到 21 世纪初,一台普通的笔记本电脑,其费用仅为一千美元但计算性能却达到 100亿次/秒。什么改变了计算机?是基于超大规模集成电路发展起来的计算机芯片技术,而且至今仍然按照摩尔定律进行发展。在集成电路芯片的启发下,1991 年,瑞士 Manz 提出了全世界首款微流控芯片,成功将毛细管电泳技术(capillary electrophoresis,CE)集成在玻璃基片上,之后近三十年的发展,奠定了其作为下一代测量技术核心之一的重要地位。在我国,一大批科学家为国际微流控芯片的发展做出了杰出的贡献。目前,微流控芯片已广泛应用于生物医学测量,涵盖从分子到细胞、组织、器官甚至个体整体各层次。

1. 分子水平

微流控芯片已广泛应用于分子水平的测量,包括核酸、蛋白质、代谢物等,其中一个非常核心的应用是基因组和转录组测序。除测序外,微流控芯片近年来在分子水平的体外诊断中发展迅速,尤其在及时诊断或分析(point-of-care testing,POCT)领域,包括用于病原体分析的分子诊断、蛋白质抗原抗体分析的免疫分析和生化分析等。

2. 细胞水平

微流控芯片的微通道尺寸在微米级,与细胞尺寸比较契合,因此非常适用于细胞控制和测量,尤

NOTE

其是单细胞测量。目前,微流控芯片广泛应用于细胞分选,细胞捕获,细胞物理、化学微环境调控与细胞信号转导分析,细胞-细胞相互作用分析,细胞分泌外泌体或胞外微囊泡等亚细胞结构分析,基于细胞传感的高通量高内涵药物筛选等。

3. 组织器官水平

这是当前微流控芯片和组织工程领域非常前沿的发展领域。采用微流控芯片制备微组织或微器官/类器官,在众多领域具有非常大的科学意义和应用前景。例如,药物研发一般在临床试验之前需要用动物模型进行大量临床前评估。然而,动物的遗传背景与人的遗传背景差异太大,导致在动物上获得肯定的药物在临床评估中失败,而且概率超过 95%。如果用人源细胞谱系通过组织工程方法制备出微组织或微器官应用于药物评估,将极大地节省临床前研究的时间、降低临床风险和失败率。因此,美国食品药品监督管理局大力推荐该技术,而且微流控芯片能够实现大规模微器官集成,可以在很大程度上提高药物筛选的通量。尤其在全球开始质疑动物实验的大背景下,组织/器官芯片技术的价值更加凸显。2019 年,*Science* 杂志报道,美国环境保护署将在 2035 年以前全面停止资助动物实验。欧洲在这方面走得更早。目前,器官芯片已经不单满足于单器官模型构建,多器官系统甚至人体芯片(human-on-a-chip)已开始研发。

4. 个体整体水平

采用微流控芯片进行个体整体水平分析目前主要集中于一些模式动物研究,例如秀丽隐杆线虫(*C. elegans*)。以线虫为模式动物从事研究具有非常多的优点:线长结构简单,其全身只由约 1000 个细胞组成且全透明;其基因组测序已在 1998 年完成;其 70% 的基因与人同源;其生命周期一般在 3~4 周。因此,线虫是研究遗传学、发育生物学、神经生物学的非常好的模式动物,科学家们分别于 2002 年和 2006 年在线虫研究上被授予诺贝尔奖。但研究活体线虫非常麻烦,体积小难以控制,也难以高通量测量,而微流控芯片的微通道尺寸与线虫的直径比较相配,所以科学家们开始考虑采用微流控芯片作为线虫分析的新平台,包括线虫进样、固定、化学和物理刺激、显微操控和分子成像等,已获得成功。其他一些模式动物如果蝇、斑马鱼等,也有相应的微流控芯片系统对其进行测量。

4.3.3　其他测量新技术

为满足不断发展的系统生物医学需求,传统测量技术不断向上迭代,新型技术不断涌现,如分子成像技术,如今的超分辨成像系统已经能够追踪到单个活体细胞内单个分子的动态,而冷冻电镜技术术则将生物大分子结构的测定提到了一个崭新的高度,科学家们因超分辨成像技术和冷冻电镜技术分别于 2014 年和 2017 年获诺贝尔奖;更不用说,科学家们因核磁共振技术和质谱技术分别获得过五次和四次诺贝尔奖,这些技术已成为当前系统生物学测量的主流工具。鉴于其他章节会有更详细的介绍,本章不再赘述。

4.4　组学分析技术

在全基因组水平阐明基因型与表型的关系,已成为系统生物学的典型特点,并发展成为生命科学的新范式。先后有数百种组学被提出,呈现出百舸争流、百花齐放的图景。本节将重点介绍分子水平主要的四种组学分析技术。

4.4.1　基因组学测量

基因组学是探究基因组中所有基因的功能和相互作用关系,以及与环境因素间相互作用关系的科学。在基因组学测量中最重要的是序列测定,即基因组测序。20 世纪 90 年代中叶以前,DNA 测

NOTE

序主要通过 Sanger 链终止核酸扩增法、板凝胶电泳技术和放射自显影相结合实现，通量低、费时费钱、无法自动化；第一代测序仪采用新发展起来的毛细管电泳技术代替板凝胶电泳，激光诱导荧光检测替代放射自显影，从而实现了高通量、自动化基因组测序，大幅度降低了基因组测序的时间成本和金钱成本；但显然第一代测序技术依然无法满足科学界和企业界的期望。虽然较传统技术，第一代测序技术已成功地降低了各种成本，但仍然十分昂贵，比较适合 MB 级测序，但对于 GB 级测序花费巨大，无法大规模推广和商用。21 世纪伊始，全世界都在大力发展第二代测序技术，基于边合成边测序策略的高密度循环阵列技术自 2005 年以来迅速发展，至今仍然是核酸测序的主流技术，它极大地压缩了测序时间和成本，目前已经将人的全基因组测序压缩到数天和一千美元，虽然相比于第一代测序技术，其 1%～2% 的测量误差远大于后者的 0.001%，但通过提高覆盖度和生物信息学方法可以改善。当前，正处于第三代测序技术的风口，以纳米孔为核心的下一代测序技术宣称将人的全基因组测序成本降低到一天和一百美元，但仍在持续优化之中。

4.4.2 转录组学测量

转录组又称基因表达谱，比较经典的测量方法是微阵列芯片技术，即将样本与对照组通过逆转录分别生成 cDNA 文库后，混合在一起点样到基因表达谱芯片上进行杂交反应，再使用激光共聚焦扫描仪成像，可以非常简便地定量获得转录组信息，尤其是可以通过生物信息学方法，推出与表型相关的基因以及这些基因之间的调控关系。在第二代测序技术问世之后，直接采用测序的方法进行转录组学测量已成为新的趋势。

4.4.3 蛋白质组学测量

蛋白质组是基因组表达的全部蛋白质的总称，蛋白质组学是定性与定量探讨基因组表达的所有蛋白质，及测量其结构、定位、转位、修饰、相互作用和功能的科学。蛋白质组的鉴定与定量主要有两种基本途径：其一是双向电泳对接生物质谱技术，其二是基于鸟枪法的多维液相色谱-质谱联用技术。蛋白质结构的测定主要依赖 X 射线衍射晶体化，尤其是基于同步辐射设施的 X 射线衍射技术，核磁共振技术则提供了一种在蛋白质活性状态下测量蛋白质结构的方法。近年来，随着冷冻电镜技术的出现，越来越多的研究人员将其应用于大分子量蛋白质或蛋白质复合体结构的测量，取得了许多突破性的进展；蛋白质在活体细胞内的定位或转位测量可以采用激光共聚焦显微镜甚至超分辨显微镜；低通量蛋白质相互作用测量可以采用表面等离子共振技术、荧光共振能量转移技术、荧光漂白后恢复技术、荧光相关谱技术等，而高通量蛋白质相互作用测量更多的是选蛋白质芯片技术、酵母双杂交系统和新近发展起来的串联亲和纯化质谱技术等。

4.4.4 代谢组学测量

代谢组学是对给定条件下所有代谢物的综合定性和定量分析，分为三种主流途径，即生物标志物鉴定、代谢谱轮廓分析和指纹谱分析。代谢组学测量通常通过分离技术与鉴定技术的联用来实现。常见的分离技术包括气相色谱、液相色谱和毛细管电泳；主流的鉴定技术包括质谱、核磁共振波谱、红外光谱和紫外光谱等。

以上仅对四种关键组学测量技术进行简单和导论式的介绍，在后续本科课程如系统生物学、基因组学、蛋白质组学、代谢组学和仪器分析中将会有全景式的系统论述和应用分析。组学测量技术的特点是单一技术无法满足要求，一般需要将多种技术耦合在一起形成集成化平台。正如前文所述，各种组学百花齐放，例如各种核酸或蛋白质修饰组学、金属组学、连接组学、单细胞组学等，大家可以进行广泛的了解和对比分析，这是一个技术发展永远在路上的领域。

| 4.5 展　望 |

由于人类基因组计划的推动,生命科学进入了崭新的时代,生命与健康将成为人类社会未来最大的主题。在信息与大数据技术飞速发展的当下和未来,系统生物学将引导生命科学迈向新时代,面向系统生物学的下一代测量技术将极大地推动这一进程,这其中蕴含着许许多多重大科学发现和技术革新,同时也面临众多挑战,例如,在脑科学中,人脑近一千亿个神经细胞是如何连接在一起的? 如何测量其细胞亚型? 如何获得任意空间节点的单个神经细胞水平的转录组、蛋白质组和代谢组信息? 诸如此类问题在生命科学各个领域中层出不穷,需要科学家们不断建立下一代或下下一代测量技术进行探索。

本章小结

本章首先对系统生物学和系统生物医学的基本概念、分类方式和应用领域等进行了较为详细的介绍。在掌握一定背景知识的基础上,对目前生物医学工程领域前沿的下一代测量技术进行了分类和介绍,重点介绍了芯片技术和组学分析技术的分类和应用领域。相信在完成本章学习后,学生对该领域的常见测量技术及其应用领域能有较为全面的了解和认识。

思考题

1. 系统生物学的定义及其与传统生物学的区别是什么?
2. 满足系统生物学分析的下一代测量技术必须达到什么要求?
3. 生物芯片的定义及其与传统集成电路芯片的区别是什么?
4. 微阵列芯片和微流控芯片的相同点和区别分别是什么?
5. 微阵列芯片可以分成哪几类?
6. 基因组学测量的发展可以分为几代测序方式? 分别是什么?
7. 代谢组学常用的技术有什么?
8. COVID-19 疫情的背景下,请举例说明面向系统生物医学的下一代测量技术发挥的作用。

参考文献

[1] 北野宏明. 系统生物学基础[M]. 刘笔锋,周艳红,译. 北京:化学工业出版社,2007.

[2] Kitano H. Foundations of systems biology[M]. Cambridge:MIT Press,2001.

[3] Kitano H. Systems biology:a brief overview[J]. Science,2002,295(5560):1662-1664.

[4] Yager P, Edwards T, Fu E, et al. Microfluidic diagnostic technologies for global public health[J]. Nature,2006,442(7101):412-418.

[5] El-Ali J, Sorger P K, Jensen K F. Cells on chips[J]. Nature,2006,442(7101):403-411.

[6] Zhang B, Korolj A, Lai B F L, et al. Advances in organ-on-a-chip engineering[J]. *Nat Rev Mater*,2018,3(8):257-278.

[7] Macosko E Z, Basu A, Satija R, et al. Highly parallel genome-wide expression profiling of individual cells using nanoliter droplets[J]. Cell,2015,161(5):1202-1214.

[8] Klein A M, Mazutis L, Akartuna I, et al. Droplet barcoding for single-cell transcriptomics applied to embryonic stem cells[J]. Cell,2015,161(5):1187-1201.

[9] Doerr A. Single-cell proteomics[J]. Nat Methods,2019,16(1):20-20.

[10] Hartmann F J, Mrdjen D. Single-cell metabolic profiling of human cytotoxic T cells [J]. Nat Biotechnol,2021,39(2):186-197.

第 5 章 生物大数据的统计分析与深度学习

5.1 生物统计学基础

"对统计学的一知半解常常会造成一些不必要的上当受骗,对统计学的一概排斥往往会造成某些不必要的愚昧无知。"

"在终极的分析中,一切知识都是历史;在抽象的意义下,一切科学都是数学;在理性的基础上,所有的判断都是统计学。"

生物统计学是生物数学中最早形成的一大分支,它是在用统计学的原理和方法研究生物学的客观现象及问题的过程中形成的,生物学中的问题又促使生物统计学中大部分基本方法进一步发展。生物统计学是应用统计学的分支,它将统计方法应用到医学及生物学领域。此外,数理统计学和应用统计学有些重叠,例如在某些实例中,某个已有的标准统计方法不太适用时就必须加以修正,在这种情形下,生物统计学就涉及如何去发展新的方法。

生物统计学的内容包括试验设计和统计分析。试验设计是指应用数理统计的原理与方法,制订试验方案、选择试验材料、合理分组和降低试验误差,利用较少的人力、物力和时间,获得丰富而可靠的数据资料。统计分析是指应用数理统计的原理与方法对数据资料进行分析与推断,认识客观事物的本质和规律,对所研究的资料得出合理的结论。由于事物之间都是相互联系的,统计不能孤立地研究各种现象,而必须通过一定数量的观察,从这些观察结果中研究事物间的相互关系。要揭示出事物客观存在的规律,试验设计与统计分析是不可分割的两部分。试验设计须以统计分析的原理和方法为基础,而正确设计的试验又为统计分析提供了丰富、可靠的信息,两者紧密结合推断出合理的结论,不断地推动应用生物科学研究的发展。

生物统计学的基础,通常被应用于样本间的比较和分布分析等,相关方法包括统计量的计算和表征、数据的分布分析、数据的分组和比较、假设检验等。随着科技的发展,现代生物统计学已在科学研究和生产实践中得到极为广泛的应用,其基本功能如下。

(1)为科学地整理、分析数据提供方法:通过有计划地收集资料并加工整理,从中归纳出事物的内在规律,用于指导相关试验。

(2)判断试验结果的可靠性:由于存在试验误差,从试验中得到的数据资料必须借助统计分析方法才能获得可靠的结论。

(3)通过统计模型预测发展趋势:建立统计模型的核心目的是达成预测效果,尤其是预测事物发展的规律。以疾病的发展趋势为例,其对人群分类、疾病预后、术后恢复等生物学领域关键问题具有较高的实用价值。

(4)提供试验设计的原则和方法:做任何调查或试验工作,事先必须有周密的计划和合理的试验设计,可以用较少的人力、物力和时间,最大限度地获得丰富而可靠的资料,尽量降低试验误差。

(5)为学习其他课程奠定基础:在大数据领域的背景下,统计分析有利于我们分析大数据,从生物现象挖掘本质并阐明作用机制,同时,也有助于我们学好遗传学、育种学等学科。因此,生物科学工作者必须学习和掌握统计方法,才能正确认识客观事物存在的规律性,提高工作质量。

5.2 传统生物统计学及其应用

"生物统计学者是我们的可贵盟友。生物统计学不是远离我们的数学,而是现代医学的一门基本学科,就像大厦中的一个支柱。"

传统的生物统计学,通常被应用于生物样本间的比较和分布分析等,包括生物统计量的计算和表征、生物数据的分布分析、生物数据的分组和比较、针对生物数据的假设检验等。针对生物统计学在研究对象上的特点,本节将会着重介绍生物统计学的独特性,以及生物统计学的应用。

5.2.1 生物统计量的计算和表征及其应用

平均数是计量资料集中程度的代表值,其种类较多,以算术平均、中位数、众数以及几何平均数为主,其中算术平均数使用得最多,中位数和众数使用得较少。

(1)算术平均数:对于一具有 N 个观测数的有限总体,其观测数为 $x_1, x_2, \cdots, x_N$,则该总体的算术平均数为

$$\mu = \frac{x_1 + x_2 + \cdots + x_N}{N} = \frac{1}{N} \sum_{i=1}^{N} x_i \tag{5-1}$$

(2)中位数:将资料中所有观测数依大小顺序排列,居于中间位置的观测数称为中位数,以 M_d 表示。

(3)众数:资料中出现次数最多的一组数值称为众数,以 M_o 表示。

(4)几何平均数:资料中有 n 个观测数,其乘积开 n 次方所得数值,称为几何平均数。计算公式为

$$G = \sqrt[n]{x_1 \cdot x_2 \cdot \cdots \cdot x_n} = \sqrt[n]{\prod_{i=1}^{n} x_i} \tag{5-2}$$

5.2.2 生物数据中常见的几种分布及其应用

5.2.2.1 二项分布

二项分布是一种离散型随机变量的分布,生物学中经常碰到这种离散型的变量。例如某个性状,常常可以将其资料分成两个类型,这两个类型的概率分布称为二项分布。例如,哺乳动物是雄性还是雌性、种子发芽与否、穗子有芒与无芒、后代的存活与死亡等。这样的结果,只能是非此即彼两种情况,构成对立事件,将这种非此即彼事件所构成的总体称为二项总体,其分布为二项分布。

对于二项总体,在进行重复抽样试验时,具有如下共同特征。

(1)每次试验只有两个对立结果,如大麦种子的发芽或不发芽,分别记为 A 与 $\overline{A}$,它们出现的概率分别为 p 与 $q(q=1-p)$。

(2)试验具有重复性和独立性,重复性是指每次试验条件不变,即在每次试验中事件 A 出现的概率皆为 p。独立性是指任何一次试验中事件 A 的出现与其余各次试验中出现何种结果无关。

以 x 表示在 n 次试验中事件 A 出现的次数。x 是一个离散型随机变量,它的所有可能取值为 $0, 1, 2, \cdots, n$,其概率分布函数为

$$P(x) = C_n^x p^x q^{n-x} \tag{5-3}$$

其中,$C_n^x = \dfrac{n!}{x!\,(n-x)!}$,我们称 $P(x)$ 为随机变量 x 的二项分布,记为 $B(n, p)$。

例5.1 某玉米品种在田间出现自然变异植株的概率为 0.004,试计算:调查 100 株,获得两株

或两株以上变异植株的概率是多少？

解：本例中，出现变异植株的概率 $p=0.004$，出现非变异植株的概率 $q=1-p=1-0.004=0.996$，$n=100$。

获得 0 株变异植株的概率为
$$P(0)=C_{100}^0 p^0 q^{100}=1\times0.004^0\times0.996^{100}=0.6698$$

获得 1 株变异植株的概率为
$$P(1)=C_{100}^1 p^1 q^{99}=100\times0.004^1\times0.996^{99}=0.2690$$

由于 $x=0$、$x=1$ 和 $x=2,3,\cdots,100$ 是互斥事件，且构成完全事件系，故获得两株或两株以上变异植株的概率为
$$P(x\geqslant2)=1-P(0)-P(1)=1-0.6698-0.2690=0.0612$$

二项分布的形状是由 n 和 p 两个参数决定的，其具有以下特征。

（1）当 p 较小且 n 不大时，图形是偏倚的。随着 n 的增大，分布逐渐趋于对称，如图 5.1 所示。

（2）当 p 趋于 0.5 时，分布趋于对称，如图 5.2 所示。

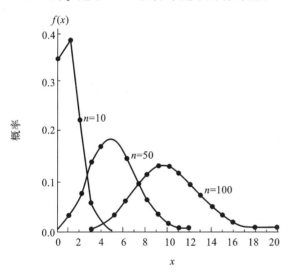

图 5.1 n 不同的二项分布比较

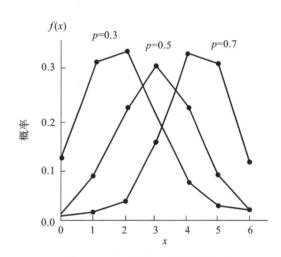

图 5.2 p 不同的二项分布比较

5.2.2.2 正态分布

正态分布也称高斯（Gauss）分布，是一种连续型随机变量的理论分布。它的分布状态是多数变量围绕在平均值左右，由平均值到分布的两侧，变量数减少。正态分布是一种在统计理论和应用上最重要的分布。试验误差的分布一般服从这种分布，许多生物现象的计量资料均近似服从这种分布。同时，在一定条件下，正态分布还可作为离散型随机变量或其他连续型随机变量的近似分布。如当 n 相当大或 p 与 q 基本相等时，二项分布接近正态分布；当 λ 较大时，泊松分布也接近正态分布。又如有些总体虽然并不服从正态分布，但从总体中随机抽取的样本容量相当大时，其样本平均数的分布也近似于正态分布。因此，能用正态分布代替其他分布进行概率计算和统计推断。

正态分布的概率函数可由二项分布的概率函数在 $n\to\infty$ 时导出，其方程为
$$f(x)=\frac{1}{\sigma\sqrt{2\pi}}e^{-\frac{1}{2}(\frac{x-\mu}{\sigma})^2} \tag{5-4}$$

式中，$f(x)$ 为正态分布的概率密度函数，表示某一定值 x 出现的概率密度函数值；μ 为总体平均数；σ 为总体标准差；π 为圆周率，近似值为 3.14159；e 为自然对数的底，近似值为 2.71828。

正态分布记为 $N(\mu,\sigma^2)$，表示平均数为 μ、方差为 σ^2 的正态分布。μ 和 σ 是正态分布的两个主要参数，一个正态分布完全由 μ 和 σ 来决定。正态分布的曲线如图 5.3 所示。

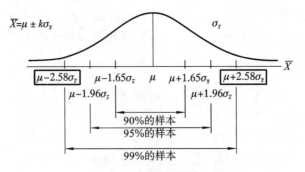

图 5.3 正态分布曲线

例 5.2 某实验田的棉花株高服从正态分布,从中随机抽取 16 株棉花,平均株高约为 85 cm,方差为 2.25 cm,试计算:①95%的棉花株高正常值范围;②株高≥90 cm 的概率。

解:由于总体平均数 μ 和总体方差 σ^2 未知,用样本平均数 $\bar{x}$ 来估计 μ。

(1)查相关数据表得两尾 $\alpha=0.05$ 的 $u_{0.05}=1.96$,故有

上限为 $\qquad$ $85+1.96\times 1.5=87.94$(cm)

下限为 $\qquad$ $85-1.96\times 1.5=82.06$(cm)

即 μ 的取值范围大致为(82.06,87.94) cm。

(2)当株高为 90 cm 时,求得 $u=\dfrac{x-\mu}{\sigma}=\dfrac{90-85}{1.5}=3.33$,查正态分布表得 $F(3.33)=0.9996$,因此有

$$P(x\geqslant 90)=1-F(3.33)=1-0.9996=0.0004$$

5.2.2.3 泊松分布

在生物学研究中,有许多事件出现的概率很小,而样本容量或试验次数却很大,即有很小的 p 值和很大的 n 值。这时,二项分布就变成另外一种特殊的分布,即泊松(Poisson)分布。例如,显微镜视野内染色体有变异的细胞计数、由突变引起的遗传病患者的分布、田间小区内出现变异植株的计数、作物种子内杂草的计数、单位容积的水或牛奶中的细菌数目分布、家畜产怪胎数、样方内少见植物的个体数等都属于泊松分布。

泊松分布也是一种离散型随机变量分布,其分布的概率函数为 $P(x)=\dfrac{e^{-\lambda}\lambda^x}{x!}$,且有

$$\sum_{x=0}^{\infty}P(x)=e^{-\lambda}\sum_{x=0}^{\infty}\frac{\lambda^x}{x!}=e^{-\lambda}e^{\lambda}=1 \qquad (5\text{-}5)$$

参数 λ 决定了泊松分布的形状,如图 5.4 所示。当 λ 较小时,泊松分布是偏倚的;随着 λ 的增大,分布逐渐对称;当 λ 无限增大时,泊松分布逼近正态分布 $N(\lambda,\lambda)$;当 $\lambda=20$ 时,泊松分布已和正态分布非常接近;当 $\lambda=50$ 时,这两种分布除分别是离散型和连续型的以外,已经没有多大区别。

泊松分布在生物学研究中有广泛的应用。在生物学研究中,有许多小概率事件,其发生概率 p 往往小于 0.1,甚至小于 0.01。例如,两对交换率为 0.1 的连锁基因在 F₂ 代出现纯合新个体的概率只有 $2\times 0.05^2=0.0050$;自花授粉植物出现天然异交或突变的概率往往小于 0.01。对于这些小概率事件,都可以用泊松分布描述其概率分布,从而做出需要的频率预期。由于泊松分布是描述小概率事件的,因而当 $p<0.1$ 和 $np<5$ 时,二项分布可用泊松分布来近似表示。

5.2.3 生物数据的分组和比较及其应用

由于使用方法和研究的性状特性不同,生物学试验及调查所得资料的性质也不同。生物的性状,按其特性可分为数量性状(quantitative character)和质量性状(qualitative character)两大类。我

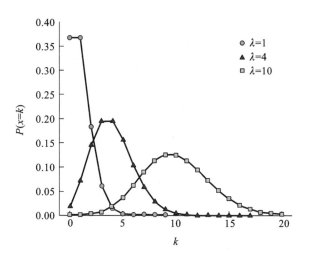

扫码看彩图

图 5.4 λ 不同时的泊松分布

们所得到的资料有些是定量的,有些是定性的,这些资料可分为数量性状资料和质量性状资料。

5.2.3.1 数量性状资料

数量性状资料(data of quantitative character)一般是由计数和测量或度量得到的。由计数法得到的数据称为计数资料,也称为非连续正整数变量资料,如鱼的尾数、人的白细胞计数等;由测量或度量所得的数据称为计量资料,也称为连续变量资料,如数据通常用长度、重量、体积表示,为任意正数。

5.2.3.2 质量性状资料

质量性状资料(data of qualitative character)也称为属性资料,是指对某种现象只能观察而不能测量的资料。例如,水稻花药、籽粒、小麦芒的有无等。为便于统计分析,一般需先将质量性状资料数量化。

5.2.4 针对生物数据的假设检验及其应用

在生物学试验和研究中,当进行检验一种试验方法的效果、一个品种的优劣、一种药品的疗效等试验时,所得数据往往存在着一定差异,这种差异是由随机误差引起的,还是由试验处理的效应所造成的呢? 例如,在同一饲养条件下喂养甲、乙两品系的肉鸡各 20 只。在两月龄时测得甲系的平均体重 $\overline{x_1}=1.5$ kg,乙系的平均体重 $\overline{x_2}=1.4$ kg,甲、乙相差 0.1 kg。这个 0.1 kg 的差值,究竟是由甲、乙两系来自两个不同的总体,还是由抽样时的随机误差所致? 这个问题必须进行一番分析才能得出结论。因为试验结果中处理效应和随机误差往往混淆在一起,从表面上是不容易分开的,因此必须通过概率计算,采用假设检验的方法,才能做出正确的推断。

5.2.4.1 大样本平均数的假设检验——u 检验

根据总体方差 σ^2 是否已知,一个样本平均数的 u 检验分为两种情况。

(1)总体方差 σ^2 已知时的检验:当总体方差 σ^2 已知时,检验一个样本平均数 $\overline{x}$ 的总体平均数 μ 是否属于某一指定平均数为 μ_0 的总体,不论其样本容量是否大于 30,均可采用 u 检验。

(2)总体方差 σ^2 未知时的检验:当总体方差 σ^2 未知时,只要样本容量 $n>30$,可用样本方差 s^2 代替总体方差 σ^2,仍可用 u 检验。

例 5.3 某渔场按常规方法所育鲢鱼苗一月龄的平均体长为 7.45 cm,标准差为 1.50 cm,为提高鱼苗质量,现采用新方法进行育苗,一月龄时随机抽取 100 尾进行测量,测得其平均体长为 7.86 cm。试问新育苗方法与常规方法有无显著差异?

解：总体 $\sigma = 1.50$ cm，σ^2 为已知，故采用 u 检验；新育苗方法的鱼苗体长可能高于常规方法，也可能低于常规方法，故进行双尾检验。检验步骤如下。

①假设 H_0：$\mu = \mu_0 = 7.45$ cm，即新育苗方法与常规方法所育鱼苗一月龄体长相同。对 H_A：$\mu \neq \mu_0$。

②选取显著水平，在统计学中，α 一般取 0.1、0.05、0.001 这三个值，这里取 α 的最常用取值 0.05。

③检验计算：

$$\sigma_x = \frac{\sigma}{\sqrt{n}} = \frac{1.50}{\sqrt{100}} = 0.15$$

$$u = \frac{\overline{x} - \mu}{\sigma_x} = \frac{7.86 - 7.45}{0.15} = 2.73$$

④推断：u 分布中，当 $\alpha = 0.05$ 时，$u_{0.05} = 1.96$。实得 $|u| > 1.96$，$P < 0.01$，故可在 0.05 的显著水平上否定 H_0，认为新育苗方法的鱼苗一月龄体长与常规方法有显著差异。

若在当 $\alpha = 0.01$ 或 $\alpha = 0.1$ 时，$u_{0.01} = 2.58$ 或 $u_{0.1} = 1.65$，实际计算的 $u = 2.73$ 均拒绝原假设 H_0，故认为新育苗方法的鱼苗一月龄体长与常规方法有显著差异。

5.2.4.2 小样本平均数的假设检验——t 检验

当样本容量 $n < 30$ 且总体方差 σ^2 未知时，无法使用 u 检验对样本平均数进行假设检验。这时，要检验样本平均数 $\overline{x}$ 与指定总体平均数 μ_0 的差异显著性，就必须使用 t 检验。事实上，在生物学研究中，由于试验条件和研究对象的限制，许多研究的样本容量很难达到 30，因此，采用小样本平均数的 t 检验在生物学研究中具有重要的意义。

例 5.4 某鱼塘水中的多年平均含氧量为 4.59 mL/L，现在该鱼塘设 10 个点采集水样，测定水中含氧量分别为 4.31 mL/L、4.62 mL/L、3.82 mL/L、4.14 mL/L、4.70 mL/L、4.56 mL/L、4.45 mL/L、4.55 mL/L、4.49 mL/L、4.22 mL/L，试以 95% 置信度检验该次抽样测定的水中含氧量与多年平均含氧量有无显著差别。

解：此题 σ^2 未知，且 $n = 10$，为小样本，故用 t 检验；该次测定的水中含氧量可能高于也可能低于多年平均含氧量，故用双尾检验。

(1) 假设 H_0：$\mu = \mu_0 = 4.59$ mL/L，即该次测定的水中含氧量与多年平均含氧量没有显著差别。对 H_A：$\mu \neq \mu_0$。

(2) 选取显著水平：$\alpha = 0.05$。

(3) 检验计算：

$$\overline{x} = \frac{1}{n}\sum x = \frac{1}{10}(4.31 + 4.62 + \cdots + 4.22) = \frac{43.86}{10} = 4.386 \ (\text{mL/L})$$

$$s = \sqrt{\frac{\sum x^2 - \frac{(\sum x)^2}{n}}{n-1}} = \sqrt{\frac{4.31^2 + 4.62^2 + \cdots + 4.22^2 - \frac{43.86^2}{10}}{10-1}} = 0.267 \ (\text{mL/L})$$

$$s_x = \frac{s}{\sqrt{n}} = \frac{0.267}{\sqrt{10}} = 0.084 \ (\text{mL/L})$$

$$t = \frac{\overline{x} - \mu}{s_x} = \frac{4.386 - 4.59}{0.084} = -2.429$$

查表，当 $df = n - 1 = 9$ 时，$t_{0.05} = 2.262$，实得 $|t| > t_{0.05}$，故 $P < 0.05$。

(4) 推断：拒绝 H_0，认为该次抽样测定的鱼塘水中含氧量与多年平均含氧量存在显著差别。

NOTE

5.3 生物大数据与概率统计模型

"成功的机器学习应用不是拥有最好的算法,而是拥有最多的数据!"

大数据的核心是利用数据的价值,而机器学习是利用数据价值的关键技术。机器学习可以处理高通量的数据库,而大量的数据也会优化模型,复杂的机器学习算法的计算时间也迫切需要分步式计算与内存计算这样的关键技术,机器学习与大数据的结合产生了巨大的价值。基于机器学习技术的发展,数据能够"预测"。对人类而言,积累的经验越丰富,阅历越广泛,对未来的判断越准确。但是,必须清醒地认识到,大数据并不等同于机器学习。同理,机器学习也不等同于大数据。

本节介绍生物大数据统计分析的核心内容之一,包括大数据机器学习基础,通过贝叶斯推断、隐马尔可夫模型(hidden Markov model,HMM)、最大似然推断等方法的层层推进,配合翔实的案例,完整地介绍统计建模方面的知识。

5.3.1 隐马尔可夫模型及其应用

5.3.1.1 贝叶斯推断(Bayesian inference)

朴素贝叶斯是一种简单而又强大的预测建模算法。该模型由两种概率组成,它们都能从训练数据中直接计算每个类别的概率,以及对于给定的 x 值,每个类别的条件概率。一旦计算出来,概率模型就可以用于使用贝叶斯定理对新的数据进行预测。当数据是实值时,通常会假定一个高斯分布(钟形曲线),这样就很容易计算出这些数据的概率。

5.3.1.2 马尔可夫模型(Markov model)

马尔可夫模型,简称马氏链(Markov chain),是一种统计模型,由状态(state)和转移(transition)组成,目前主要应用于语音识别、音字转换、词性标注等方面。

例 5.5 在超市 A、B、C 的调查显示:喜欢在超市 A 消费的人中 P_{aa} 部分在超市 A 继续消费,有 P_{ab} 部分在超市 B 体验消费,P_{ac} 部分选择在超市 C 消费;在超市 B 消费的人中 P_{bb} 部分依然在超市 B 体验消费,有 P_{ba} 部分选择超市 A,P_{bc} 部分选择超市 C;在超市 C 消费的顾客有 P_{cc} 部分仍然选择超市 C 继续消费,有 P_{ca} 部分选择超市 A,P_{cb} 部分选择超市 B。请估计在超市 A、B 和 C 的消费人数。

解:根据题意可绘制三个超市购物人数的关系图,如图 5.5 所示。

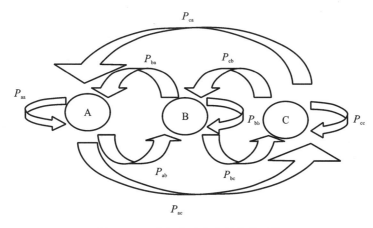

图 5.5 三个超市购物人数的关系图

令 A_n 为第 n 天在超市 A 消费的人数比例,令 B_n 为第 n 天在超市 B 消费的人数比例,令 C_n 为第

NOTE

n 天在超市 C 消费的人数比例,则有

$$A_{n+1}=P_{aa}A_n+P_{ba}B_n+P_{ca}C_n$$
$$B_{n+1}=P_{ab}A_n+P_{bb}B_n+P_{cb}C_n$$
$$C_{n+1}=P_{ac}A_n+P_{bc}B_n+P_{cc}C_n$$

若初值为 $\pi_0=(A_0,B_0,C_0)$,并令 P 为上式中的矩阵,则有

$$(A_n,B_n,C_n)=\pi_0 P^n$$

若初值为 $(1/3,1/3,1/3)$,P 由下面的矩阵给出,则可以具体计算 (A_n,B_n,C_n)

$$\begin{bmatrix} 0.75 & 0.05 & 0.20 \\ 0.20 & 0.60 & 0.20 \\ 0.40 & 0.20 & 0.40 \end{bmatrix}$$

则有,随着 n 的取值变化,(A_n,B_n,C_n) 的取值如表 5.1 所示。

表 5.1 初值为 $(1/3,1/3,1/3)$ 时 (A_n,B_n,C_n) 的取值

n	A_n	B_n	C_n	n	A_n	B_n	C_n
1	0.4500	0.2833	0.2667	11	0.5553	0.1947	0.2500
2	0.5008	0.2458	0.2533	12	0.5554	0.1946	0.2500
3	0.5261	0.2232	0.2507	13	0.5555	0.1945	0.2500
4	0.5395	0.2104	0.2501	14	0.5555	0.1945	0.2500
5	0.5468	0.2032	0.2500	15	0.5555	0.1945	0.2500
6	0.5507	0.1993	0.2500	16	0.5555	0.1945	0.2500
7	0.5529	0.1971	0.2500	17	0.5555	0.1945	0.2500
8	0.5541	0.1959	0.2500	18	0.5555	0.1945	0.2500
9	0.5548	0.1952	0.2500	19	0.5555	0.1945	0.2500
10	0.5551	0.1949	0.2500	20	0.5555	0.1945	0.2500

若初值为 $(0.8,0.1,0.1)$,则 (A_n,B_n,C_n) 的取值如表 5.2 所示。

表 5.2 初值为 $(0.8,0.1,0.1)$ 时 (A_n,B_n,C_n) 的取值

n	A_n	B_n	C_n	n	A_n	B_n	C_n
1	0.6600	0.1200	0.2200	11	0.5558	0.1942	0.2500
2	0.6070	0.1490	0.2440	12	0.5557	0.1943	0.2500
3	0.5827	0.1686	0.2488	13	0.5556	0.1944	0.2500
4	0.5702	0.1800	0.2498	14	0.5556	0.1944	0.2500
5	0.5636	0.1865	0.2500	15	0.5556	0.1944	0.2500
6	0.5600	0.1901	0.2500	16	0.5556	0.1944	0.2500
7	0.5580	0.1920	0.2500	17	0.5556	0.1944	0.2500
8	0.5569	0.1931	0.2500	18	0.5556	0.1944	0.2500
9	0.5563	0.1937	0.2500	19	0.5556	0.1944	0.2500
10	0.5560	0.1940	0.2500	20	0.5556	0.1944	0.2500

上述取值在曲线图上的表示如图 5.6 所示。

无论初值取什么,不动点还和前面的一样,表明每一步活动只与当前处在什么"状态"有关,与过去的"状态"没有关系。矩阵 P 的特殊性:每行和为 1,表示下一个时刻的状态必须在 A、B、C 之中。

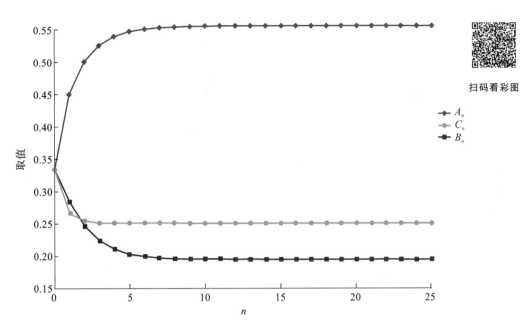

扫码看彩图

图 5.6 (A_n, B_n, C_n) 的取值随 n 的取值的变化曲线

5.3.1.3 隐马尔可夫模型(HMM)

隐马尔可夫模型是用来描述一个含有隐含未知参数的马尔可夫过程。由 $z_1, z_2, \cdots, z_{n-1}, z_n, z_{n+1}$ 构成的一个隐藏的马尔可夫链生成不可观测的状态随机序列,$x_1, x_2, \cdots, x_{n-1}, x_n, x_{n+1}$ 分别为 $z_1, z_2, \cdots, z_{n-1}, z_n, z_{n+1}$ 各个状态生成可观测的随机序列所组成的模型,如图 5.7 所示,即为一个隐马尔可夫模型,也是一个贝叶斯网络。

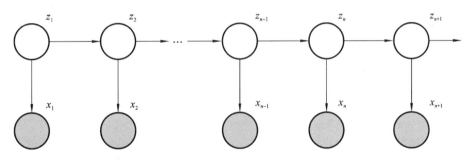

图 5.7 隐马尔可夫模型及其各个状态的可观测随机序列

5.3.1.4 隐马尔可夫模型的两个基本性质

(1)齐次假设:当前状态之和与上一个状态有关系,用公式表示如下:

$$P(z_t | z_{t-1}, x_{t-1}, z_{t-2}, x_{t-2}, \cdots, z_1, x_1) = P(z_t | z_{t-1}) \tag{5-6}$$

(2)观测独立性假设,假设所有的观测之间是互相独立的,某个观测之和与生成它的状态有关系,即

$$P(x_t | z_t, x_t, z_{t-1}, x_{t-1}, z_{t-2}, x_{t-2}, \cdots, z_1, x_1) = P(x_t | z_t) \tag{5-7}$$

一开始时说 x_1 与 z_2、x_2 不独立,怎么在这里又说 x_1 与 x_2 独立呢?其实严格来看,x_1 与 x_2 的确不互相独立,因为 x_1 是被 z_1 生成的,x_2 是被 z_2 生成的,但 z_2 的形成受 z_1 影响,所以 x_1 与 x_2 一定也会有联系,但是为了研究和应用的方便,假设生成 x_1 的 z_1 与生成 x_2 的 z_2 不独立,但 x_1 与 x_2 独立。

5.3.2 进化树的概率模型

进化树(phylogenetic tree)在生物学中一般被用来表征物种之间的关系,一般使用权重树和非权重树来计算。构建进化树有两种基本方法：独立元素法（discrete character method）和距离法（distance method）。基于距离的构建方法：非加权配对算术平均法（unweighted pair-group method with arithmetic means，UPGMA）、最小进化法（minimum evolution method，ME 法）和邻接法（neighbor-joining method，NJ 法）。基于特征的构建方法：最大简约法（maximum parsimony method，MP 法）、最大似然法（maximum likelihood method，ML 法）、进化简约法（EP 法）、相容性方法等。

5.3.2.1　非加权配对算术平均法

UPGMA 的前提条件是在进化过程中，每一代发生趋异的次数相同，即碱基或氨基酸的替换速率是均等且恒等的。UPGMA 的计算原理和过程如下。

（1）以已求得的距离系数，所有比较的分类单元的成对距离构成一个 $t \times t$ 方阵，即建立一个距离矩阵 M。

（2）对于一个给定的距离矩阵，寻求最小距离值 D_{pq}。

（3）定义类群 p 和 q 之间的分支深度 $L_{pq} = D_{pq}/2$。

（4）若 p 和 q 是最后的类群，则聚类过程完成，否则合并 p 和 q 成一个新类群 r。

（5）定义并计算新类群 r 到其他各类群 i（i 不能为 p 和 q）的距离 $D_{ir} = (D_{pi} + D_{qi})/2$。

（6）回到项（1）中的矩阵 M 消除 p 和 q，加入新类群 r，阵减少一阶，重复进行直至达到最后归群。

UPGMA 比较直观和简单，运算速度快，应用很广。它的缺点在于当分子进化速率较大时，在建树过程中会引入系统误差。

5.3.2.2　邻接法

NJ 法通过确定距离最近或相邻的成对分类单位来使进化树的总距离达到最小。相邻是指两个分类单位在某一无根分叉树中仅通过一个节点（node）相连，通过循序地将相邻点合并成新的点，就可以建立一个相应的拓扑树。它是一种推论叠加树的方法，在概念上与 UPGMA 相同，但是有以下四点不同。

（1）NJ 法符合超度量特性，但要求数据应非常接近或符合叠加性条件，即该方法要求对距离进行校正。

（2）NJ 法在成聚过程中连接的是分类单元之间的节点，而不是分类单元本身。

（3）NJ 法中原始距离数据用于估算进化树上所有端结分类单元之间的距离矩阵，校正后的距离用于确定节点之间的连接顺序。

（4）在重建进化树时，NJ 法取消了 UPGMA 所做的假定，认为在此进化分支上，发生趋异的次数可以不同。

5.3.2.3　最大简约法

MP 法的理论基础是奥卡姆（Ockham）哲学原则，该原则认为：解释一个过程的最好理论是所需假设数目最少的那一个。计算所有可能的拓扑结构，选择所需替代数最少的那个拓扑结构，作为最优树。

5.3.2.4　最大似然法

ML 法的原理是考虑到每个位点出现残基的似然值，将每个位置所有可能出现的残基替换概率进行累加，产生特定位点的似然值。ML 法对所有可能的进化树都计算似然函数，似然函数值最大的即为最可能的进化树。

利用 ML 法来推断一组序列的进化树，需首先确定序列进化的模型，如 Jukes-Cantor 模型、Kimura 二参数模型及一般二参数模型等。在进化模型选择合理的情况下，ML 法是与进化事实吻合最好的构树算法。其缺点是计算强度非常大，极为耗时。

比较以上几种主要的构树方法,一般情况下,若有合适的分子进化模型可供选择,用 ML 法构树获得的结果较好;对于近缘物种序列,通常情况下使用 MP 法;而对于远缘物种序列,一般使用 NJ 法或 ML 法。对于相似度很低的序列,NJ 法往往出现长支吸引现象,有时严重干扰进化树的构建。对于各种方法重建进化树的准确性,Hall 认为贝叶斯法最好,其次是 ML 法,然后是 MP 法。如果序列的相似性较高,各种方法都会得到不错的结果,模型间的差别也不大。NJ 法和 ML 法是需要选择模型的。蛋白质序列和 DNA 序列的模型选择是不同的。蛋白质序列的构树模型一般选择泊松修正(Poisson correction),而核酸序列的构树模型一般选择 Kimura 2 参数(Kimura 2-parameter)。如果对各种模型的理解并不深入,最好不要使用其他复杂的模型。参数的设置推荐使用缺省的参数。

5.3.3 模式发现(motif finding)中的概率模型

在统计学中,似然函数(likelihood function,通常简写为 likelihood,似然)是一个非常重要的内容,在非正式场合似然和概率(probability)几乎是一对同义词,但是在统计学中似然和概率却是两个不同的概念。概率是在特定环境下某件事情发生的可能性,也就是结果没有产生之前依据环境所对应的参数来预测某件事情发生的可能性,比如抛硬币,抛之前的结果是未知的,但是根据硬币的性质可以推测任何一面朝上的可能性均为 50%,这个概率只有在抛硬币之前才是有意义的,抛完硬币后的结果便是确定的;而似然刚好相反,是在确定的结果下推测产生这个结果的可能环境(参数),同样以抛硬币为例,假设我们随机抛掷一枚硬币 1000 次,结果 500 次人头朝上、500 次数字朝上(实际情况一般不会这么理想,这里只是举例),我们很容易判断这是一枚标准的硬币,人头或数字面朝上的概率均为 50%,这个过程就是根据结果来判断事件本身的性质(参数),也就是似然。

假设有一个造币厂生产某种硬币,现在我们拿到了一枚这种硬币,想试试这枚硬币是不是均匀的。即想知道抛这枚硬币时,正、反面出现的概率(记为 θ)各是多少。

这是一个统计问题,回想一下,解决统计问题需要什么? 数据。

于是我们拿这枚硬币抛了 10 次,得到的数据(x_0)是反正正正正反正正正反。欲计算的正面出现的概率 θ 是模型参数,而抛硬币模型可以假设为二项分布。

因此,出现实验结果 x_0(反正正正正反正正正反)的似然函数为

$$F(x_0,\theta)=(1-\theta)\times\theta\times\theta\times\theta\times\theta\times(1-\theta)\times\theta\times\theta\times\theta\times(1-\theta)=\theta^7(1-\theta)^3=f(\theta)$$

注意,这是一个只关于 θ 的函数。而最大似然估计就是要最大化这个函数。因此可以绘制出 $f(\theta)$ 的图像,如图 5.8 所示。

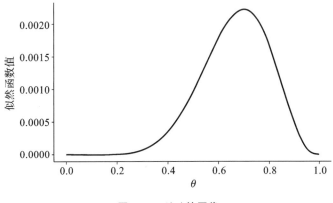

图 5.8 $f(\theta)$ 的图像

可以看出,在 $\theta=0.7$ 时,似然函数取得最大值。

至此,我们已经完成了对 θ 的最大似然估计。即抛 10 次硬币,发现 7 次硬币正面向上,最大似然估计认为正面向上的概率是 0.7。看似非常直观合理的估计,但一些人可能会说,硬币一般都是均

NOTE

匀的,就算实验发现结果是"反正正正正反正正正反",也不可能是 $\theta=0.7$。其实,这里包含了贝叶斯学派的思想——要考虑先验概率。为此,引入了最大后验概率估计。

最大似然估计是求参数 θ,使似然函数 $P(x_0|\theta)$ 最大。最大后验概率估计则是想求 θ 使 $P(x_0|\theta)P(\theta)$ 最大。求得的 θ 不仅使似然函数大,θ 出现的先验概率也得大。这类似于正则化中加惩罚项的思想,但正则化是利用加法,而最大后验概率估计是利用乘法。

最大后验概率估计其实是在最大化 $P(\theta|x_0)=P(x_0|\theta)P(\theta)P(x_0)$,但因为 x_0 是确定的(投出的"反正正正正反正正正反"),$P(x_0)$ 是一个已知值,所以去掉了 $P(x_0)$(假设"投 10 次硬币"是 1 次实验,实验做了 1000 次,"反正正正正反正正正反"出现了 n 次,则 $P(x_0)=n/1000$。总之,这是一个可以由数据集得到的值)。最大化 $P(\theta|x_0)$ 的意义也很明确,即 x_0 已经出现了,要求 θ 取什么值使 $P(\theta|x_0)$ 最大。此外,$P(\theta|x_0)$ 即后验概率,这就是"最大后验概率估计"名字的由来。

对于投硬币的例子,我们认为("先验地知道")θ 取 0.5 的概率很大,取其他值的概率小一些。用高斯分布来具体描述这个先验知识,例如假设 $P(\theta)$ 为均值 0.5、方差 0.1 的高斯函数,如图5.9所示,则 $P(x_0|\theta)P(\theta)$ 的函数图如图 5.10 所示。

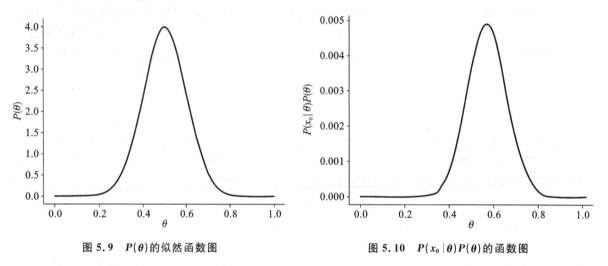

图 5.9　$P(\theta)$ 的似然函数图　　　　　　　图 5.10　$P(x_0|\theta)P(\theta)$ 的函数图

注意,此时函数取最大值时,θ 取值已向左偏移,不再是 0.7。实际上,在 $\theta=0.558$ 时函数取得了最大值,即用最大后验概率估计,可得 $\theta=0.558$。

最后,如何说服一个贝叶斯派相信 $\theta=0.7$ 呢?关键是增加实验次数。如果 1000 次实验中 700 次是正面向上,这时的似然函数如图 5.11 所示。如果仍然假设 $P(\theta)$ 为均值 0.5、方差 0.1 的高斯函数,$P(x_0|\theta)P(\theta)$ 的函数图如图 5.12 所示,在 $\theta=0.696$ 处,$P(x_0|\theta)P(\theta)$ 取得最大值。

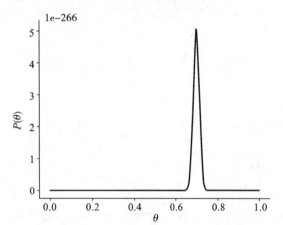
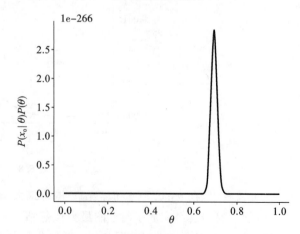

图 5.11　1000 次实验中 $P(\theta)$ 的似然函数图　　　图 5.12　1000 次实验中 $P(x_0|\theta)P(\theta)$ 的函数图

这样,就算一个考虑了先验概率的贝叶斯派,也不得不承认 θ 约为 0.7。如果 $P(\theta=0.5)=1$,无论怎么进行实验,使用最大后验概率估计均可得 $\theta=0.5$。这也说明,一个合理的先验概率假设是很重要的。

5.3.3.1 最大期望算法(expectation-maximization algorithm,EM 算法)

EM 算法实际上是 E(期望)与 M(最大化)两个步骤合起来构成的算法。EM 算法是针对测量数据不完全时,求参数的最大似然估计的统计方法。HMM 的模型参数的估计,是 EM 算法的一个最常见且极有用的典型例子。

维特比(Viterbi)算法作为一种比 HMM 算法更精妙,但是比 EM 算法更简单的方法,也经常被用于生物序列的分析,尤其是模体识别中。

5.3.3.2 bootstrap 检验

不同的方法可能得到不同的结论,需要用不同的方法以及不同的参数,加上对生物学问题的理解来构建最好的进化树以更好地理解生物学问题。其中一个衡量树的好坏的方法就是检测 bootstrap 的值,其值越大越好。

在重建进化树的过程中,均需选择 bootstrap 进行树的检验。一般 bootstrap 值大于 70,则认为重建的进化树较为可靠。如果 bootstrap 值太低,则进化树的拓扑结构可能有错误,进化树是不可靠的。因此,一般推荐用两种以上不同的方法构建进化树,如果所得到的进化树类似,且 bootstrap 值总体较高,则得到的结果较为可靠。通常情况下,只要选择了合适的方法和模型,构建的进化树均是有意义的,研究者可根据自己研究的需要选择最佳的进化树进行分析。

bootstrap 值是指根据所选的统计计算模型,设定初始值 1000 次,将序列的位点都重排,重排后的序列再用相同的办法构树,如此让模型计算并绘制 1000 株进化树,这是命令阶段产生的。如果原来树的分支在重排后构建的树中也出现了,就给这个分支打上 1 分,如果没出现就给 0 分,给进化树打分后,每个分支都可得出分值。进化树中每个节点上的数字则代表在命令阶段要求的 1000 次进化树分析中,有多少次。重排的序列有很多组合,分值越低说明分支的可信度越低,最好根据数据的情况选用不同的构树方法和模型。比如鉴定菌种时一般认为节点数字初始设置 1000 计算后显示大于 500(有时显示的是百分数,要注意)时,这样的进化分析才具有可信度。

5.3.4 基因表达数据分析

基因表达(gene expression)是指将来自基因的遗传信息合成功能性基因产物的过程。基因表达产物通常是蛋白质,但是非蛋白质编码基因如转移 RNA(tRNA)或小核 RNA(snRNA)基因的表达产物是功能性 RNA。所有已知的生命,无论是真核生物(包括多细胞生物),还是原核生物(细菌和古细菌)或病毒,都利用基因表达来合成与生命相关的大分子。

基因表达数据是直接或间接测量得到的基因转录产物 mRNA 在细胞中的丰度,这些数据可以用于分析哪些基因的表达发生了变化、基因之间有何相关性,以及在不同条件下基因的活动是如何受影响的。它们在临床诊断、药物疗效判断、疾病发生机制研究等方面有重要的应用。目前,高通量检测基因组 mRNA 丰度的方法主要是 cDNA 微阵列、寡核苷酸芯片,随着 cDNA 微阵列和寡核苷酸芯片等高通量检测技术的发展,可以从全基因组水平定量或定性检测基因转录产物 mRNA。由于生物体中的细胞种类繁多,同时基因表达具有时空特异性,因此,基因表达数据与基因组数据相比更为复杂,数据量更大,数据的增长速度更快。

基因表达数据中,差异性表达的数据比较受人关注,常用来衡量基因差异表达的方法有倍数法(通常以 2 倍差异为阈值)、t 检验、方差分析(分析总体、组内以及组间是否有差异性)、基因芯片显著性分析(significant analysis of microarray,SAM)法以及信息熵等方法。

5.3.5 基因网络推断与分析

生物网络大多是非标度网络(scale-free network),拓扑结构复杂。贝叶斯网络(Bayesian network)是一种使用频率较高的网络,它由一个有向无环图(DAG)和条件概率表(CPT)组成。贝叶斯网络通过一个有向无环图来表示一组随机变量与它们的条件依赖关系。它通过条件概率分布来参数化。每一个结点都通过 $P(\text{node}|\text{Pa}(\text{node}))$ 来参数化,$\text{Pa}(\text{node})$ 表示网络中的父节点,如图 5.13 所示。

扫码看彩图

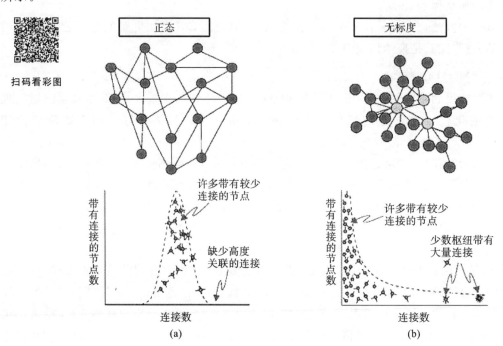

图 5.13 正态分布(a)与无标度网络(b)的比较

如图 5.14 所示,一个简单的贝叶斯网络对应的全概率公式为 $P(a,b,c)=P(c|a,b)P(b|a)P(a)$,较为复杂的贝叶斯网络对应的全概率公式为

$$P(x_1,x_2,x_3,x_4,x_5,x_6,x_7)=P(x_1)P(x_2)P(x_3)P(x_4|x_1,x_2,x_3)P(x_5|x_1,x_3)P(x_6|x_4)P(x_7|x_4,x_5)$$

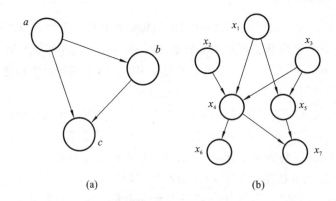

图 5.14 简单(a)与复杂(b)贝叶斯网络

5.3.6 数据降维(dimension reduction)及其应用

用统计分析方法研究包含多变量的课题时,变量个数太多会增加课题的复杂性。人们自然希望变量个数较少而得到的信息较多,因此需要对高维度的数据进行降维处理。数据降维主要有线性降

NOTE

维和非线性降维两种方法。线性降维主要包括主成分分析(principal component analysis,PCA)和线性判别分析(linear discriminant analysis,LDA)。非线性降维分为保留全局特征和保留局部特征两大块,保留全局特征主要有基于距离保持、基于核和基于神经网络,保留局部特征主要包含基于重建权值、邻接图和基于切空间,如图 5.15 所示。几种降维方法的效果如图 5.16 所示。

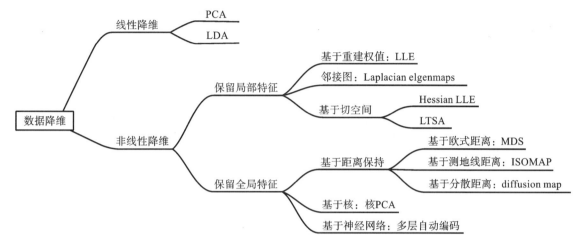

图 5.15 数据降维的方法

扫码看彩图

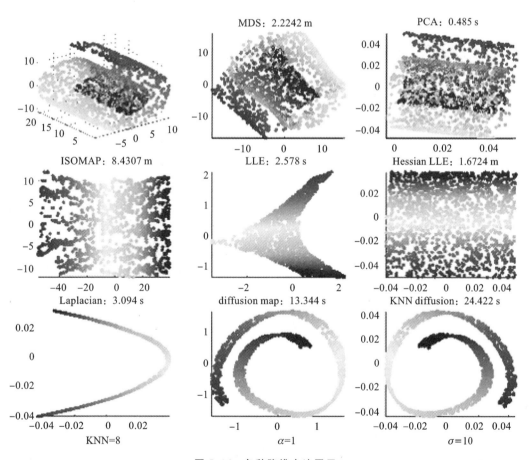

图 5.16 各种降维方法展示

注:MDS 为多维缩放;PCA 为主成分分析;ISOMAP 为等度量映射;LLE 为局部线性嵌入;Hessian LLE 为海森局部线性嵌入;Laplacian 为拉普拉斯算子;diffusion map 为扩散映射;KNN 为邻近算法。

其中,线性降维的两种降维方法比较常用。

1. PCA

PCA 是重要的降维方法之一,它就是找出数据中最主要的方面,用数据中最主要的方面来代替原始数据,其中心思想为"使得降维后数据整体的方差最大"。其优点是提供点的坐标降维,找出最能体现数据特点的特征。

2. LDA

LDA 的思想可以用一句话概括,就是"投影后类内方差最小,类间方差最大"。要将数据在低维度上进行投影,投影后希望每一种类别数据的投影点尽可能接近,而不同类别数据的类别中心之间的距离尽可能大。

(1) 优点:在降维过程中可以使用类别的先验知识经验,而像 PCA 这样的无监督学习则无法使用类别先验知识;LDA 在样本分类信息依赖均值而不是方差时,相比 PCA 之类的算法较优。

(2) 缺点:LDA 不适合对非高斯分布样本进行降维,PCA 也存在这个问题;LDA 降维最多降到类别数 $k-1$ 的维数,如果降维的维度大于 $k-1$,则不能使用 LDA。当然,目前有一些 LDA 的进化版算法可以绕过这个问题;LDA 在样本分类信息依赖方差而不是均值时,降维效果不好;LDA 可能过度拟合数据,其与 PCA 的比较如表 5.3、图 5.17 所示。

表 5.3 PCA 与 LDA 的比较

相同点	不同点
对数据进行降维处理	LDA 有监督,PCA 无监督
矩阵特征分解思想	LDA 最多降维到 $k-1$ 的维数,PCA 没有此种限制
均假设数据符合高斯分布	LDA 可以用于分类,PCA 不能用于分类
	LDA 选择分类性能最好的投影方向,PCA 选择投影后样本点整体方差最大的方向

扫码看彩图

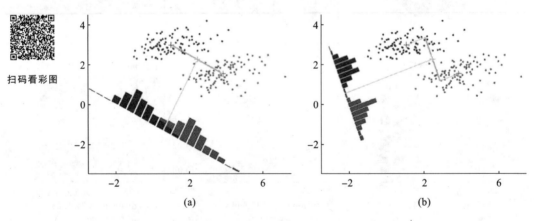

图 5.17 PCA(a)与 LDA(b)的对比分析

3. 数据降维的应用

降维的目的主要是减少预测变量的个数,确保这些变量是相互独立的,并提供一个框架来解释结果,其在分子动力学模拟、数学建模、数理分析、机器学习等学科中均有应用,是一种常用的多变量分析方法,在机器学习中应用广泛。在机器学习中,降维的目的是进行特征选择和特征提取。特征选择是选择重要特征子集,并删除其余特征;而特征提取是从原始特征中提取形成较少的新特征。在特征提取中,要找到 k 个新的维度的集合,这些维度是原来 k 个维度的组合,这种方法可以是有监督的,也可以是无监督的,其中,PCA 是无监督的降维方法,LDA 是有监督的降维方法,这两种方法都是通过线性投影来降维的。另外,因子分析和多维缩放(MDS)也是无监督的线性降维方法。

5.4 面向生物大数据挖掘的深度学习

"在人工智能上花一年时间,这足以让人相信上帝的存在。"

人工智能的发展经历了若干阶段,从早期的逻辑推理,到中期的专家系统,这些科技进步确实使我们离机器的智能化有些接近,但还有一大段距离。直到机器学习诞生以后,人工智能界才似乎终于找对了方向。基于机器学习的图像识别和语音识别在某些垂直领域达到了与人类相媲美的程度。

5.4.1 深度学习

5.4.1.1 深度学习的基本概念

深度学习是机器学习的一个特定分支。要想充分理解深度学习,必须对机器学习的基本原理有深刻的理解。机器学习算法是一种能够从数据中学习的算法。然而,其中的"学习"是什么意思呢?Mitchell 提供了一个简洁的定义:"对于某类任务 T 和性能度量 P,一个计算机程序被认为可以从经验 E 中学习是指,通过经验 E 改进后,它在任务 T 上由性能度量 P 衡量的性能有所提升。"

机器学习有助于解决一些人为设计和使用确定性程序很难解决的问题。从科学和哲学的角度来看,机器学习受到关注是因为提高我们对机器学习的认识需要提高我们对智能背后原理的理解。

5.4.1.2 深度学习的本质

深度学习是机器学习的一种方法。在过去几十年的发展中,它大量借鉴了我们关于人脑、统计学和应用数学的知识。近年来,得益于更强大的计算机、更大的数据集和能够训练更深的网络技术,深度学习的普及性和实用性都有了极大的发展。未来进一步提高深度学习并将它带到新领域充满了挑战和机遇。

5.4.1.3 基本方法

1. 数据的矩阵化

什么是矩阵化?原来我们一个样本一个样本地将 x 放进神经网络中,然后一个样本一个样本地计算出 y^* 的值。但这样太慢了,我们可以使用一种技巧,如下所示。

假设第 i 个样本的 x 为 x_i,由于 x 是有对应特征的,原本的 x_i 为 $x_i = \{x_{1i}, x_{2i}, \cdots, x_{mi}\}$,$n$ 是样本的特征数。在原本的神经网络计算过程中,将这个 x_i 中的 x_1 放在输入端的第一个节点上,x_2 放在第二个节点上,以此类推,根据算法流程,就可以计算出最后的 y^*。

而现在,每次输入神经网络的是一个矩阵,即 $\{(x_{11}, x_{12}, x_{13}, \cdots); \cdots; (x_{n1}, x_{n2}, x_{n3}, \cdots)\}$。将这个矩阵输入神经网络中,就相当于同时将 i 个样本全部输入神经网络中同时进行计算,显然,计算出的结果就是 $y = \{y^{*1}, y^{*2}, \cdots, y^{*i}\}$。

2. 深层网络的构建和优化

随机梯度下降(SGD)及其变种很有可能是一般机器学习中应用最多的优化算法,特别是在深度学习中。虽然随机梯度下降是非常受欢迎的优化方法,但其学习过程有时会很慢。动量方法旨在加速学习,特别是处理高曲率、小但一致的梯度,或是带噪声的梯度。动量算法积累了之前梯度指数级衰减的移动平均,并且继续沿该方向移动。

设计有助于优化的模型:改进优化的最好方法并不总是改进优化算法。相反,深度学习模型中许多优化改进来自设计易于优化的模型。在实践中,选择一组容易优化的模型比使用一个强大的优化算法更重要。

目前,较流行且使用频率较高的优化算法包括 SGD、具动量的 SGD、RMSProp、具动量的

RMSProp、AdaDelta 和 Adam。选择哪一种算法主要取决于使用者对算法的熟悉程度(以便调节超参数)。

卷积网络(convolutional network),也称为卷积神经网络(convolutional neural network,CNN),是一种专门用来处理具有类似网络结构的数据的神经网络。例如时间序列数据(可以认为是在时间轴上有规律地采样形成的一维网格)和图像数据(可以看作二维的像素网格)。卷积网络在诸多应用领域表现优异。"卷积网络"一词表明该网络使用了卷积这种数学运算。卷积是一种特殊的线性运算。卷积网络是指至少在网络的一层中使用卷积运算来代替一般的矩阵乘法运算的神经网络。

卷积网络在深度学习中发挥了重要作用。其是将研究大脑获得的深刻理解成功用于机器学习应用的关键,也是首批表现良好的深度模型之一,远远早于任意深度模型被认为可行之前。卷积网络也是第一个有重要商业应用的神经网络,目前仍然处于深度学习商业应用的前沿。

5.4.2 深度学习方法的类型

与机器学习一样,深度学习方法可以分为以下几类:监督、半监督、部分监督以及无监督。此外,还有另一类学习方法,称为强化学习(reinforcement learning)或深度强化学习(deep reinforcement learning),它们经常在半监督或无监督学习方法的范围内讨论。

5.4.2.1 监督学习

监督学习为一种使用标注数据的学习技术。在其案例中,环境包含一组对应的输入输出,即

$$(x_t, y_t) \sim \rho \tag{5-8}$$

如输入是 x_t,智能体预测得

$$\hat{y}_t = f(x_t) \tag{5-9}$$

因此而获得损失值。然后智能体不断迭代调整网络参数,从而更好地近似期望输出。成功训练之后,智能体可对环境问题做出正确回答。监督学习主要有以下几种:深度神经网络(DNN)、卷积神经网络(CNN)、循环神经网络(包含 LSTM)以及门控循环单元(GRU)。

5.4.2.2 半监督学习

半监督学习为一种使用部分标注数据的学习技术(通常被称为强化学习)。在一些案例中,深度强化学习(DRL)和生成对抗网络(GAN)常被用作半监督学习技术。

5.4.2.3 无监督学习

无监督学习为一种不使用标注数据的学习技术。在这种情况下,智能体学习内部表示或重要特征以发现输入数据中的未知关系或结构。无监督学习方法通常有聚类、降维和生成技术等。有些深度学习技术擅长聚类和非线性降维,如自编码器(AE)、受限玻尔兹曼机(RBM)和 GAN。

5.4.2.4 深度强化学习(deeping reinforcement learning,DRL)

DRL 为一种适用于未知环境的学习技术。DRL 始于 2013 年谷歌 Deep Mind。有时这种方法也被称为半监督学习。许多半监督和无监督学习方法已经基于这个概念实施。在 DRL 中,没有一个简单的前向损失函数,因此与传统的监督学习方法相比,这使得机器学习变得更困难。DRL 与监督学习之间的根本区别:首先,我们无法获取正在优化的函数,而必须通过交互来查询它;其次,我们正在与基于状态的环境交互:输入 x_t 取决于先前的动作。

5.4.2.5 应用深度学习的时机和领域

目前,深度学习几乎在各个领域都有应用。人工智能在以下领域有广泛的应用前景,深度学习在其中扮演重要角色:缺乏人类专家(如火星导航);人们尚无法解释的专业知识(如演讲、认知、视觉和语言理解);问题的解决方案随时间不断变化(如追踪、天气预报、偏好、股票、价格预测);解决方

案需要适应特定情况(如生物统计学、个性化);人类的推理能力有限,而问题的规模却很大(如计算网页排名、将广告匹配到 Facebook 和情感分析)。

在深度学习的众多应用中,深度学习在生物大数据方面的应用尤其引人关注。

5.4.3 深度学习应用于生物大数据分析

5.4.3.1 基本流程

(1)序列的格式化:FASTA 格式是一种基于文本用于表示核酸序列或多肽序列的格式。其中核酸或氨基酸均以单个字母来表示,且允许在序列前添加序列名及注释。该格式已成为生物信息学领域的一项标准。

(2)深层网络的构建:网络一般包括输入层、隐含层和输出层,隐含层的复杂度可以根据实际需要设定,一般包含卷积核、卷积层参数和激励函数。

(3)深层网络的优化:深度学习算法在许多情况下涉及优化。例如,模型中的进行推断(如 PCA)涉及求解优化问题。我们经常使用解析优化去证明或设计算法。在深度学习涉及的诸多优化问题中,最难的是神经网络训练,甚至会用几百台机器投入几天到几个月的时间来解决单个神经网络训练问题。因为这其中的优化问题很重要,代价也很高,因此研究者们开发了一组专门为此设计的优化技术。

(4)经验风险最小化。

(5)代理损失函数和提前终止。

(6)批量算法和小批量算法。

(7)结果的优化和解读:根据模型处理的结果来调整模型的参数,以使结果达到最优化。

(8)模型的应用:构建的深度学习模型不仅仅局限于当前工作应用,而应具有普适性。当我们修改某一特定参数时,该模型能够很好地应用于其他工作的处理。

5.4.3.2 应用

随着人工智能的发展,深度学习俨然成为一个热词,其在各大浏览器公司(如谷歌、百度等),以及计算机视觉、语音识别系统、自然语言处理等领域均有着重要的应用。在大数据的背景下,深度学习在生物大数据中也扮演着不可或缺的角色,如分类模型对序列的分类识别、SNP 识别、DNA-结合蛋白与 RNA-结合蛋白的预测、蛋白质结构预测等。

本章小结

本章首先介绍了生物统计学基础和传统生物统计学及其应用方法,以此引导学生入门。然后介绍生物大数据与概率统计模型,通过贝叶斯推断、隐马尔可夫模型(HMM)、最大似然法等方法的层层推进,配合翔实的案例,完整地介绍了统计建模方面的知识。最后将统计建模方法延展到面向生物大数据挖掘的深度学习,并介绍相关应用。

思考题

一、简答题

1. 生物统计学的一般过程包括哪四个阶段?

2. 基因集富集分析(gene set enrichment analysis,GSEA)的基本思想是什么? 试举例简述 GSEA 在全基因组表达数据分析中的应用。

3. 请简述 MCMC 算法的思想。

二、单选选择题

1. 隐马尔可夫模型中,针对评估问题通常用什么算法解决?(　　)

A. 前向算法　　　B. EM 算法　　　C. Viterbi 算法　　　D. 向前向后算法

2. 进化树的两个特征是(　　)。

A. 进化分支和进化节点　　　　　　B. 树的拓扑结构和分支长度

C. 进化分支和树根　　　　　　　　D. 序列比对和引导检测方法

三、计算题

1. 骰子游戏:两种骰子 A(正常骰子)和 B(出千骰子),开始以 2/5 的概率出千。正常 A:以 1/6 的概率出现每个点。不正常 B:5,6 出现概率为 3/10,其他为 1/10,观测到其一次投掷结果 $O=(1, 4,3,5,5,6,6,2,3,6)$。问题:请判断什么时候出千了? 模型参数 $\lambda=\{\pi,A,B\}$,初始分布如下:

	A	B
A	0.6	0.4
B	0.4	0.6
π	0.6	0.4

2. 计算 motif 的概率:请根据给定矩阵,使用 EM 算法计算 motif 的概率。

打分公式为

$$\Pr(X_i \mid Z_{ij} = 1, p) = \underbrace{\prod_{k=1}^{j-1} p_{c_k,0}}_{\text{motif 前}} \underbrace{\prod_{k=j}^{j+W-1} p_{c_k,k-j+1}}_{\text{motif}} \underbrace{\prod_{k=j+W}^{L} p_{c_k,0}}_{\text{motif 后}}$$

其中,X_i 是第 i 条序列;如果 motif 开始于第 i 条序列的第 j 个位置,Z_{ij} 为 1;c_k 是第 i 条序列的第 k 个位置上的碱基。

概率矩阵如下:

	1	2	3	4	5	6
A	0.25	0.2	0.3	0.1	0.3	0.2
T	0.25	0.4	0.1	0.3	0.3	0.3
C	0.25	0.2	0.2	0.3	0.2	0.3
G	0.25	0.2	0.4	0.3	0.2	0.2

计算 ATGGTC 这段序列全部为 motif 的概率。

3. 序列上 GC 含量高和 GC 含量低区域的隐状态判断:给定两种状态 G(GC 含量高的区域)和 N(GC 含量低的区域),初始概率、转移概率和条件概率如表 5.4、表 5.5 所示。请根据以下观测到的序列,利用 Viterbi 算法得到最有可能的隐状态。

表 5.4　初始概率、转移概率

	G	N
G	0.8	0.2
N	0.1	0.9
初始概率	0.6	0.4

表 5.5 条件概率

	A	C	G	T
N	1/4	1/4	1/4	1/4
G	0.1	0.4	0.4	0.1

观测到的序列:ATGGCTGC。

参 考 文 献

[1] 李春喜,姜丽娜,邵云,等.生物统计学[M].3 版.北京:科学出版社,2005.

[2] Ross S M.应用随机过程:概率模型导论[M].龚光鲁,译.9 版.北京:人民邮电出版社,2007.

[3] 孙啸,陆祖宏,谢建明.生物信息学基础[M].北京:清华大学出版社,2005.

[4] Durbin R,Eddy S,Krogh A,et al.生物序列分析[M].王俊,郭一然,单杲,译.北京:科学出版社,2010.

[5] Surhone L M,Tennoe M T,Henssonow S F. Big data[M]. [S. l.]:Betascript Publishing,2010.

[6] 范剑青,林希虹,刘军.生物统计学和生物信息学最新进展[M].北京:高等教育出版社,2009.

[7] 宁康,陈挺.生物医学大数据的现状与展望[J].科学通报,2015,60(5-6):534-536.

[8] 周志华.机器学习[M].北京:清华大学出版社,2017.

[9] 邓力,俞栋.深度学习:方法及应用[M].谢磊,译.北京:机械工业出版社,2016.

[10] 林海明,杜子芳.主成分分析综合评价应该注意的问题[J].统计研究,2013,30(8):25-31.

[11] Angermueller C,Pärnamaa T,Part L,et al. Deep learning for computational biology[J]. Mol Syst Biol,2016,12(7):878.

[12] Alipanahi B,Delong A,Weirauch M T,et al. Predicting the sequence specificities of DNA- and RNA-binding proteins by deep learning[J]. Nat Biotechnol,2015,33(8):831-838.

[13] Liu Y,Ye Q,Wang L,et al. Learning structural motif representations for efficient protein structure search[J]. Bioinformatics,2018,34(17):i773-i780.

第6章 生物材料与组织工程

6.1 基 本 概 念

6.1.1 生物材料及其衍生医疗器械产品

生物材料(biomaterials),也被称为生物医用材料(biomedical materials),是一类具有特殊功能的材料。生物材料用于对生命系统进行诊断、治疗、替换、修复或诱导再生。生物材料可以是人工合成的,包括金属、陶瓷、高分子和它们的复合物等,也可以是用天然物质制造的,例如蛋白质、纤维素和脱细胞基质等。生物材料的研究属于交叉学科,涉及材料科学、医学、生命科学等诸多学科交叉渗透的研究领域。

生物材料可以追溯到几千年前,文献记载表明贵金属和一些丝线被用来修复人体。在18—19世纪,开始有许多金属材料被用到手术中,用于固定损伤的组织。进入20世纪,随着无菌手术的发展,医生们开始大量使用不锈钢和合金材料制成植入人体的材料。在1938年,人工关节被发明出来用于临床替换功能受损的关节。经过不断改进,Sir John Charnley发明了复合人工髋关节,这种结构的关节替换物一直被沿用至今。1952年临床上应用了第一个人工血管,1960年,人工瓣膜进入临床。随后,生物材料开始快速发展,很多组织和器官都有了可用的修复材料。进入21世纪,组织工程和纳米材料成为生物材料研究的重点,人们开始相信未来组织和器官的损伤通过组织工程的方法有望被修复。

目前,临床上已经投入应用的生物材料种类繁多。在临床应用上,生物材料制成的产品被划分到医疗器械类别进行管理。由于都用于疾病的治疗,生物材料常常与药物相提并论。在临床治疗疾病时常用的药物与生物材料本身有一定的区别,主要体现在治疗途径上。根据我国《医疗器械监督管理条例》的规定,生物材料所属的医疗器械的效用主要通过物理等方式获得,不是通过药理学、免疫学或代谢的方式获得,或者虽有这些方式参与,但是只是发挥辅助作用。

生物材料类医疗器械的临床使用目的可以归纳如下:对疾病进行诊断、预防、监护、治疗或者缓解;对组织和器官的损伤进行诊断、监护、治疗、缓解或者功能补偿;对人体的某些生理结构或者生理过程进行检验、替代、调节或者支持;支持或者维持生命系统;对妊娠进行控制;对来自人体的样本进行检查和诊断。除了与人体相关的生物材料外,也有人将适用于动物和细胞培养的相关材料称为生物材料,例如兽用医疗器械和细胞扩增培养装置等。

一般来说,大多数生物材料制成的产品属于无源医疗器械。无源主要是指不依靠电能或外部能源产生治疗作用。

根据与人体的接触类型,生物材料类医疗器械可以分为不接触人体的器械(体外诊断试剂和辅助试剂等)和接触、进入人体的器械(表面接触器械、植入器械等)。根据与人体的接触时限,生物材料类医疗器械可被分为暂时使用(24 h内)、短期使用(24 h至30天)和长期使用(30天以上)的器械。短期使用的生物材料一般都属于医用耗材,如纱布、手术缝针和缝线等。

此外,经常用到的生物材料类医疗器械分类还有风险等级分类。根据我国法律,医疗器械根据其风险等级可以分为三类。

(1) 第一类风险较低,实行常规管理,产品进入市场只需要备案,例如医用降温贴、脱脂棉球、纱布、绷带、检查手套和引流袋等。

(2) 第二类风险中等,需要严格控制管理,产品进入市场需要注册,例如体温计、血压计、采血针、内镜和负压吸引器等。

(3) 第三类风险较高,需要采取特别措施管理,产品进入市场需要注册,例如心血管支架、人工心脏、人工关节和人工血管等。

根据材料性质可以将生物材料分为金属和合金类、陶瓷和玻璃类(有时也被称为无机非金属类)、高分子类和复合材料类等,如表 6.1 所示。

生物材料种类繁多,了解和掌握生物材料的分类,对研发生物材料产品非常重要。

表 6.1 生物材料的分类

分类	举例
金属和合金类	不锈钢
	钛及钛合金
	钴基合金
	贵金属
陶瓷和玻璃类	氧化铝陶瓷
	氧化锆陶瓷
	磷酸钙陶瓷
	生物活性玻璃
	可降解生物陶瓷
高分子类	天然高分子材料(胶原、明胶、壳聚糖)
	合成高分子材料(尼龙、硅胶、聚四氟乙烯)
复合材料类	碳纤维/聚合物
	玻璃纤维/聚合物
	羟基磷灰石/聚乳酸复合物

近年来出现了结合药物和生物材料的产品,也被称为药械组合产品。例如,带细胞增殖抑制剂的心脏冠脉支架、带抗菌涂层的植入导管、含药节育环、含药敷贴等。这些产品组合形式多样,给患者带来了治疗上的便利性,很多厂商在积极研发这一类产品。但是,这一类产品也向相关管理部门提出了挑战。早在 2004 年,我国就发布了《关于药品和医疗器械相结合产品注册管理有关问题的通知》,该通知明确规定了相关管理部门在审查该类产品的申请注册前会对其进行属性界定。如果产品是药品起主要作用就按照药品进行申报注册,医疗器械起主要作用就按照医疗器械进行申报注册。2009 年出台的《关于药械组合产品注册有关事宜的通告》进一步明确了药械组合产品的定义,也明确了联合审评的模式。2018 年我国国家药品监督管理局为了加强药械组合产品的注册管理,对相关方面进行了明确。

(1) 药械组合产品是作为一个单一实体生产的产品,例如可吸收冠状动脉雷帕霉素洗脱支架。

(2) 以药物为主的产品,要申报药品注册;以医疗器械为主的产品,要申报医疗器械注册。

(3) 拟申报的产品,应该先进行属性界定。根据目前生物材料的发展趋势,未来的生物材料产品,涉及组合器械的情况将会越来越多。

6.1.2 组织工程的出现及其发展

组织工程的概念大约是在 20 世纪 80 年代开始出现的,最早是由美国华裔科学家冯元桢提出的。1987年,组织工程这个术语被美国国家科学基金会正式确定,随后开始在全世界普及发展。在组织工程的发展过程中,科学家应用组织工程技术在裸鼠上构建了耳廓形态的软骨,这项成果被认为是组织工程的一个标志性突破。

到20世纪90年代,开始出现了一些简单的组织工程产品的临床应用。组织工程是一个发展非常快速的新兴交叉学科,被认为具有变革未来医学的重要潜力。利用组织工程的方法修复组织的医学方法也被称为再生医学。

最近几十年,各类组织工程技术在肌肉、骨骼、软骨、韧带、血管和皮肤领域取得了进展。此外,一些器官,如肝脏等,也可以在一定程度上被组织工程技术修复。最早的组织工程皮肤已经在临床上的复杂创面,如烫伤领域取得了非常好的效果。2006年,组织工程膀胱在临床上移植成功,结果表明,组织工程膀胱与原有膀胱几乎没有差异。组织工程修复膀胱的技术发展为复杂泌尿系统疾病提供了更多的治疗机会。

组织工程是基于工程学的原理构建医学生物学组件,包括支架(scaffold)、细胞(cell)和生长因子(growth factor),这三项也被称为组织工程三要素。组织工程的实施包括以下策略:将细胞种植在人工制备的支架材料上,支架可以用胶原或聚乳酸等材料制成,置于含有生长因子的培养基中进行细胞扩增。合适的生长因子可以刺激相关细胞生长和增殖。随着细胞在支架上的生长,就逐渐形成了可用于植入的组织替代品。在理想情况下,选用合适的材料制成的支架会完全降解消失,取而代之的是细胞产生的细胞外基质,最终形成与组织高度接近的植入物。

上述组织工程的基本原理看起来非常简单,但在操作上常常碰到很多问题。临床上常采用的治疗方案:①从患者机体内取少量组织,获得种子细胞;②将细胞在体外进行扩增后与生物材料(支架)进行混合,使细胞与生物材料(支架)形成复合物;③如有必要,在生物反应器中将细胞和材料复合物进行培养,使复合物具有与机体组织或器官更高的相似性;④将细胞和材料复合物植入人体,随着材料的降解和吸收,最终形成新的组织或器官,达到修复和重建功能的目的。

从上述组织工程的治疗方案来看,生物材料在这个过程中发挥了非常重要的作用。由生物材料制成的支架一般具有三维多孔结构,可以为细胞的生长和代谢提供一个良好环境,也为重构组织和器官提供模板。另外,细胞和生长因子也非常关键,但同时也面临很多挑战,如细胞来源不足、体外细胞增殖癌变风险、生长因子来源和风险控制等。

虽然还有诸多问题需要解决,但是组织工程学的发展还是改变了传统医学的模式,发展出再生医学,为临床许多不治之症或因器官移植供体短缺而得不到有效治疗的患者带来了新的希望。

6.2 典型生物材料产品

本节介绍一些典型的生物材料产品,包括心血管支架、人工关节、牙种植体等。这些产品有的已经在临床上应用了几十年,有的才刚刚进入大规模临床应用。总的来讲,一种好的生物材料产品,必须经过临床应用的检验,得到患者的认可。研发一种新的生物材料产品,也一定要从临床需求出发,贴近实际应用。

6.2.1 心血管类

心血管类生物材料产品众多,从血管支架、人工心脏瓣膜到人工心脏,技术难度高,与患者的生命安全密切相关,可以说是生物材料产品中最具挑战的产品类别。

常见的血管支架是一种圆柱形多孔支撑物,植入血管病变部位支撑狭窄闭塞血管,起到保持血流通畅的作用。血管支架根据植入部位的不同,可分为冠脉支架、脑血管支架和外周血管支架等。目前市场上主流的血管支架主要由合金材料制成,包括不锈钢和钴铬合金等,也出现了可降解高分子血管支架。

金属血管支架的制造方法主要为激光雕刻技术。在惰性气体保护的条件下,使用激光束对金属管进行雕刻,制成多孔结构。这种多孔结构可以径向撑开固定,对血管起到支撑作用,保持血流通畅。在血管支架上可以进行一些表面处理,例如,通过适当的腐蚀得到孔洞,在孔洞中可以填充药物,制成携带药物的血管支架,或者使用高分子涂层,做成药物洗脱支架。这些携带药物的血管支架,通过适当的药物释放,可以抑制平滑肌细胞增殖,促进血管内皮形成,降低支架使用后的再狭窄发生率,因此得到了较为广泛的应用。我国在血管支架领域获得了与世界先进水平几乎同步的发展,取得了非常傲人的成绩。目前国内市场已经基本被国产血管支架占领。

与血管支架配合使用的球囊导管输送系统实际上比血管支架更早出现在临床应用中。因为病变血管弹性差,血管成形术效果不好才出现了血管支架的临床需求。球囊导管输送系统是一套比较复杂的系统,在导管前端安装可以注入气体扩张的球囊,经过动脉输送到血管狭窄或堵塞位置后,先进行球囊扩张血管成形术,再放置支架支撑血管内壁,保证血流通畅。这一类治疗技术也被称为经皮血管腔内血管成形术(percutaneous transluminal angioplasty,PTA),该手术创伤小、时间短,因此得到了非常快速的推广。PTA 与血管支架配合使用,已经成为临床上治疗血管狭窄或闭塞性病变的主要方法。

人工心脏瓣膜是一类用于替换心脏瓣膜(主动脉瓣、三尖瓣和二尖瓣)的生物材料,主要分为机械瓣膜和生物瓣膜。机械瓣膜全部由人工材料制成,分为双叶瓣和单页瓣结构。在瓣膜上进行抗血栓碳材料涂层处理,可以提高其抗血栓性能。生物瓣膜一般使用牛心包或者猪主动脉制成。一般认为,生物瓣膜的抗血栓性能优于机械瓣膜。机械瓣膜的主要优点是耐用性好,但是抗凝血性能不足,患者术后需要终生服用抗凝药物,带来了后续成本升高和健康风险。生物瓣膜的主要问题是钙化问题,且使用寿命较短,因此限制了其在临床的使用。对于一些不能使用抗凝药物的患者,如高龄患者,生物瓣膜可以作为首选。

左心室辅助装置(LVAD)也是一类常见的心脏医疗器械,用在左心室不能满足系统灌注需要时,通过血泵为血液循环提供支持动力。LVAD 在 20 世纪 80 年代进入临床,产品要求可以有效替代心脏 80% 以上的功能,泵血能力达到 10 L/min。

如果心脏功能大部分丧失,就需要人工心脏。人工心脏相对来说更加复杂。1982 年,美国犹他大学开创了人工心脏移植的先河,该患者维持了 112 天的生命。后续经过改进,患者维持生命的时间也被不断延长,出现了永久性人工心脏和全植入型人工心脏。但是,由于人工心脏费用昂贵和维护难度很大,目前,心脏移植仍是临床的首选,人工心脏只是在等待移植供体时被使用。距离完全生物相容的永久性人工心脏还有很长的路要走。

2018 年 10 月,属于第三代人工心脏技术的全磁悬浮人工心脏在美国上市,相关数据相比第二代采用液体动压轴承的技术具有显著优势。2018 年,采用全磁悬浮技术的国产人工心脏开始临床试验,一个突出优点就是植入的人工心脏部分重量不到 180 g,非常轻巧,适合中国人体型。此外,还有采用离心泵技术的人工心脏,也属于第三代人工心脏技术,在辅助治疗上效果比较好。

除了上述产品外,还有人工血管材料和心脏封堵材料等,这些材料为心血管疾病的缓解和治疗提供了可能。例如,一些先天性心脏病患者可以通过使用封堵材料修复缺损而得到治愈。

近年来,基于介入技术的室间隔缺损封堵术得到了很大的发展。通过大腿根部的股动脉,将导管沿主动脉送入心脏,找到需要封堵的缺口,完成伞状封堵植入物的释放,通过机械力固定后夹住缺损组织,完成缺损的闭合修复。该技术因为是介入手术,所以手术时间短,无须开胸,手术创伤小,患者术后 1~3 天即可出院。

2018 年 10 月开始实施的行业标准 YY/T 1553—2017《心血管植入物 心脏封堵器》明确了心脏封堵器的定义与标准适用范围,严格对心脏封堵器最初的结构设计、生产中涉及材料的性能、成品的评价标准以及上市后监督管理等方面进行了规定。

虽然心血管类生物材料产品取得了很大的发展，尤其是介入手术放置支架和封堵器等，但是，其由于生物材料自身的问题也导致了一些风险。首当其冲的就是抗凝血问题：金属移植物在正常情况下会引起人体组织的异物识别而产生凝血反应，形成血栓，导致脑梗死、心肌梗死和肺部栓塞等严重并发症。患者术后需要定期服用抗凝药物调节凝血水平。长期服药不仅给患者带来了经济负担，而且可能因为凝血水平低下而导致其他问题。现在长效抗凝血的血管植入物是非常重要的一个研究方向。

另外一个研究方向是可降解移植物，如可降解冠脉支架。虽然雅培公司研发的可降解冠脉支架因为风险偏高而退市，但我国自主研发的新一代可降解支架，包括可降解高分子支架和可降解金属支架，均还在加紧研发中。2019 年，我国自主研发的可吸收冠状动脉雷帕霉素洗脱支架系统（NeoVas）经国家药品监督管理局审批通过，表明我国具备了国际一流的心脏支架研发技术，有望引领行业的发展。

总体而言，目前心血管类生物材料领域还有非常长的路要走，在未来很长的时间内会是生物材料研究的重要方向。

6.2.2　骨科及外科

骨科及外科使用了大量的生物材料产品，从手术刀等各种手术器械到植入支撑物，临床使用的生物材料产品数量和价值在整个医疗器械产品中占据了最大的规模。骨科使用的生物材料多由金属制成，以不锈钢、钴铬合金和钛合金为主；也有许多骨科植入物由陶瓷和高分子制成，比较常用的包括氧化铝陶瓷、氧化锆陶瓷、氧化铝-氧化锆复合陶瓷、超高分子聚乙烯、聚乳酸和聚醚醚酮等。

骨科生物材料产品种类繁多，比较常用的有骨钉、骨板等各种固定件，用于在骨科手术中固定损伤的骨组织，在骨修复恢复功能后，这些内固定材料会被取出。近些年，由聚乳酸或聚乳酸复合羟基磷灰石陶瓷颗粒制成的骨钉和骨板材料开始进入临床。这些复合材料植入后，可以起到一部分固定作用，有一定的力学承载能力，而且随着周围组织的再生和长入，材料中的聚乳酸会发生降解，最终形成完全再生的骨组织。使用可降解骨钉的优点是不需要二次手术取出，降低了患者的风险。

脊柱外科针对椎间盘损伤，经常会采用脊柱椎间盘融合术。椎间盘融合术中会用到植入物，比较常用的植入物称为融合器，因为形状与笼子类似，也被称为 Cage。目前，椎间盘融合术包括前部腰椎融合、后部腰椎融合和经椎间孔腰椎体间融合等。融合器根据融合手术需求，可以制成中间有孔的梯形块状或者圆柱螺丝状，形态多样。近年来，由于传统的金属融合器和高分子融合器都存在一些问题，发展复合材料制备的促进骨再生的脊柱融合器已成为一个重要研究方向。一些复合多孔羟基磷灰石陶瓷的钛合金融合器以及聚醚醚酮融合器等已在临床上开始应用。

还有一些终生使用的骨修复产品，例如人工关节，包括人工髋关节和人工膝关节等。这些人工关节假体在植入后完全替代了原有的关节组织。髋关节假体一般通过球头-套的配合结构行使关节功能，由股骨柄、球头和关节杯等结构构成。球头和套的配合可以是金属球头对超高分子聚乙烯髋臼杯，也可以是氧化铝-氧化锆陶瓷球头对超高分子聚乙烯髋臼杯，现在也有陶瓷球头对陶瓷髋臼杯的组合形式。一般来讲，陶瓷材料比金属材料耐磨性能好，设计使用年限可以超过 30 年。近年来，随着氧化铝-氧化锆陶瓷技术的发展，临床上应用陶瓷关节的手术越来越多。

骨组织被认为是一种性能优良的生物陶瓷，其主要组成是矿化的胶原。骨组织中的矿物主要组成是羟基磷灰石。骨组织具有复杂的多级结构，这种多级结构被认为是骨组织优良力学性能的基础。现在，很多研究人员将骨组织工程新型支架的研究方向集中在模仿这种多级结构上。因为制造技术的限制，目前还没有特别好的技术可以将骨组织这种包含血管的哈佛系统，由复杂骨小梁单元组成的结构模仿出来。但可以肯定的是，具有合适尺寸的贯通多孔结构对骨组织的整合、传导和再生具有非常重要的作用。

目前，制造多孔骨植入材料是公认的一个重要发展方向。针对金属材料，造孔技术目前主要采用激光或电子束烧结。针对陶瓷和高分子材料,可以使用的技术比较多,包括粒子沥滤法、模板法、发泡法等。也有研究者采用静电纺丝和 3D 打印技术,在近些年报道的研究工作中出现较多。尤其是 3D 打印技术,因为其可以制造多种类型的孔洞结构以及完全可定制的外形,为临床应用提供了非常大的便利,优势显著。

在骨科生物材料产品中,还有很多骨填充材料及组织工程骨材料产品,这些材料大部分包含磷酸钙类或生物活性玻璃。磷酸钙类材料种类繁多,包括羟基磷灰石(HAP)和磷酸三钙(TCP)等,这些材料与骨组织中的矿物组分相似,因此也具有很好的生物相容性。部分具有多孔结构的磷灰石陶瓷材料还被认为具有诱导成骨的能力。生物活性玻璃是最早被发现的具有骨传导性的骨修复活性材料,可以与骨组织形成化学键合,并促进成骨,其缺点是材料强度偏低,一般用于不承重骨缺损的修补。

磷酸三钙(TCP)和其他一些类似的磷酸钙类材料常被用作骨水泥,这一类材料在体内发生水合作用,固化产生填充粘接的效果,相比聚甲基丙烯酸甲酯(PMMA),骨水泥有更优的性质。PMMA 骨水泥有几十年的临床应用历史,尽管其有放热和无法降解等诸多缺点,但因其粘接力适应于临床要求,依然在临床上得到广泛使用。有待研发的新型骨水泥黏合剂,不仅仅要填充骨修复材料植入后的空隙,还要能够与金属或陶瓷植入物的界面黏合。

虽然骨科生物材料看似成熟,但依然存在众多缺陷有待改进。例如不锈钢、钛合金、钴合金和氧化铝等高弹性模量植入物都存在应力遮蔽的问题。因此,研发与组织接触界面低弹性模量的复合骨植入器械备受关注。针对人工关节的结构设计和界面改进已经有了非常多的技术方案。在与骨组织的界面接触区域采用骨活性高的羟基磷灰石涂层,增强与周围骨组织整合的能力。在高弹性模量材料上复合与组织弹性模量匹配的材料,例如聚醚醚酮。还可使用碳纤维复合材料,在保证力学性能的前提下,大幅度降低材料的重量。

骨科损伤或者疾病因程度不同,也呈现很多临床特征。例如,关节炎症造成的软骨损伤,在早期不需要进行关节置换。通过关节内植入骨修复材料,修复损伤的软骨及软骨下骨组织,恢复关节功能。这种软骨/骨界面型的修复材料,在临床上可能比人工关节更有潜力。在未来,通过在退行性疾病早期或者发展的初期进行干预性的组织修复和治疗,可以更有效地保留组织功能,降低医学风险和成本。

骨填充类材料也有很多可改进的地方,包括更高的骨组织整合能力,尤其是针对承重部位的大段骨组织缺损。结合 3D 打印技术的新型骨缺损植入物在近几年得到了较快的发展。利用电子束烧结的多孔钛植入物,已经在我国被批准上市。使用生物相容性高的高分子与生物陶瓷纳米粒子构建多孔的骨修复体,是极具前景的领域。被广泛研究的生物陶瓷粒子主要是钙磷和钙硅类材料,包括羟基磷灰石和生物活性玻璃。常用的骨科高分子材料包括聚乳酸、明胶等。高分子材料作为成型材料,与无机陶瓷粒子混合均匀后,通过造孔技术,制备多孔骨修复材料,能取得非常好的骨修复效果。

通过仿生学的设计,利用模拟的生物矿化系统,还可以合成制备基本的骨修复材料,如矿化胶原具有非常高的成骨活性。通过胶原等蛋白质作为模板调控矿化制成的复合磷灰石材料。这种材料在临床上表现出非常好的成骨作用,被广泛用于骨缺损填充和牙槽骨修复术中。例如使用矿化胶原制成的骨修复材料,因为与天然骨组织具有高度相似的结构,临床上骨修复效果接近自体骨,尤其是复合部分自体骨植入后,可以取得接近或媲美自体骨移植的效果,临床上其应用已经超过百万例。近年来研究发现,一些元素掺杂的磷灰石材料,对成骨分化和骨再生具有非常好的促进作用。其中,硅元素掺杂的羟基磷灰石材料已经被批准临床应用多年。

新型骨修复材料中值得一提的还有可降解合金材料,尤其是近几年发现镁合金材料中释放的镁离子可以刺激成骨分化和骨再生。但是,由于降解速度过快,以镁合金为基本原料制备的骨植入物目前还无法直接使用。针对镁合金调节降解速度的复合材料制造技术以及表面涂层技术还在研究中。

总而言之,骨组织损伤具有显著的多样性特征,制备适合临床应用的骨科生物材料,还有很多的研发工作要做。

6.2.3　齿科

齿科生物材料用于修补牙齿或者替代缺损的牙列,帮助其恢复咀嚼功能。齿科生物材料种类繁多,包括填充类材料和脱敏材料。填充类材料多以树脂和陶瓷粉复合而成,具有很高的强度。脱敏材料类似牙膏,用于密封牙齿上的孔洞,达到脱敏的作用。

牙齿贴面是一种牙齿美白修复技术,在缺损或变色的牙表面粘贴一层近似正常牙色的材料。现在比较常用的贴面材料分为树脂和陶瓷两种。陶瓷贴面材料颜色美观、生物相容性好、抗磨损,其包括烤瓷贴面等。

烤瓷牙是目前牙齿修复中使用较多的一种材料,分为金属和陶瓷两种。金属烤瓷牙主要用镍铬合金和钛合金等制成内冠,表面使用陶瓷材料。随着技术的成熟,也出现了全瓷烤瓷牙,使用氧化铝、氧化锆等制成。其中,氧化锆因其强度与牙齿接近,且能制成各种色泽,可与真牙高度相似。全瓷烤瓷牙不含金属,对某些射线检查兼容,发展迅速。

近年来,种植牙技术开始普及,这是一种以植入骨组织的下部结构为基础制成修复缺牙的技术,可以获得与天然牙功能和结构高度相似的修复效果。种植牙技术包括种植体和修复体两部分,其中以种植体的技术含量最高。目前,采用金属和陶瓷制成的种植体可以根据患者的情况有诸多形态。种植体与牙槽骨组织能否形成稳定的骨性连接是种植成败的关键,因此,金属种植体的下端有提高骨结合强度的陶瓷涂层。生物活性陶瓷涂层可以有效帮助种植体与骨组织形成骨性结合,具有很好的承担力学传导的功能。此外,在种植体植入前也需要对拔牙后形成的骨缺损进行植骨,提高其牙槽骨的强度和密度。规范的种植牙技术和先进的骨植入材料可以保证种植体10年以上的使用寿命。与烤瓷牙类似,种植牙的未来也是向着全陶瓷化和活性化的方向发展。

6.2.4　眼科

眼科使用的生物材料与普通大众关系最为密切,很多人都使用过接触镜,也被称为隐形眼镜,其具有一定的屈光度,用于纠正视力和美容。最早的接触镜用聚甲基丙烯酸甲酯(PMMA)材料制成,硬度比较高,透气性比较差。20世纪60年代出现使用聚甲基丙烯酸羟乙酯(PHEMA)材料制成的软镜,材质柔软,佩戴舒适,但是寿命较短。目前,隐形眼镜正朝着透气保水的高性能方向发展,对使用的水凝胶材料提出了很多要求。

接触镜中还有一种眼内接触镜,也被称为人工晶状体。治疗白内障的最佳方案就是在摘除浑浊晶状体后植入人工晶状体。根据材料不同,其可以分为硬质和可折叠两种。可折叠人工晶状体主要用硅胶制成,在植入手术中创伤小,切口不需要缝合,术后恢复快,但是所用材料比硬质人工晶状体昂贵。

临床上角膜移植还存在供体短缺的情况,通过脱细胞技术,已经有组织工程角膜开始在临床使用。临床上现在已经开始使用猪眼角膜,经过病毒灭活和脱细胞处理制成,包含前弹力层和部分基质层,在临床上可以用于角膜穿孔后的临时覆盖。

眼科材料还包括人工泪管、人工眼球义眼台和义眼材料、黏弹剂和人工框骨等。

6.2.5　其他

生物材料中还有一些常用的产品,如手术缝线、人工血浆、组织黏合材料和防粘连材料等。

在外科手术中,对于较小的规则伤口,可以采用组织黏合剂进行黏合,不需要缝合。例如,α-氰基丙烯酸酯是一种类似于502快干胶的黏合剂,在20世纪50年代开始在临床使用,代替手术缝线,避免手术后缝线排斥,无须术后拆线等特别护理。此外,组织黏合剂还具有防水、抗菌等作用,术后患者甚至可以直接淋浴伤口而不会导致感染。近年来,黏合材料获得长足发展,有些黏合剂已经可以在内部脏器和组织中使用,如硬脑膜密封胶、血管黏合剂和肠黏合剂等。这些黏合剂还在不断发展中,为高风险手术提供了越来越多的支持。

在腹部手术中一些组织容易粘连,在组织间施加防粘连材料,可以大幅度减少粘连发生。另外,一些手术需要材料选择性粘连,对某些特定细胞产生作用,例如肠道粘连或血管粘连。止血类生物材料产品也具有较为广泛的应用,例如胶原海绵、明胶海绵和颗粒物等。这一类材料在手术中可以起到封堵出血和止血的作用,且术后不需要清除,可自行降解吸收。

因此,多功能的手术辅助材料是未来的一个重要研究方向。有了这些手术辅助材料的支持,一些往常不能进行或风险较大的手术才有了实施的可能,也可以大大降低高危手术的风险,提高手术成功率。

6.3　如何研发生物材料产品

6.3.1　从实验室到临床应用的路径

生物材料产品的研发需要经历一个较为复杂的过程,尤其是关系到生命安全的生物材料植入物。全世界大多数国家对生物材料产品提出了监管要求。从实验室开发一个生物材料产品到最终应用于临床服务患者,大体需要以下几步(图 6.1)。

(1)基础研究,主要研究材料的物理化学性质和生物学性能。对于理想的生物材料,一般要求物理化学性质稳定、生物相容性好、无抗原性、无组织排斥反应、无刺激性等,这些都需要进行系统的研究。

(2)工程化产品研究,将材料制成医疗器械产品,需要对其功能进行评价。

(3)临床前和临床研究,主要包括动物模型研究和临床典型病例研究。动物模型与临床患者的相似性和可比性也是需要考虑的。有些临床疾病并没有很好的动物模型,或者动物模型与人存在较大的差异,是目前研发中存在的一个问题。

(4)产品注册和备案。生物材料在上市前都需要注册或备案。通过对研究资料,包括材料本身的研究资料和临床研究资料的审查,产品获得管理部门批准后可上市销售,进入商业化临床应用。由于各国法规的差异,一个产品如果需要在全世界销售,需要在不同的法规体系下进行注册以取得销售许可。某些已经在临床应用的产品进入另外一个国家销售时,也需要取得相应国家的注册许可。

(5)商业化和临床应用。获准上市销售的生物材料产品还需要进行商业化运作,包括市场推广和临床改进。并不是所有的生物材料产品都会获得市场的认可。

可以看出,生物材料产品的研发路径与药物研发非常类似。一个成功的生物材料产品通常需要多年的研究和探索才能推向市场,其研发周期相较一般的家用电子产品长很多。

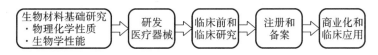

图 6.1　生物材料产品的研发路径

经过几十年的发展,生物材料创造了很多了不起的医学成就。第一代生物材料主要是惰性材料,选用的材料与组织不发生化学反应,只是起到支撑和填充等作用。随着技术的发展,人们发现这些惰性材料植入太久后就会因为松动而失效,因此开始研究界面/表面改性的技术,以提高材料与组织的界面反应活性,即第二代生物材料着重提高材料与组织的化学结合,提升材料的使用效果。在这一基础上,人们发现有些生物材料可以促进组织生长和修复,尤其是一些多孔材料。组织可以长入多孔材料,获得高质量的治疗效果。这也被称为第三代生物材料,并且引发了人们对再生生物材料的关注。从化学因素到物理因素,人们发现了一系列可以影响组织再生的因素。通过组合和优化这些因素,现在的生物材料研究已经将促进组织再生和恢复正常的组织结构作为重要研究目标。在这个研究方向上,生物材料和组织工程致力于通过调动各种因素激发组织再生来实现治疗。

6.3.2 生物材料产品的伦理学问题

生物材料产品的研发和使用涉及动物和人的伦理学问题。针对动物实验,要考虑动物模型与人体模型是否具有相似性,具体而言,动物实验的设计需要满足生物材料的使用场景与未来在人体中应用的一致性,换句话说,基于动物实验获取的数据应该可以减少或者降低临床试验的可能数量。此外,尽量使用最少数目的实验动物和在实验中保护动物福利都是应该考虑的因素。

应用于人体的生物材料产品需要最小化其对人体的伤害,保证其利益最大化,因此,生物材料产品的风险分析和防范是至关重要的。生产企业应该确保产品质量的一致性,监管机构应该规范产品准入和市场流通及使用程序。根据目前所具备的知识体系,通过动物实验和少量临床试验来判断一种生物材料产品是否安全是不全面的,即使是临床应用多年的产品,也可能因为其不可预见的远期风险而对患者造成无法挽回的损失。

整体而言,患者的利益是第一位的,任何可能对患者产生的危害都需要在生物材料产品的研发中给予足够的关注。在临床使用中出现了非预期不良反应时需要及时进行干预和召回,甚至是退市。

6.4 新型生物材料及相关技术

6.4.1 3D生物打印

人体具有复杂的结构,不仅成分多样而且结构多样,这给制造生物材料带来了很多挑战。近年来,3D生物打印技术有了长足的发展,尤其是可以将细胞和生物材料作为打印材料,用3D生物打印技术制造成具有三维复杂结构的仿生功能体。目前,采用3D生物打印技术已经可以构建一些多孔植入体。这些植入体起到支撑作用,与人体待修复缺损尺寸相似,可以加快手术进程,如颅骨修复和股关节修复术中用到的多孔钛打印体。将可降解材料如聚乳酸等,通过3D生物打印技术制成组织工程支架,提高其孔隙率,这些打印体相较传统的组织工程支架具有更好的结构和生物学性能。在生物相容性材料的基础上,很多研究小组开始探索细胞和组织的复合打印技术,并尝试体外构建人工器官。这些技术也为高通量细胞芯片等仿生理系统提供了可能,给病理学和药物研发带来了革新。

3D生物打印技术有望实现个性化植入物和介入器械的制造,也可以为体外仿生组织模型构建提供关键器件,向打印组织个性化、可打印生物材料多样化等方向不断发展。通过3D生物打印技术和现代医疗技术的结合,有望成功制备体外组织器官,实现体外或体内直接打印可应用器官和组织,全面解决移植供体不足的问题。

6.4.2 介入治疗与生物材料

很多手术会造成较大的创伤,给患者带来打击。造成手术失败的原因很多,其中因手术打击而引起的术后问题是目前术前评估的关键问题之一。介入治疗方法的发展提供了一个新思路,即通过手术器械和生物材料的改进和创新,降低手术创伤,减小创面,使大手术变成小手术,不仅降低了手术风险,也提高了医疗效率。

例如,以前冠脉阻塞的治疗一般需要进行搭桥手术,该手术需要开胸进行,手术时间长、风险大。

随着经皮血管成形术的发展,搭桥手术的数量大幅度下降。尤其是冠脉支架成功应用后,大量患者无须开胸进行搭桥手术,通过经皮血管成形术置入支架即可完全解除血管阻塞造成的风险。支架介入手术虽然还存在诸多问题,如术后需要服用抗凝药物等,但相较搭桥手术的巨大成本和手术风险,支架介入手术可带来更大的效益。此外,内镜手术和导管穿刺引流术等都可为患者带来方便。

目前,介入治疗需要一整套的技术集成配合才能实现。医生通过影像学设备间接观察手术位置并实施手术,或者使用手术机器人进行手术,与传统手术存在非常多的区别。因此,生物工程技术的整合发展,对介入治疗的应用是非常重要的。

6.4.3　组织工程与再生医学

器官移植领域一直面临着供体短缺和排斥的问题。很多器官衰竭的患者等不到合适的供体,或发生严重的移植后排斥反应。因此,研发可供移植的人工器官一直被认为是组织工程和再生医学需要解决的主要问题。

虽然组织工程已经在诸多领域有所进展,但是在实质性器官等复杂器官的组织工程构建上,还存在较多问题。组织工程和再生医学的概念提出后,许多人认为肝、骨、血管和心脏的组织工程制造会迅速取得突破,但是,在临床应用中组织工程还是遭遇了诸多挫折。到目前为止,研究人员还在积极寻找新的突破点,尤其是具有高度仿生特征的多级结构组织工程支架、携带可缓释的多种生长因子、干细胞定向分化调控等方向。

在组织工程的发展历程中,已经完成了大量的基础理论、工程化组织和器官构建、动物模型验证等研究。随着先进材料制造技术的发展,以及分子生物学、免疫医学等领域的高速发展,各种组织的组织工程学研究和应用都取得了长足进展。一些商品化的组织工程皮肤、骨和角膜已经进入临床,组织血管、软骨、肝脏等的临床应用也开始起步,有不少非常成功的临床病例报道。

组织工程皮肤是发展非常早的临床应用产品,包括组织工程表皮、组织工程真皮和组织工程复合皮。组织工程表皮的方案主要有细胞膜片技术。国外已经将来自自体表皮的细胞膜片技术应用到临床,发展了细胞膜片治疗大面积烧伤患者的治疗方案。使用自体表皮细胞治疗溃疡和瘢痕也有非常好的效果。组织工程真皮可以通过将成纤维细胞在基质材料上培养获得,真皮结构比表皮复杂,研发真皮基质材料是组织工程皮肤的基础。目前临床上已经有脱细胞真皮支架和人工材料。脱细胞真皮基质采用人体或者动物的真皮基质,通过脱细胞技术,保留细胞外基质的三维结构,与细胞复合后可以制成复合膜片。临床上也可以直接使用脱细胞真皮基质,通过自体细胞迁移来实现皮肤组织再生和修复。

人工合成真皮基质可以用胶原、聚乳酸等制成多孔海绵结构。为了方便使用,可以在海绵结构上覆盖一层硅胶膜,制成双层结构的真皮替代物。理想的组织工程皮肤应该包括表皮、真皮,并且具有完整的皮肤生理功能。现在很多组织工程皮肤只是实现了与皮肤相似的结构和屏障功能,还没有实现皮肤附属器的再生和修复。构建完整的皮肤结构和实现全面的生物功能是研究组织工程皮肤的一项长期任务。

针对软骨特有的组织特性和生物学特性,组织工程软骨相较其他软骨修复材料具有非常大的优势。构建大块的软骨组织是组织工程领域的轰动性成果。通过自体软骨细胞生产的膝关节植入物已经取得了良好的效果。在动物实验中,骨/软骨复合结构的组织工程支架也展示出非常好的效果,可以对全层软骨缺损进行修复。

骨缺损是临床常见疾病,且部分骨缺损临床上很难治愈。应用组织工程技术进行缺损骨组织的修复,已经在临床上开始初步推广。国内很早就开始将自体骨髓基质干细胞与骨植入材料复合,用于加速骨组织再生,可得到媲美自体骨移植的效果。

其他如组织工程角膜、肌腱、韧带、血管、黏膜和膀胱等,都已经开始了临床应用。随着组织工程技术的不断完善和发展,未来将会出现标准化的组织工程产品,可以应对各种各样的组织损伤修复

NOTE

和再生。未来十年,将是组织工程和再生医学领域取得重要进展的时期。

思考题

1. 生物材料与药物有什么区别和联系?

2. 生物材料与组织工程有什么区别和联系?

3. 心血管生物材料的研发难点有哪些?是否有比较好的解决方法?

4. 骨科生物材料主要由哪些材料制成?未来的骨科植入材料应该解决哪些问题?

5. 牙种植体如果用仿生陶瓷制作,需要满足哪些条件?

6. 研发一个生物材料产品需要完成哪些工作?

7. 组织工程和再生医学技术是否可以完全替代传统的生物材料?为什么?

8. 介入医疗在生物材料的应用中为什么非常重要?请描述介入医疗手术中使用的生物医学工程技术。

参 考 文 献

[1] 巴迪·D.拉特纳,艾伦·S.霍夫曼,弗雷德里克·J.舍恩,等.生物材料科学:医用材料导论(原著第 2 版)[M].顾忠伟,刘伟,俞耀庭,等,译.北京:清华大学出版社,2011.

[2] 崔福斋,刘斌,谭荣伟.生物材料的医疗器械转化[M].北京:科学出版社,2019.

[3] 熊党生.生物材料与组织工程[M].2 版.北京:科学出版社,2018.

第7章　医学超声与超声断层成像

7.1　超声医学成像

7.1.1　医学超声简介

医学超声是利用超声波(频率大于 20000 Hz 的声波)进行医学成像与治疗的技术。

超声医学成像(超声影像学)与 X 线 CT、磁共振成像、核医学并称为临床四大影像学模式,也是使用最广泛的影像学模式。它具有安全无创、无放射性、可提供实时影像、便携性、检查费用低等优点,在妇产科、心血管科、消化科、泌尿科、眼科等都有大量的应用,特别是在妇产科,超声医学成像是目前唯一能用于孕妇胎儿常规体检的影像学模式。超声医学成像也具有局限性,主要包括成像清晰度较低、检查结果依赖医生临床技能水平、气体(肺和肠道)和骨头对成像效果影响大。

超声医学成像是一个笼统的概念,一台高端超声机可以提供十余种不同的影像。B 超和彩超是目前临床广泛使用的超声医学成像模式,前者可提供人体局部解剖结构,方便医生观测人体内部结构的变化,后者反映人体局部血流的方向和速度,可为心血管疾病和肿瘤的诊断提供重要的临床信息。

超声治疗利用高强度超声聚焦于病变部位,引起病变组织的改变,从而达到治疗的目的,这些效应主要包括热效应、机械效应和空化效应。临床应用主要包括肿瘤、结石、白内障的治疗,运动康复,洁牙和美容等。与超声医学成像相比,超声治疗在临床上的应用相对较少。本章将着重介绍超声医学成像。

最早的超声医学成像研究是由奥地利维也纳大学的 Karl Theo Dussik 在 20 世纪 30—40 年代开展的,他利用 1.2 MHz 的脉冲超声,重建出人体大脑的图像。但后来证明他采集到的信号都是噪声,主要原因是成人颅骨恰好是超声难以穿透的屏障,这也导致后来一段时间科学界认为超声无法用于人体成像。最早将超声成功用于临床的是美国的 George Döring Ludwig 和瑞典的 Inge Edler 与 Carl Hellmuth Hertz,20 世纪 40—50 年代,他们不约而同地采用海军的声呐系统进行超声临床研究,前者利用超声完成了胆结石的诊断,后者实现了心脏二尖瓣狭窄的诊断。但这些研究采用的还是一维超声信号,利用超声进行成像始于 20 世纪 50—60 年代,苏格兰的 Ian Donald 利用超声图像对 117 例乳腺结节患者进行了诊断,准确率超过 90%;日本的 Shigeo Satomura 和 Ziro Kaneko 最早提出了利用多普勒效应进行彩色超声成像的概念。此后,超声影像学进入快速发展时期,20 世纪 80 年代开始在临床上大规模使用,直至现在,超声医学成像设备已成为不可或缺的临床诊断设备。

7.1.2　现代超声医学成像技术

超声医学成像技术经历了幅度—B 超—彩超—弹性—多功能的发展历程,近年又涌现出超声断层成像、超声多角度复合成像、脑血流及脑功能成像、二维矢量血流成像、梳状弹性成像、超分辨率血流成像、高分辨率内窥成像、便携式超声等新技术。作为一种服务于临床的影像学模式,与其他影像学模式一样,超声医学成像发展的总体趋势是看得更准、更早、更清。

NOTE

超声医学成像设备包括前端探头、收发系统、采集系统和后端成像系统、显示系统,为了达到更准、更早、更清的目标,每一个部分都要尽量做到完善,需要来自材料、电子、控制、物理、计算机和临床领域专家及工程技术人员的通力合作。各领域也有大量的科研人员在不断探索新器件、新技术、新设备的研究与应用。

新器件:高带宽、高灵敏度单晶压电材料与超声换能器、电容式微加工超声换能器(capacitive micromachined ultrasonic transducer,CMUT)和压电式微加工超声换能器(piezoelectric micromachined ultrasonic transducer,PMUT)、超声专用集成电路和芯片等。

新技术:基于人工智能的成像和诊断,超分辨率成像,基于超声生物效应的治疗,基于透射波的超声断层成像等。

新设备:经颅和术中脑成像系统,乳腺癌检测多功能超声断层成像系统,高分辨率三维超声和无线胶囊超声内镜、MRI、CT、PET 等多模融合超声医学成像系统等。

7.2 超声断层成像现状

7.2.1 超声断层成像简介

超声断层成像

超声断层成像(ultrasound computed tomography,USCT)是一种新型的超声检查手段,很多研究表明用 USCT 进行乳腺癌的早期诊断以及后期的跟踪治疗有很大的临床潜力。

乳腺癌是威胁全球女性生命和生活质量的重大疾病。全球每年约有 160 万名女性患乳腺癌,约占所有女性癌症发病率的 1/4,其中约 50 万名女性死于乳腺癌,而且其发生率还在不断升高。在我国,乳腺癌发病率逐年上升,目前已跃升为我国女性发病率第一的癌症。

乳腺癌的早期诊断可大大提高存活率。乳腺癌 0 期(最初期阶段),如能发现并治疗,患者 5 年存活率可达 100%,10 年存活率可达 98%,但发现时如已到 4 期,患者 5 年存活率只有不到 10%。可见乳腺癌的早期筛查和诊断具有非常重要的意义。但在我国,大范围的乳腺癌定期体检在很多地区尚不普及,接近 40% 的乳腺癌患者确诊时已是晚期,而在美国只有 15%。其中一个主要原因是缺少适合东亚女性的乳腺癌早期筛查和诊断的影像学手段。

西方发达国家目前对乳腺癌的筛查主要采用乳腺 X 线检查(图 7.1)。美国建议 50 岁以上的女性每 1~2 年进行一次乳腺 X 线检查。在我国乳腺 X 线筛查并不普及,主要原因是东亚女性乳腺组织普遍为相对较小的致密组织,X 线摄影需通过挤压乳房形成投影图像,不仅易引起被检查者的不适,而且对致密型乳腺组织的敏感度仅为 50%~68%,而对致密型乳腺组织的病变,敏感度会进一步下降至 45%。

常规超声乳腺检查方便易行、费用低,受检者无痛苦、无放射性损伤,但图像质量较差,误诊率较高,不易发现早期癌变,检查过程依赖医生的经验,可重复性较差。其他可用于乳腺检查的影像学方法包括 CT 和磁共振成像,它们各有优缺点,但由于检测费用高和设备昂贵,主要用于对高危女性的进一步检查,不适用于常规普查。

USCT 采用环形探头、碗形探头或对扫平板探头,每一阵元依次发射超声波,所有阵元接收反射或透射信号,然后利用所有接收到的信号进行波动方程求解,获得所需要的超声、声速和衰减系数的断层图像(二维或三维)。这种新的成像方式完全颠覆了传统超声通过直接接收探头所获得的反射信号进行滤波、对数压缩等处理的成像原理,通过海量反射和透射信号(传统超声信号的 8192~16384 倍)的引入,使成像分辨力大幅提高(分辨力测试结果表明,采用 2.5 MHz 频率、2048 个阵元环形探头的 USCT 系统,其成像分辨力为 0.3 mm)。与传统超声医学成像方式比较,USCT 具有成像对比度更高、斑点噪声更小,能够反映组织声速、衰减系数等物理性质的优点。在不使用超声增强

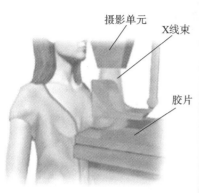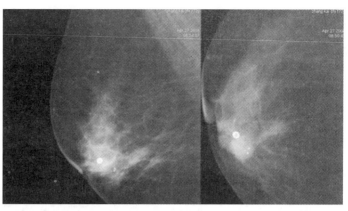

图 7.1　乳腺 X 线检查

剂的前提下,不仅实现了高分辨率、高质量的解剖成像,而且能够进行功能成像,USCT 无须挤压乳房,不要求医生经验,并且能采集三维断面图像,能更清晰、准确地反映病灶位置,是医学超声领域的革命性创新技术,特别适用于乳腺等软组织成像,为乳腺癌等恶性肿瘤的早期筛查提供了新的工具与实现途径。

7.2.2　国际发展现状

相较发展成熟的传统超声成像技术,USCT 还处于高速发展阶段。国内外有多家研究机构活跃在此研究领域,但是目前还没有正式商用的临床 USCT 设备。国外 USCT 的研究机构包括美国卡尔曼诺癌症研究所(Karmanos Cancer Institute,KCI)、德国卡尔斯鲁厄理工学院(Karlsruhe Institute of Technology,KIT)、美国 Quantitative Transmission(QT)Ultrasound 公司、日本东京大学等。

USCT 系统在采集数据过程中,需要将探头浸入水中,使患者乳腺垂入探头中间。目前 USCT 主要有三类数据采集系统。

第一类为广泛采用的系统,如图 7.2 所示,其采用环形探头采集数据,探头上均匀分布超声换能器(也叫阵元),换能器依次发射和接收超声信号,探头通过电机带动上下移动,采集所有层数据。这类系统的代表研究单位有 KCI、日本东京大学和国内的华中科技大学。这类系统模型简单,较容易实现,系统稳定性较高。KCI 最早开发了 256 阵元系统(图 7.3),随后开发出 2048 阵元系统 Delphinus(图 7.4),并通过 SoftVue 公司进行产业化开发。KCI 在成像算法和图像处理方面也做了大量工作,包括图像分割、超声图像和 CT 图像的配准和融合、超声图像和 MRI 图像的配准和融合等,旨在更好地反映病变情况(图 7.5)。这类系统的优点在于阵元排布均匀,可以全方位采集散射信号,整体扫描速度较快。

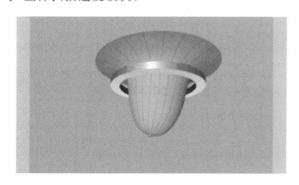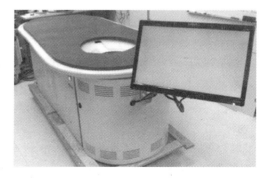

图 7.2
扫码看彩图

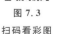
图 7.3
扫码看彩图

图 7.2　乳腺处于环形探头中的示意图　　　　图 7.3　KCI 256 阵元系统

扫码看彩图

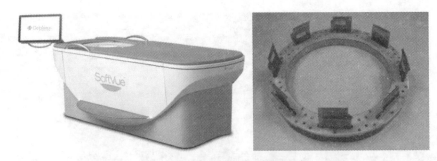

图 7.4　KCI 商业系统 Delphinus 及环形传感器

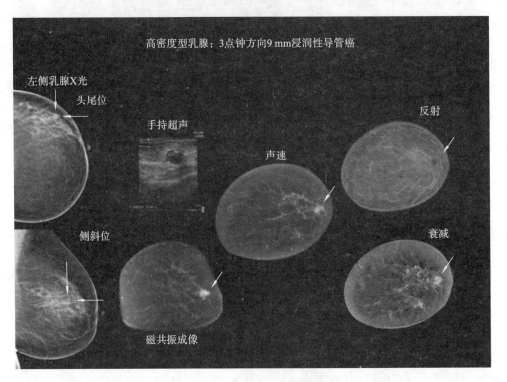

图 7.5　SoftVue™ 系统进行的乳腺癌检测临床对比研究

第二类为具有较大潜力的系统,如图 7.6 所示,其采用碗状探头,开口直径 26 cm、高度 15 cm,探头内壁分布着众多超声换能器:2041 个独立阵元,其中 628 个发射阵元,1413 个接收阵元,探头不需要上下移动,三维分布的换能器依次采集数据即可获得三维信息。图 7.7 所示为该系统对乳腺癌患者采集的临床超声断层图像与 MRI 图像的对比。碗状探头是比较理想的三维信息直接获取形式,但是探头设计与加工难度较大,重建算法也比较复杂。这类系统的代表研究单位是 KIT。

第三类为发展迅速的系统,如图 7.8 所示,透射采集系统与反射采集系统分开,两个正对的平板探头(8 行×192 列,共 1536 个阵元)负责发射和接收透射信号,而三个凸阵探头负责发射和接收反射信号。反射、透射数据的采集交替进行。这类系统的优点是能减少探头之间的信号串扰,得到清晰的图像(图 7.9),缺点是采集时间较长。这类系统的代表研究单位是 QT Ultrasound 公司。

各研究单位也进行了很多相关的图像重建算法和临床研究。KCI 在 2009 年采用曲线路径重建法,对 61 位患者的乳腺数据进行了图像重建和结果分析,良性肿瘤的平均声速为 (1513 ± 27) m/s,恶性肿瘤的平均声速为 (1548 ± 17) m/s。结果表明,声速图像有辅助区分肿瘤良、恶性的潜力。KCI 在 2015 年采用全波形反演的方法对声速重建进行了改良,相较曲线类方法,全波形反演方法能提供更高的图像分辨率。QT Ultrasound 公司采用三维非线性逆散射算法重建了适用于定量分析的声速图像。

扫码看彩图

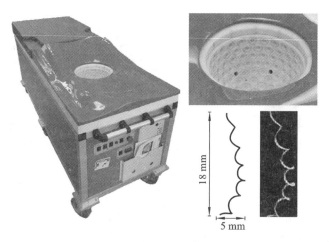

18 mm

5 mm

图 7.6 KIT 系统所用床体、碗状探头俯视图和金属线体模示意图

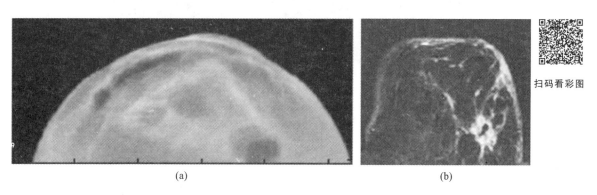

扫码看彩图

(a) (b)

图 7.7 KIT 系统采集的临床超声断层图像(a)与 MRI 图像(b)的对比

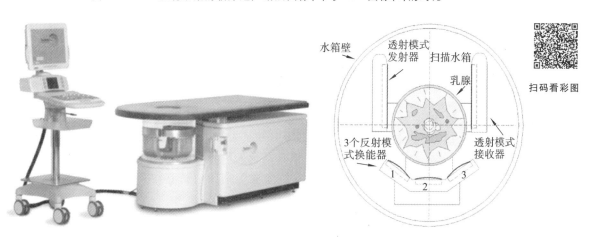

扫码看彩图

水箱壁　透射模式发射器　扫描水箱　乳腺　透射模式接收器　3个反射模式换能器　1　2　3

图 7.8 QT Ultrasound 系统所用床体、复合探头俯视图

　　系统准确性也是影响图像质量的关键因素之一,KIT 通过采用牛顿法矫正阵元位置来提高图像质量,通过采用时间延迟分析来矫正阵元位置。QT Ultrasound 公司通过利用折射矫正反射、用 3D 算法代替 2D 算法等提高图像质量。

　　在临床研究方面,乳腺组织特征化和临床跟踪治疗也在逐步开展中。KCI 跟踪了患者在他莫昔芬(一种抗雌激素)治疗下,乳腺组织声学特性的变化。这意味着 USCT 不仅能进行乳腺疾病的早期影像学诊断,而且能进行药物治疗效果的跟踪,以及术后恢复情况的跟踪。

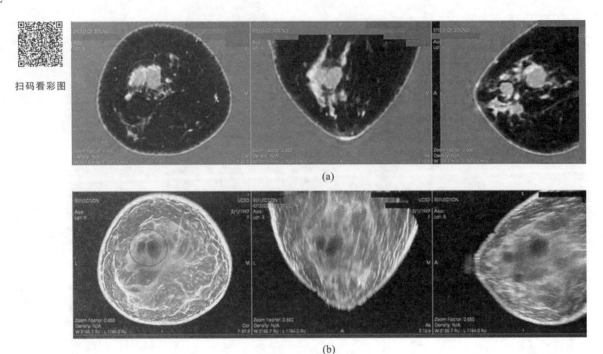

扫码看彩图

(a)

(b)

图 7.9　QT Ultrasound 系统采集的临床乳腺三视图

(a) 声速图；(b) 反射图

7.2.3　国内发展现状

在国内,USCT 早期相关研究主要集中于成像算法和工业检测,哈尔滨工业大学马立勇教授对 USCT 重建方法进行了研究,他利用 K-wave 软件进行仿真,建立乳腺模型并获得原始数据,重建出反射图和声速图。中北大学王浩全教授提出了基于联合迭代重建技术的超声 CT 重建算法并将其应用于混凝土质量阵列检测方法研究。厦门大学周剑扬教授对超声 CT 成像正演和反演算法进行了研究,提出了基于非线性逆散射的二维超声图像重建方法。这些对 USCT 的研究主要集中于理论推导和模型仿真上。近年来,中国科学院深圳先进技术研究院郑海荣团队对 USCT 进行了研究,该团队利用 Verasonics 数据采集系统和环形超声探头采集原始数据,并进行反射图和声速图重建研究。

目前,有望用于临床的 USCT 系统,主要是由华中科技大学生命科学与技术学院生物医学工程系医学超声实验室自主研发的 Lucid(图 7.10)。该套系统采用环形探头,探头共有 2048 个阵元。实验室已利用该系统完成体模(图 7.11、图 7.12)、动物实验等临床前研究,并在华中科技大学同济医学院附属同济医院进行了临床试验(图 7.13)。

扫码看彩图

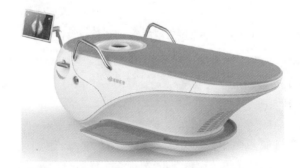

图 7.10　华中科技大学研发的 USCT 系统 Lucid

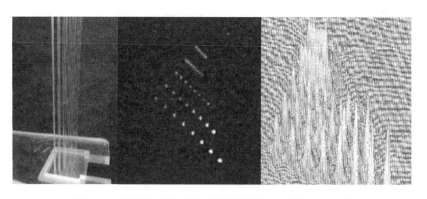

图 7.11 靶线体模分辨率成像测试(最小间距 0.3 mm)

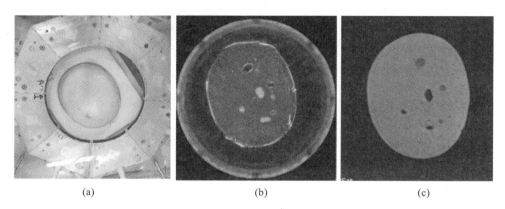

| (a) | (b) | (c) |

图 7.12 乳腺体模试验

(a) 乳腺体模置于探头中;(b) USCT 图像;(c) MRI 图像

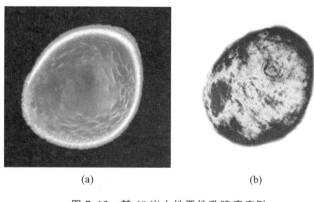

扫码看彩图

| (a) | (b) |

图 7.13 某 48 岁女性恶性乳腺癌病例

(a) 反射图;(b) 声速图

7.3 USCT 重建方法

7.3.1 反射成像

USCT 系统成像物体处于阵列的辐射场中,每个阵元是一个传感器,可以发射和接收信号,空间中每一点的场强为各阵元辐射场的叠加。

利用采集的原始数据成像,首先要对成像区域进行剖分。根据成像区域的大小,选择合适的尺寸剖分网格,再利用采集的原始回波数据,计算每个网格中发射阵元对其产生的影响。理论上剖分的网格数越多,分辨率越高,但由于衍射极限的影响,如果剖分的网格数过多,计算量加大,但成像效果并没有有效提高,因此要选择合适的网格大小。

每个网格作为一个成像点,采用合成孔径的方式计算成像点的值,将发射阵元到成像点的距离和接收阵元到成像点的距离相加,再除以声速,可以得到声波信号传输的时间,根据这个时间可以找到相应的扫描线上对应的采样点的位置。

如果将成像区域划分为矩阵 $m \times n$ 个成像点,m 为矩阵行数,n 为列数,每个成像点的值由合成孔径成像的方法计算。在 USCT 图像重建中,选择动态孔径的方法成像,圆心为离发射点最远处的成像位置,采用较大的接收孔径,离阵元越近的成像点,选取的接收孔径越小,接收孔径随着与发射阵元距离的增大而增加。以下对 USCT 的反射图像重建进行简单介绍。

USCT 反射成像可采用延时叠加波束形成(delay and sum,DAS)的方法,采用单阵元发射信号,所有阵元接收信号的模式。延时时间通过计算发射和接收双向延时得到。USCT 接收延时叠加波束形成示意图如图 7.14 所示,一个阵元发射信号,N 个阵元接收反射信号,对成像点来说,其接收的信号可用下式表示:

$$P(t) = \sum_{j=1}^{N} p(t - \tau_i - \tau_j) \tag{7-1}$$

式中,$P(t)$ 为接收到的回波信号,N 为接收阵元的个数,i 为发射阵元编号,j 为接收阵元编号,τ_i 为发射阵元的信号延时,τ_j 为接收阵元的信号延时。

当环阵上的每个阵元依次发射,每次选择 N 个阵元接收反射信号时,对成像点来说,其接收信号如式(7-2)所示:

$$P(t) = \sum_{i=1}^{M} \sum_{j=1}^{N} p(t - \tau_i - \tau_j) \tag{7-2}$$

式中,$P(t)$ 为接收到的回波信号,N 为接收阵元的个数,M 为发射阵元的个数,i 为发射阵元编号,j 为接收阵元编号,τ_i 为发射阵元的信号延时,τ_j 为接收阵元的信号延时。

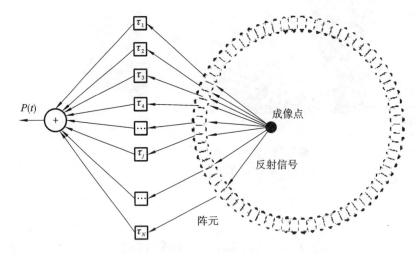

图 7.14　USCT 接收延时叠加波束形成示意图

成像点 $P(x,z)$ 可以用合成孔径成像的公式获得:

$$I(x,z) = \sum_{i=1}^{M} \sum_{j=1}^{N} A(t) \tag{7-3}$$

式中,$I(x,z)$ 是成像点 $P(x,z)$ 的幅值,由每条扫描线叠加得到,$A(t)$ 为阵元 i 发射、阵元 j 接收的扫描线,M 为发射阵元的个数,N 为接收阵元的个数,t 为飞行时间,可由下式表示:

$$t = \frac{\sqrt{(x_i - x)^2 + (z_i - z)^2} + \sqrt{(x_j - x)^2 + (z_j - z)^2}}{c} \tag{7-4}$$

式中，c 为声速。此处 c 取常数，$c = 1540$ m/s。

7.3.2 声速、衰减成像

在 USCT 系统中，根据阵元排列和子孔径的不同可将发射-接收信号分为反射信号和透射信号，前一节介绍了反射成像，其通过反射信号进行断层成像。本节介绍声速、衰减成像，其通过透射信号进行成像。

与正常组织和良性肿瘤相比，恶性肿瘤具有较高的声速和衰减特性。因此，声速、衰减成像能提高对癌变组织的检测能力，正确识别良性肿瘤和恶性肿瘤，能显著减少活体组织检测，减轻患者的痛苦，降低诊断成本。

透射成像的基本原理是根据超声波在人体各组织中的声速和衰减不等这一特性，将人体某一选定层面分成许多立方体小块（体素），超声波穿过选定层面，探测器接收经过人体的超声波信号（图 7.15），从其中可获取沿声波传播方向的各体素的声速和衰减信息，再用迭代方法可求出每一体素的超声波声速值、衰减值并进行图像重建。

USCT 中透射重建算法包括投影法、射线法、折线法、波形反演法等。以投影法为例，其原理与 CT 重建算法类似，都是对穿过组织的探测射线的投影数据进行相应重建的过程。

发射点可假设为一个点源，接收阵元等间距地分布在圆环上，形成的扫描射线并非是一排平行像，而是从一个点阵元发射出的等角度间距的多条射线，按照上述情况，USCT 采取扇形束滤波反投影（图 7.16）。

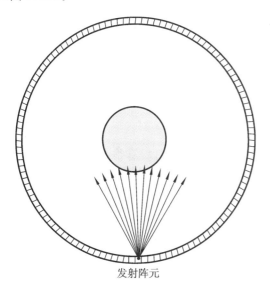

图 7.15 USCT 超声信号透射示意图

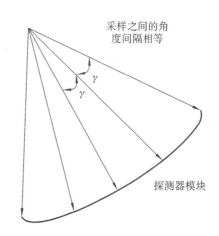

图 7.16 扇形束滤波反投影

扇形束反投影重建几何关系如图 7.17 所示，S_0 为射线源位置，D_1、D_2 为接收阵元，D_0 为探头中心，D 为射线源 S_0 到旋转中心 O 的距离。S_0E 为某一条投影线，它的位置可以由 γ、β 两个参数唯一确定，γ 是 S_0E 与中心射线 S_0D_0 形成的角度，称为探测器角度，γ_m 为探测器角度的最大值，β 是中心射线与 y 轴形成的角度，称为投影角度。β 由射线源 S_0 的位置唯一决定。S_0E 对应的投影值采样为 $q(\gamma, \beta)$。等角扇束的重建公式为

$$F(r, \theta) = \int_0^{2\pi} \frac{1}{L^2} d\beta \int_{-\gamma_m}^{\gamma_m} q(\gamma, \beta) h''(\gamma_0 - \gamma) D\cos\gamma d\gamma \tag{7-5}$$

$$L=\sqrt{D^2+r^2+2Dr\sin(\beta-\theta)} \tag{7-6}$$

$$\gamma_0=\arcsin\left(\frac{r\cos(\theta-\beta)}{L}\right) \tag{7-7}$$

$$h''(\gamma)=\frac{1}{2}\left(\frac{\gamma}{\sin\gamma}\right)^2 h(\gamma) \tag{7-8}$$

式中,(r,θ)是待重建像素点位置 $F(r,\theta)$的极坐标表示,r代表 $F(r,\theta)$与圆心(扫描中心)的距离,θ代表 OF 与 x 轴的角度。L 表示射线源 S_0 到 $F(r,\theta)$的距离,γ_0 表示通过 $F(r,\theta)$的射线的探测器角度。$h(\gamma)$为滤波器函数的冲激响应。整个重建过程是先以卷积的形式对投影数据滤波,然后对不同像素点位置进行加权处理,最后反投影重建图像。

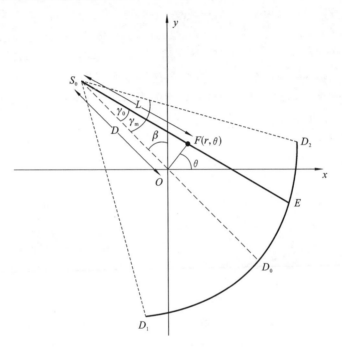

图 7.17　扇形束反投影重建几何关系

USCT 系统不仅为乳腺癌早期筛查与诊断提供了新的方法与途径,具有很大的科学价值和理论意义,而且对提高女性生活质量、减轻社会负担,具有很大的社会效益。

本章小结

本章首先介绍了常规医学超声的背景和历史发展,并对现代超声成像技术进行了简述;然后引入了超声断层成像技术,并通过乳腺癌的检测,横向对比了超声断层成像和其他医学影像模式,并介绍了超声断层成像的国内外发展现状,对几种主要的超声断层成像系统进行了简述;最后对超声断层成像的图像(反射像、声速和衰减像)重建方法进行了阐述。

思考题

1. 超声医学成像在临床上有哪些优缺点?

2. 超声成像有哪些新的研究热点?

3. 超声断层成像技术的基本原理是什么?

4. 超声断层成像技术的优缺点是什么?

5. 国内外有哪几种超声断层成像系统？各有什么特点？

6. 超声断层成像有哪些成像模式？

7. 超声断层成像算法的基本流程是什么？

8. 除了乳腺癌的检测，你还能想到超声断层成像的哪些临床应用？

参 考 文 献

[1] Duric N,Littrup P,Rama O,et al. Computerized ultrasound risk evaluation (CURE)：first clinical results[M]//Acoustical imaging. Dordrecht：Springer,2007.

[2] Duric N,Littrup P,Schmidt S,et al. Breast imaging with the SoftVue imaging system：first results[C]//Medical Imaging 2013：Ultrasonic Imaging, Tomography, and Therapy. Los Angeles：International Society for Optics and Photonics,2013,8675：86750K.

[3] Duric N,Littrup P J,Leach R Jr,et al. Using data fusion to characterize breast tissue[C]//Medical Imaging 2002：Ultrasonic Imaging and Signal Processing. Los Angeles：International Society for Optics and Photonics,2002,4687：316-323.

[4] Hopp T,Holzapfel M,Ruiter N V,et al. Registration of X-ray mammograms and three-dimensional speed of sound images of the female breast[C]//Medical Imaging 2010：Ultrasonic Imaging,Tomography,and Therapy. Los Angeles：International Society for Optics and Photonics,2010,7629：762905.

[5] Wu S,Yu S,Zhuang L,et al. Automatic segmentation of ultrasound tomography image[J]. Biomed Res Int,2017,2017：2059036.

[6] Ruiter N V,Zapf M,Hopp T,et al. 3D ultrasound computer tomography of the breast：a new era？[J]. Eur J Radiol,2012,81：S133-S134.

[7] Pellegretti P,Vicari M,Zani M,et al. A clinical experience of a prototype automated breast ultrasound system combining transmission and reflection 3D imaging[C]//2011 IEEE International Ultrasonics Symposium. New York：IEEE,2011：1407-1410.

[8] Li C,Duric N,Littrup P,et al. In vivo breast sound-speed imaging with ultrasound tomography[J]. Ultrasound Med Biol,2009,35(10)：1615-1628.

[9] Sandhu G Y S,Li C,Roy O,et al. Frequency-domain ultrasound waveform tomography breast attenuation imaging[C]//Medical Imaging 2016：Ultrasonic Imaging and Tomography. Los Angeles：International Society for Optics and Photonics,2016,9790：97900C.

[10] Wiskin J W,Borup D T,Iuanow E,et al. 3-D nonlinear acoustic inverse scattering：algorithm and quantitative results[J]. IEEE Trans Ultrason Ferroelectr Freq Control,2017,64(8)：1161-1174.

[11] Tan W Y,Steiner T,Ruiter N V. Newton's method based self calibration for a 3D ultrasound tomography system[C]//2015 IEEE International Ultrasonics Symposium (IUS). New York：IEEE,2015：1-4.

[12] Roy O,Jovanović I,Duric N,et al. Robust array calibration using time delays with application to ultrasound tomography [C]//Medical Imaging 2011：Ultrasonic Imaging,Tomography,and Therapy. Los Angeles：International Society for Optics and Photonics,2011,7968：796806.

[13] Wiskin J,Borup D,Johnson S,et al. Three-dimensional nonlinear inverse scattering：quantitative transmission algorithms, refraction corrected reflection, scanner design and clinical results[C]//Meetings on Acoustics ICA2013. New York：ASA,2013,19(1)：075001.

[14]　Sak M,Duric N,Littrup P,et al. Ultrasound tomography imaging with waveform sound speed:parenchymal changes in women undergoing tamoxifen therapy[C]//Medical Imaging 2017:Ultrasonic Imaging and Tomography. Los Angeles:International Society for Optics and Photonics,2017,10139:101390W.

[15]　Duric N,Littrup P,Li C,et al. Whole breast tissue characterization with ultrasound tomography[C]//Medical Imaging 2015:Ultrasonic Imaging and Tomography. Los Angeles:International Society for Optics and Photonics,2015,9419:94190G.

[16]　王峰. 超声 CT 成像正演和反演算法研究[D]. 厦门:厦门大学,2014.

[17]　沈毅,沈祥立,冯乃章,等. 利用秩和条件数分析透射式超声 CT 的数据完备性[J]. 声学学报,2012,37(2):181-187.

[18]　王浩全. 基于联合迭代重建技术的超声 CT 重建算法[J]. 计算机应用,2010,30(7):1844-1846.

[19]　刘波,李朝荣. 超声 CT 成像方法及应用[J]. 中国仪器仪表,2007,2:28-31.

[20]　檀永杰. 钢管混凝土超声测试方法研究[D]. 大连:大连理工大学,2012.

[21]　王浩全,韩焱,殷黎. 基于超声 CT 的混凝土质量阵列检测方法研究[J]. 计算机工程与应用,2010,46(15):239-241.

[22]　王婷. 数据融合技术在混凝土结构检测中的应用研究[D]. 上海:同济大学,2006.

[23]　兰从庆,许克克,李珑,等. 超声反射 CT 成像在无损检测中的应用[J]. 无损检测,1994,16(10):271-274.

第8章　三维超声成像与应用

8.1　什么是三维超声成像？

8.1.1　二维超声成像存在的问题

　　超声医学成像是目前四大临床医学影像学技术之一,其因具有实时性强、使用方便、成本低、无辐射、适合软组织成像等优点,已成为目前临床诊断与治疗中使用最多的医学影像学方式,几乎涵盖所有临床科室和绝大多数疾病的诊断。然而,在临床应用过程中,其也存在成像质量差、诊断效果与医生手法关系大、需要专门的超声科医生进行读图与诊断等问题。特别是二维超声成像,由于只能得到人体组织或器官的二维横断面图像,给医生的诊断与治疗带来了许多问题。①人体器官或组织的三维体积测量不准确或离散性大(因人而异),难以直观地进行空间关系显示,需要医生通过想象来重建三维器官或组织;②难以获得同一切面二维超声图像,患者随诊比较困难;③难以用于介入手术导引。机械设计的三视图原理(图 8.1)较好地说明了目前二维超声成像所存在的问题。

扫码看彩图

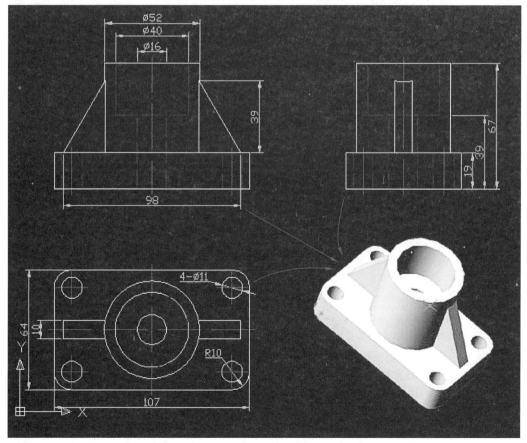

图 8.1　机械设计的三视图原理

尽管一百多年以前伦琴就发明了 X 线成像,然而,它压缩丢失了所有空间的三维信息,使得人们对三维物体的理解更加困难。直到 20 世纪 70 年代,CT 的出现使得人们可以获得人体内部的解剖结构信息后,X 线成像才能够真正发挥其在临床应用中的潜力与效用。同样,为了更好地发挥超声医学成像技术在疾病诊断、介入手术与治疗等临床应用中的作用与效力,获得更为直观的显示效果,三维超声成像技术获得了长足发展。

8.1.2　什么是三维超声成像技术?

三维超声成像技术是在二维超声成像技术基础上发展而来的,其目的就是解决二维超声成像技术在临床应用中存在的问题,使人们能够从图像中直接观察和诊断三维物体。

三维超声成像技术与二维超声成像技术不同,它可以直接获得反映人体器官和组织三维空间形状与形貌的图像。如图 8.2 所示,三维超声图像更直观、更完整地展现了所需要成像的物体,从而克服了二维超声图像不直观、体积测量不够准确、难以直接应用于介入手术与治疗等弊端,为超声医学成像的临床应用开辟了一条新的道路。

三维超声成像设备由换能器与移动装置、图像记录、图像重建、图像显示与渲染四个模块组成,如图 8.3 所示。

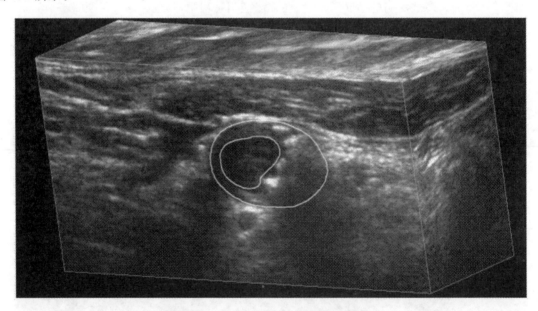

图 8.2　三维超声图像与二维超声图像

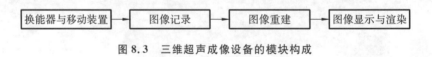

图 8.3　三维超声成像设备的模块构成

8.2　三维超声成像技术的发展历史

三维超声成像技术的发展就是不断克服二维超声成像技术所存在的问题的过程。三维超声成像技术的应用最早可以追溯到 1982 年 Brankley 等关于胎儿重量的研究,以及 Ghosh 等关于三维心动图成像的研究。20 世纪 90 年代开始,越来越多的研制者开始开展三维超声成像技术的研究,包括加拿大 Robarts 研究所 Fenster 教授团队的三维超声多普勒成像技术与三维超声心动图重建技术,美国梅奥诊所的 Greenleaf 教授团队的多维心动图显示,美国 Nelson 和 Pretorius 等的胎儿表面特征三维超声成像研究,King 等的关于三维超声心动图以及实时三维超声方面的工作等。

上述工作的开展与临床应用进一步促进了三维超声成像技术的发展及临床应用,使三维超声成像技术产生越来越重要的影响。目前,三维超声成像技术已经成为医学超声以及临床中的一个具有重要地位的分支。

8.3 三维超声成像技术的分类

三维超声成像技术经过数十年的发展已经出现了各种不同类型的实现方式,根据其获得三维超声图像方式的不同,可以分为机械扫描、自由臂、三维探头等类别。下面分别对这三种不同的实现方式加以详细的介绍。

8.3.1 基于机械扫描的三维超声成像

基于机械扫描的三维超声成像方式与 CT 的三维成像类似,它首先利用线列或凸阵探头获得二维超声图像,然后在步进电机的驱动下,通过探头沿直线或圆周运动对空间进行扫描,获得一系列二维超声图像,并存储在计算机中。最后根据每帧图像所在的空间位置与取向,内插重建出整个空间的三维超声图像。根据具体扫描方式的不同,其又可以分为平行扫描、偏转扫描、扇形扫描和旋转扫描等实现方式(图 8.4)。

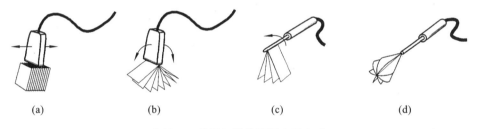

图 8.4 机械扫描的不同实现方式
(a) 平行扫描;(b) 偏转扫描;(c) 扇形扫描;(d) 旋转扫描

8.3.1.1 平行扫描

平行扫描,又称为直线扫描(linear scanning),是二维超声探头在步进电机的驱动下在患者的皮肤上做直线匀速平移(图 8.5),由此产生一系列均匀且平行的二维序列图像,其扫描的速度必须与二维超声成像设备所能达到的最大帧率相匹配。这种方式获得三维超声图像的重建方法与 CT 类似,且重建速度快。平行扫描多用于获得颈动脉三维超声图像(图 8.6),也可用于获得血管内三维超声图像,一般靠人工回撤导管所形成的平行扫描来实现(图 8.7 和图 8.8)。

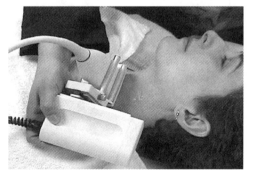

视频:平行扫描

图 8.5 基于平行扫描的颈动脉三维超声成像方式

然而,由于二维超声图像的分辨率取决于原有的二维超声成像设备的分辨率,因此,三维超声图像的分辨率不是各向同性的。通常其在重建方向的分辨率要远低于在二维断层方向的分辨率,如图 8.6(a)所示。

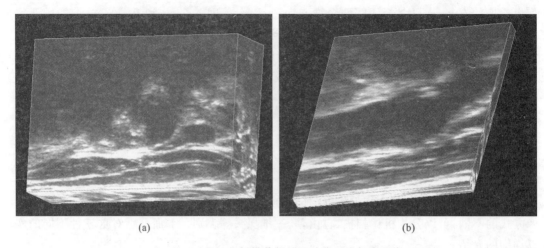

图 8.6　采用平行扫描获得的颈动脉三维超声图像

扫码看彩图

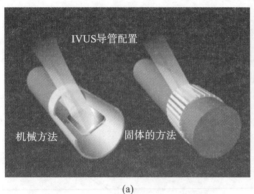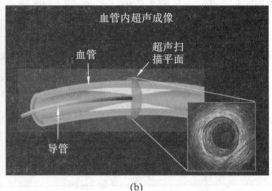

图 8.7　基于平行扫描的血管内三维超声成像

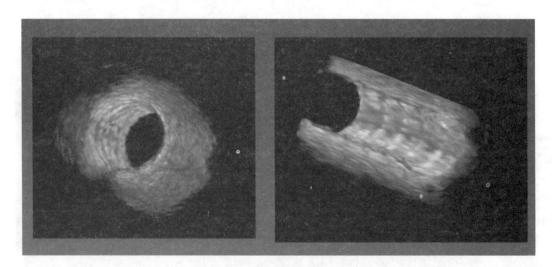

图 8.8　血管内超声所获得的三维血管图像

8.3.1.2　偏转扫描

　　偏转扫描(tilt scanning)，是指将二维探头固定于人体皮肤上一点，通过探头偏转不同角度对皮下器官或组织进行扫查，获得一系列不同角度的二维超声图像，然后根据倾斜角度的空间位置，重建扇形区域三维超声图像的成像方式，如图 8.4(b)所示。偏转扫描可对出现遮挡的区域如人体肋骨进行三维超声成像。图 8.9 所示为华中科技大学医学超声实验室所设计的基于偏转扫描的三维超声成像系统,它可以用于人体前列腺、膀胱、肾脏等泌尿系统器官的三维超声成像(图 8.10)。

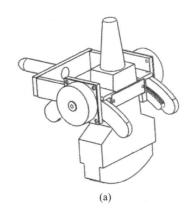

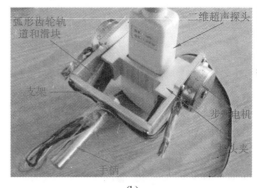

扫码看彩图

(a)　　　　　　　　　　　　　　　(b)

图 8.9　基于偏转扫描的三维超声成像系统

(a)设计图;(b)实物图

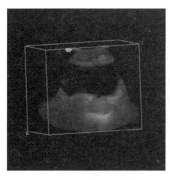
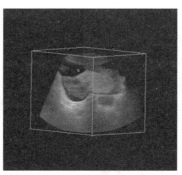
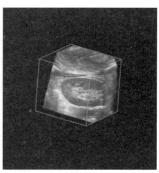

图 8.10　基于偏转扫描的三维超声成像系统所采集的人体肾脏图像

8.3.1.3　扇形扫描

扇形扫描(side-firing scanning),是指通过经直肠等探头旋转一定角度获得扇形区域图像的一种成像方式。如图 8.11 所示,它常用于获得泌尿系统器官的三维超声图像。由于经直肠探头与泌尿系统器官的距离远小于采用腹部探头从腹部到泌尿系统器官(如前列腺、膀胱等)的距离,因此,可以采用频率更高的线列探头(图 8.11(b)),从而重建出分辨率更高、图像更清晰的三维超声图像。图 8.12 所示为采用经直肠三维超声成像系统获得的前列腺图像。

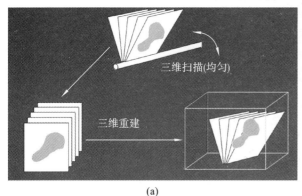
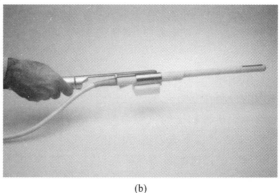

(a)　　　　　　　　　　　　　　　(b)

图 8.11　基于扇形扫描的三维超声成像

(a)基于扇形扫描的三维超声成像实现原理图;(b)经直肠探头

扫码看彩图

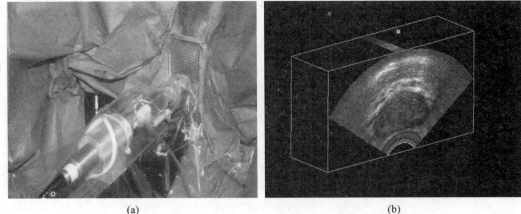

(a) (b)

图 8.12 经直肠三维超声成像系统及其所采集的前列腺三维超声图像
(a) 经直肠三维超声成像系统;(b) 前列腺三维超声图像

8.3.1.4 旋转扫描

旋转扫描(end-firing scanning),是一种常见的使用腔内探头的成像方式,如图 8.4(d)所示。它常采用顶端发射的腔内探头,如图 8.13(a)所示的经阴道探头。与经阴道二维超声成像技术相比,经阴道三维超声成像技术对宫腔内结构、肌层及宫底的观察更为直观,其医学影像的立体感也更强(图 8.13(b)),对宫腔内的特征描记更加明显,能更加直观地发现子宫先天畸形、子宫腔内占位性病变及黏膜下肌瘤、节育环嵌顿等,大大提高了妇科疾病的诊断准确性。

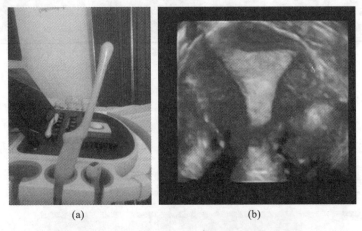

(a) (b)

图 8.13 经阴道三维超声成像系统及其所获得的宫腔内结构三维超声图像
(a) 经阴道探头;(b) 宫腔内结构三维超声图像

由于偏转扫描和旋转扫描都是通过围绕一个轴的旋转采样来实现的,因此,它们所重建的三维图像的分辨率是变化的。在靠近轴一端分辨率最高,而离轴越远的地方,分辨率越低。

基于机械扫描的三维超声成像的优点是实现简单、成本低,但是想要获得较好的三维超声图像质量,需要对以下方面进行优化。

(1)扫描速度必须足够快,或辅以门控技术,以减少由于人体非自愿、呼吸或心跳运动产生的图像伪影。

(2)必须准确知道二维超声图像的取向和空间位置,以避免在三维超声图像的体积测量中产生误差。

(3)扫描装置必须尽可能简单,容易实现,以利于将该系统融入现有的临床检查过程,便于推广和应用。

8.3.2　基于自由臂的三维超声成像

基于自由臂(free-hand)的三维超声成像,是指医生手持二维超声探头检查患者获得三维超声图像,如图 8.14 所示。

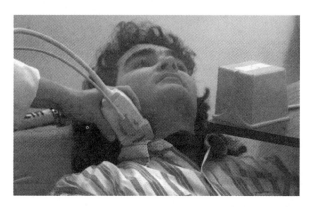

图 8.14　基于自由臂的三维超声成像

尽管基于机械扫描的三维超声成像系统具有成像速度快、三维超声图像质量好、系统实现简便、成本低等优点,但是,其也存在扫描系统装置庞大、笨重、难以重建大的物体结构等问题。为了解决上述问题,人们发明了基于自由臂的三维超声成像系统。它不需要机械装置,而是将探头安装在机械臂上或是由操作人员控制,但是需要给二维超声探头添加一个位置传感器,以便在记录二维超声图像的同时,记录下探头所处的位置与取向,以便于后续的三维超声图像重建。为了获得较好的重建质量,操作人员不能漏扫被成像物体的每个部位,且每帧二维超声图像之间不要出现太大的间隙。定位与定向的实现方式有多种,如关节臂、声学传感、磁场传感以及基于图像的传感等方式(图 8.15)。

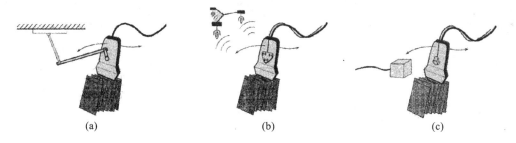

(a)　　　　　　　　　　(b)　　　　　　　　　　(c)

图 8.15　三种不同的基于自由臂的三维超声成像方式
(a) 基于关节臂扫描的方式；(b) 基于声波跟踪与测量的方式；(c) 基于电磁跟踪与测量的方式

8.3.2.1　关节臂扫描

基于关节臂扫描的三维超声成像系统是将二维探头固定在多关节机械臂上,通过关节臂的移动来实现扫描。由于关节臂各关节之间的变换矩阵已知,因此,无论关节臂如何变化,人们都可以很快计算出探头在坐标系下的位置,从而进行三维重建模块。为了减小位置误差,关节臂之间必须是刚性的,而不能是柔性的。

8.3.2.2　声波跟踪与测量

在采用这种方式的三维超声成像系统中,其中一组三个声波发射装置(如玻璃放电管)被安装在探头表面,而另外一组麦克风被固定在患者上方。在探头扫描过程中,麦克风不断收到玻璃放电管所发射的声波信号,探头的位置与取向可以通过声波在空气中的传播速度以及它们之间所经历的时间计算得出,如图 8.16 所示。为了保证获得较准确的定位效果,麦克风应置于患者的上方,并且它

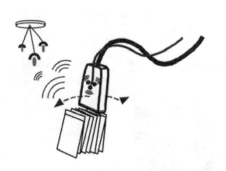

图 8.16 基于声波跟踪与测量的
三维超声成像方式

们与玻璃放电管之间不得有遮挡，距离不能过大，以确保麦克风能够获得足够大信噪比的声波脉冲信号。

8.3.2.3 电磁跟踪与测量

基于电磁跟踪与测量的三维超声成像的原理如图 8.15(c)所示。首先，由方盒子里的磁场发生器产生一个空间磁场，该磁场通常以磁场发生器为中心呈球形分布，离磁场发生器中心越近，磁场强度越大。反之，离磁场发生器中心越远，磁场强度越小。因此，空间中某一点磁场强度的大小就代表了其与磁场发生器中心点的距离。

在安装在探头表面的传感器中，放置有相互垂直的三个线圈。根据电磁波理论，当线圈在磁场中切割磁力线时，将产生电流，且电流的大小与磁场强度以及线圈与磁力线的角度有关。因此，基于上述测量原理，根据三个线圈电流的大小可以计算出探头所在点的位置与取向，从而为探头的扫描提供所需要的几何位置信息。

加拿大 NDI 公司是世界上著名的电磁跟踪与测量设备制造商，它所生产的各种电磁跟踪设备已广泛应用于手术导引的各个领域中。例如，图 8.14 所示的三维超声成像系统就采用了该公司的产品作为位置与取向跟踪测量装置，获得的颈动脉三维超声图像如图 8.17 所示。

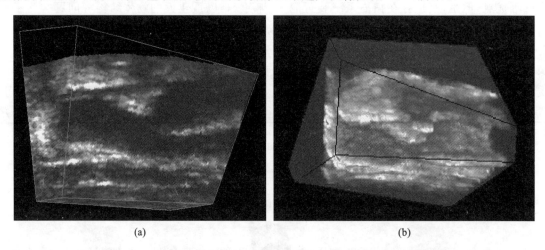

(a)   (b)

图 8.17 基于电磁跟踪与测量的三维超声成像系统获得的颈动脉三维超声图像
注：图(a)的切面正好可以看到血管分叉处的斑块，图(b)则是图(a)的体绘制(volume rendering)结果，可以更清晰地观察血管壁及斑块表面。

8.3.2.4 基于斑点去相关三维位置跟踪与测量

上述三种基于自由臂的三维超声成像实现方式均需要采用专门的硬件来实现探头的定位与定向，不仅系统复杂，而且也加大了构建系统的成本。那么，能否不需要任何硬件装置，仅利用采集到的二维图像就可以完成抽取它们之间的相对位置呢？

这可以通过采用斑点去相关技术解决。斑点去相关技术是指当一个相干能量源与散射体相互作用时，由于相干的原因，反射回的空间能量模式将产生变化，出现斑点模式。对超声图像而言，就是出现斑点噪声。Friemel 等利用该技术产生血流速度图像。在这种情况下，如果假定红细胞是静止的，那么由此产生的两个散射序列信号将是相关的，且斑点模式相同。然而，由于红细胞是运动的，这两个信号将不再相关，而且不相关的程度与运动速度成正比。这就是斑点去相关技术。

同样，斑点去相关技术可以用来确定相邻两幅二维图像之间的距离。如果两幅图像是从同一空间位置获得的，那么它们的斑点模式将是相同的，因此也就不存在去相关。如果一幅图像相对前一幅图像发生了移动,则移动的距离就与去相关的程度成正比,其准确的关系取决于在运动方向上波束的宽度。

然而,由于两幅图像之间不一定平行,因此计算它们之间的距离是复杂的。为了确定两幅图像之间是发生了偏转还是旋转,需要将图像划分为若干个小区域,而在相近的区域内,它们之间是相互关联的。以类似的方式,人们可以产生一个去相关值的矩阵,并依次产生距离向量的矩阵。对此矩阵进行分析,就可以确定两幅二维图像之间的位置与取向。

除上述带有位置传感的基于自由臂的三维超声成像系统外,另外一种可能的选择就是不采用任何空间定位与定向技术。这种方式需要精心控制探头按照某种特定的方式进行扫描。因为无法提供准确的几何位置信息,操作者在扫描过程中必须确保探头的移动是沿某一直线的匀速运动或围绕某一轴向的匀速

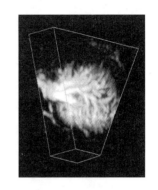

图 8.18 基于速度均匀性假设重建
的肾三维多普勒超声图像

转动。这样,基于速度均匀性假设以及整个运动长度或者总的旋转角度的估计,可以重建出高质量的三维超声图像,如图 8.18 所示。

8.3.3 基于三维探头的三维超声成像

基于机械扫描或自由臂的三维超声成像系统更像是一个实验系统样机,而非可以在临床应用的医疗器械产品,因此很难引起 GE、飞利浦、西门子等跨国超声巨鳄们的兴趣。直接产生三维超声图像一直是三维超声成像的目标。随着材料技术、电子技术、计算机技术等技术的飞跃发展,这一目标有望实现,为三维超声成像在临床的应用提供了可能。

8.3.3.1 基于容积探头的三维超声成像

早期的三维超声探头被称为容积探头,又被称为面包探头,如图 8.19 所示。其外形与传统的二维超声探头相似,这确保了医生方便使用。因为初期的三维超声成像主要用于腹部成像,特别是胎儿缺陷检测。因此,大多数容积探头采用的是频率较低的凸阵探头。在探头内部,凸阵声头被固定在一个轴上,该轴由步进电机驱动带动声头做扇形扫描,从而获得不同角度的断面二维超声序列图像。为了便于声头高速旋转,整个声头浸泡在蓖麻油中。容积探头制造工艺的关键是外壳的密封与散热。2015 年以前,除大的跨国超声厂家生产容积探头外,国外主要有法国 Vermon 公司(图 8.20)、日本 NDK 以及韩国麦迪逊公司生产容积探头。2015 年后,我国深圳的多家探头生产公司也可以提供类似的探头,并且逐步替代了进口。

在基于容积探头以及基于机械扫描的三维超声成像技术中,三维超声图像的重建方法是其关键技术之一,主要分为两大类:①基于特征的重建方法;②基于体素的重建方法。

1. 基于特征的重建方法

这种方法首先将感兴趣解剖结构的特征或表面重建出三维超声图像。例如在心脏和产科超声成像过程中,可以从二维超声图像序列中分割出血管或胎儿的结构,这样,在三维超声图像中仅呈现所产生的轮廓表面。不同的结构可以渲染为不同的颜色或灰度,为了增强感兴趣组织或器官,可以忽略其他的组织或器官。这种方法在三维超声心动图中经常用来重建血管的表面。然后,将从一个心动周期不同阶段所获得的三维超声图像中提取的血管表面制作成视频,就可以在工作站上观察复杂的心脏运动。类似方法也被用于血管内超声内壁的三维重建。

由于这种重建方法将三维超声图像的内容减少到几个解剖结构的表面,因此,这些结构的对比度得到了优化。另外,通过多帧三维超声图像(采用门控的方法),这些解剖结构的动态特性就很容易鉴别。这些三维超声图像能够采用一般的计算机显示硬件进行有效操控,从而大大降低三维超声

扫码看彩图

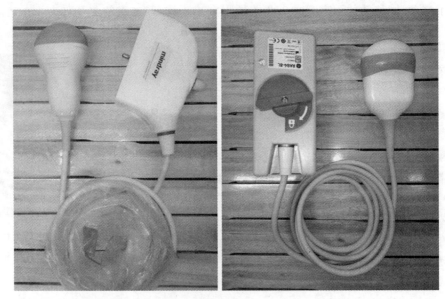

图 8.19　容积探头

扫码看彩图

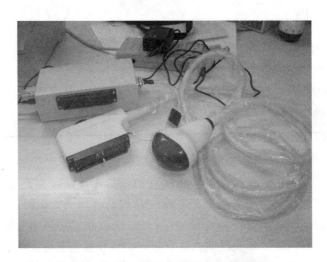

图 8.20　法国 Vermon 公司生产的容积探头

成像技术的应用成本。当然,这种方法也存在一个固有的缺点,即由于仅提取了解剖结构的轮廓,许多重要的解剖信息,如细小的解剖特征或组织的细节在重建阶段的初期容易丢失。此外,结构之间的人工对比度也可能错误表示了一些细微的解剖或生理特征。这种方法的轮廓提取困难。人工提取费时费力,而计算机自动分割算法又可能带来错误和误差。

2. 基于体素的重建方法

基于体素的重建方法,即通过采用获得的二维超声图像系列,重建基于体素的三维笛卡尔坐标下的图像。这种三维超声图像重建方法主要分为两步:①将这些二维超声图像镶嵌到三维超声图像体积中,即对于每一帧图像的像素点(x^*,y^*),按照每一帧图像相对于坐标轴的位置与取向,计算它所对应的三维坐标(x,y,z),然后将该点的像素值(灰度或彩色)赋给该体素(x,y,z);②遍历三维笛卡尔坐标下图像的每一体素点,并通过内插方法确定该体素的像素值。首先确定在镶嵌图像中与该点距离最近的四个点,然后可以通过它们完成体素值的内插。内插方法有很多,包括最近邻插值、双线性插值、双三次插值等。对于基于机械扫描的三维超声成像系统和容积探头,由于每帧三维图像所有的加权值固定,因此可以预算好并存储在查找表中,大大加速重建的过程。

由于基于体素的重建方法保留了原来二维超声图像序列的所有原始信息,因此,只要选择合适

NOTE

的位置和角度就可以复原原来的二维超声图像,并可以产生新的二维超声图像。

　　然而,如果扫描过程中扫描物体的体积不恰当(自由臂扫描经常会碰到),可能会造成二维超声图像之间的间隔大于三维超声图像分辨率的一半,这时内插出的体素值就不能理解为描述间隔的真实解剖结构,从而降低了重建三维超声图像的分辨率。在这种情况下,可能会引入虚假信息。为了避免这种情况的发生,物体需要被精细地扫描,从而产生大数据文件。通常三维超声图像的大小在 $16\sim96$ MB 之间,具体取决于实际应用。例如在前列腺冷冻治疗术中,经直肠三维超声(TRUS)图像的大小为 96 MB。

　　由于基于体素的重建方法所获得的三维超声图像保留了所有原始信息,因此可以采用不同的渲染方式进行显示,或者是在三维超声图像的基础上进行处理,如特征提取、分割,体积的计算等。医生也可以选择不同切面对组织或解剖结构进行观察,如果上述操作结果不够理想,则可以恢复原来的三维超声图像,重新处理和观察。这些都为三维超声成像的临床应用提供更多的便利。

8.3.3.2　基于二维面阵探头的实时三维超声成像

　　上述各种三维超声成像方式,尽管可以实现三维超声成像,但它们仍然存在成像速度低于 $8\sim10$ 帧/秒的问题,难以满足运动器官如心脏等三维超声成像的需要。同时,较低的成像帧率也会带来成像的延时,从而给手术导引等实时性要求高的临床应用带来困难。为了解决这一难题,人们发展了基于二维面阵探头的实时三维超声成像。

　　传统二维超声成像采用的是线列或者凸阵探头,其阵元数通常为 $64\sim256$,其中心频率取决于探测深度。一般来说,探测深度较大,如腹部至少 20 cm,则往往采用较低频率,如 $2\sim5$ MHz 的凸阵探头(图 8.21(a))。而对于浅表器官,如颈动脉成像,则多采用频率较高的线列探头(图 8.21(b))。与线列探头成像不同,凸阵探头获得的是扇形图像,其覆盖的空间范围较线列探头大得多,但是它的分辨率是变化的,离探头越近的区域分辨率越高,反之则分辨率越低。按照成像衍射极限原理,频率越高,成像分辨率越高,因此,在满足探测深度限制的情况下应尽可能采用频率较高的探头成像,以获得更为清晰、分辨率更高的图像。采用一维探头可以获得二维图像,如果采用二维探头,是否可以直接获得三维超声图像呢?

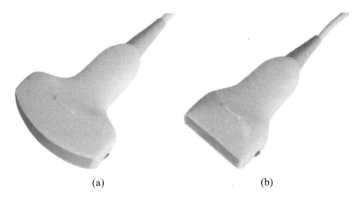

(a)　　　　　　　　　　　　(b)

图 8.21　凸阵与线列探头

(a) 凸阵探头;(b) 线列探头

　　最早的基于二维超声探头的三维超声成像系统是由美国杜克大学等开发的,用于三维超声心动图的临床应用。与基于机械扫描和基于容积探头的三维超声成像系统不同,基于二维探头的三维超声成像系统不需要机械扫描,代之以电子扫描,从而大大减少了振动、噪声以及功耗,并可实现实时三维超声成像。

　　但是,采用二维超声探头进行三维超声成像主要面临着以下难题:①随着探头阵元数的增加,探头制作工艺更为复杂,阵元之间一致性要求高(图 8.22);②引线数量急剧增加(图 8.23),无法直接连线(通常二维超声探头的电缆内引线数量不超过 300 根,而一个 48×48 阵元二维超声探头的引线数量就高达 2304 根);③采集数据量大,硬件实现复杂,需要通道数多。

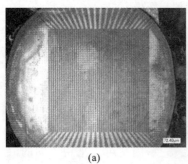
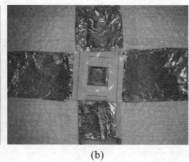
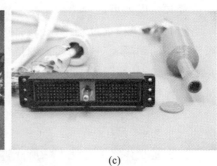

(a)   (b)   (c)

图 8.22 华中科技大学研制的 48×48 阵元面阵探头

(a) 阵元掩膜接线图；(b) 48×48 阵元面阵探头；(c) 24×24 阵元面阵探头

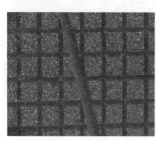
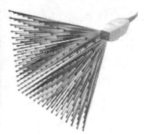

图 8.23 二维超声探头引线数量大

  二维超声探头的引线问题主要有两种解决途径。一种是采用非全连接方式，即所谓的稀疏连接方式。通过随机或精心设计的分布方式连接二维阵列中的阵元，可以将 48×48 阵元二维阵列超声探头的引线由全连接的 2304 根减少到 208～880 根（规则均匀分布稀疏阵元）、373～1104 根（圆形稀疏分布阵元），或 361～484 根（规则非均匀分布稀疏阵元）。图 8.24 所示为不同阵元数规则均匀分布稀疏阵元的连接模板图，图 8.25 所示为不同阵元数圆形稀疏分布阵元的连接模板图，图 8.26 所示为不同阵元数规则非均匀分布稀疏阵元的连接模板图。

  另外一种途径是采用行列寻址方式，解决二维面阵探头的引线问题。该方式最早由美国南加州大学生物医学工程系的 Seo 和 Yen 提出，他们通过将同一行或同一列的阵元连接在一起，大大减少了二维阵列的阵元数（图 8.27），实现了一个 5 MHz 64×64 阵元二维阵列超声探头的连接，并进行了初步的成像实验，验证了其可能性。

  行列寻址方式虽然较好地解决了引线问题，但是其代价是降低了三维超声成像的图像质量。图 8.28 所示为全连接方式与行列寻址连接方式探头模拟仿真实验结果，可以看出，与全连接方式比较，行列寻址方式牺牲了图像在一个方向上的分辨率。为了解决这一问题，华中科技大学提出了分组行列寻址方式，从而解决了一行或一列全部连在一起所带来的一个方向图像分辨率下降过速的问题。丹麦科技大学 Jensen 等则通过采用变迹、线元波束形成等方法来降低行列寻址的影响，提高三维超声图像的质量。

  解决二维面阵三维超声探头引线问题的另外一种策略就是通过采用开关电路切换原理，将成像处理硬件电路制作为超大规模集成电路芯片，然后集成在探头中，西门子股份公司研发的三维超声探头就采用了这一解决方案（图 8.29）。当然，这种方法存在以下两个弊端：一是需要开发专用超大规模集成电路芯片，这对三维超声信号处理算法不成熟的公司来说不现实；二是增加了探头的功耗，导致探头过热。因此，需要设计水冷却系统进行降温，进一步增大了实现的难度与复杂性，影响实时三维超声成像技术在临床的推广应用。

  为了提高三维超声心动图的质量，飞利浦公司率先研制了经食管三维超声探头（图 8.30），这种探头贴近心脏，探测深度浅，可以采用高频率探头，从而获得高质量图像。图 8.31 所示为经食管三

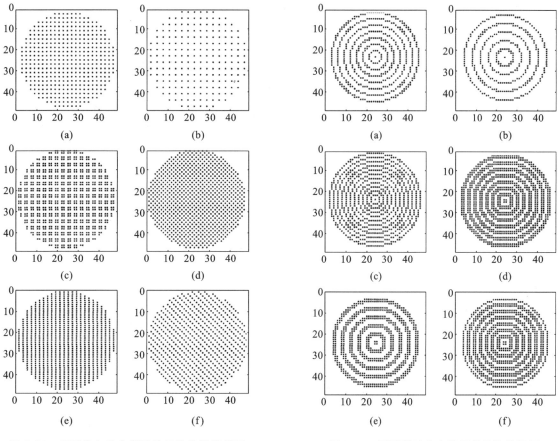

图 8.24　规则均匀分布稀疏阵元的连接模板图
(a)、(b)、(c)、(d)、(e)、(f)的连接阵元数分别为
421、208、796、877、880、606

图 8.25　圆形稀疏分布阵元的连接模板图
(a)、(b)、(c)、(d)、(e)、(f)的连接阵元数分别为
533、373、821、1104、780、964

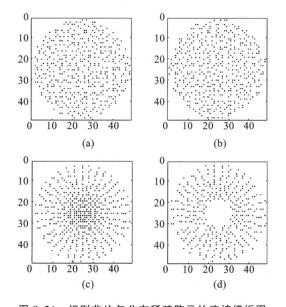

图 8.26　规则非均匀分布稀疏阵元的连接模板图
(a)、(b)、(c)、(d)的连接阵元数分别为 447、447、484、361

维超声图像与组织实际解剖结构的比较结果,可见三维超声图像与实际解剖结构有很好的一致性,
为实时三维超声成像在心血管疾病诊断与治疗中的应用提供了新的手段与方法。

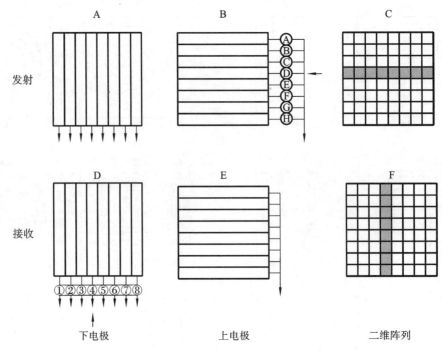

图8.27　行列寻址方式示意图

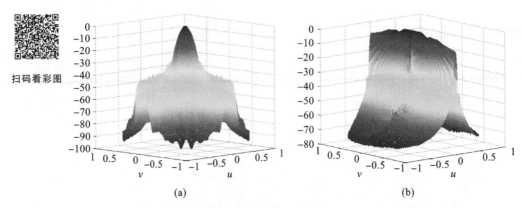

图8.28　全连接方式与行列寻址连接方式探头的模拟仿真结果比较

（a）8×8阵元面阵探头全连接模拟图；（b）32×32阵元面阵探头行列寻址连接模拟图

扫码看彩图

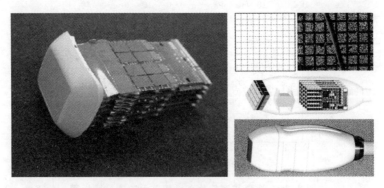

图8.29　西门子股份公司开发的基于开关电路切换的三维超声探头

目前GE、飞利浦、西门子等公司均推出了临床二维面阵三维超声探头（图8.32），其探头的二维面阵多为64×64阵元。最大阵元的面阵探头是飞利浦公司推出的96×94阵元探头，其阵元数可

NOTE

扫码看彩图

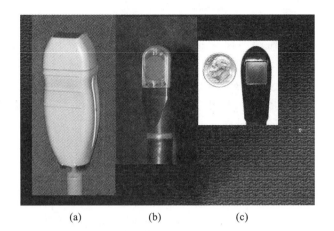

(a)　　　　　　(b)　　　　　　(c)

图 8.30　经食管三维超声探头

（a）基于二维面阵的三维心脏探头；(b)经食管三维超声探头；(c)经食管三维超声探头与硬币的比较

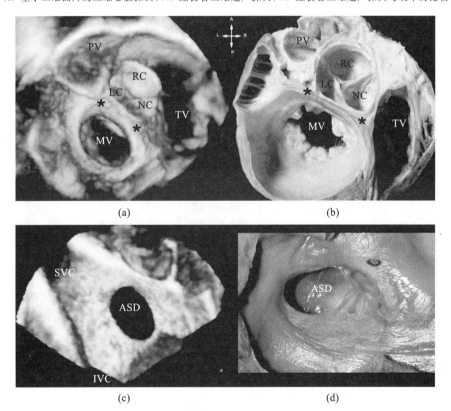

扫码看彩图

(a)　　　　　　　　　　(b)

(c)　　　　　　　　　　(d)

图 8.31　经食管三维超声图像与组织实际解剖结构的比较

(a)、(c)经食管三维超声图像；(b)、(d)实际解剖结构。(a)、(b)和(c)、(d)分别显示了心脏和房间隔缺损情况

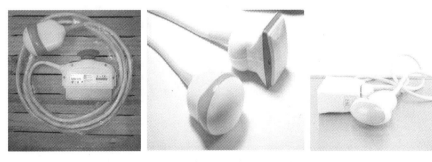

扫码看彩图

图 8.32　GE、飞利浦、西门子等公司生产的二维面阵三维超声探头

达 9000。

　　CMUT 是制作二维面阵三维超声探头的又一新技术。由于它不是采用机械切割,而是通过集成电路方式制作阵元,因此,较易利用柔性电路解决传统二维面阵探头的引线问题(图 8.33)。图 8.34所示为加拿大滑铁卢大学 Logan 和 Yeow 研制的 32×32 阵元 CMUT 三维超声探头的显微图像。但该原型系统的成像分辨率很差(图 8.35),离实际应用尚有较大距离。

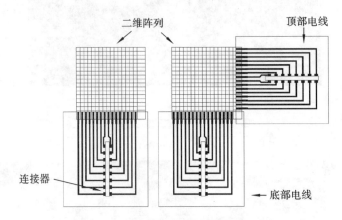

图 8.33　基于柔性电路的单层引线设计

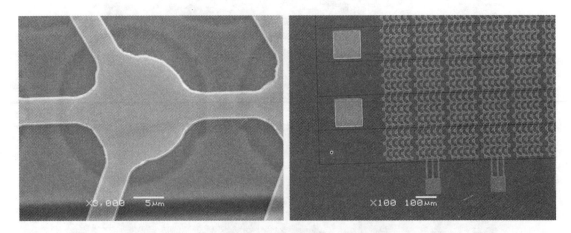

图 8.34　32×32 阵元 CMUT 三维超声探头的 SEM 图像放大结果

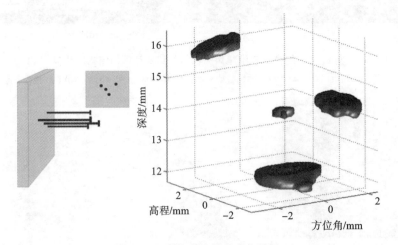

图 8.35　四枚大头针的成像结果

除引线问题外,如何减少基于二维面阵探头的三维超声成像系统所需要的硬件通道数,降低硬件复杂性和成像系统成本也是基于二维面阵探头的三维超声成像系统所面临的难题。为了解决这一问题,美国斯坦福大学的 Karaman 和 Khuri-Yakub 等也围绕如何去除发射和接收阵元组合的冗余以及减少发射次数以降低整个成像系统的复杂性,提高成像帧率等展开了研究,并进行了仿真计算(图 8.36)。

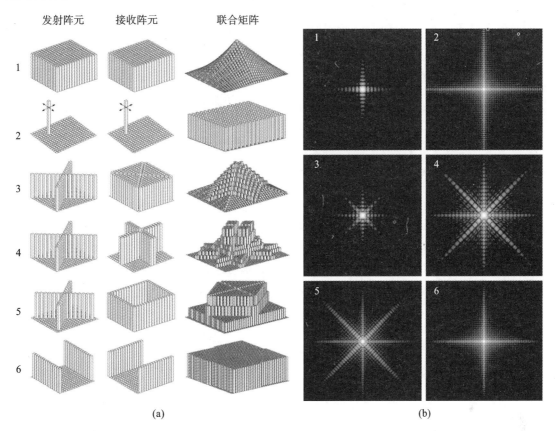

发射阵元　接收阵元　　联合矩阵

(a)　　　　　　　　　　　　(b)

图 8.36　基于不同稀疏发射接收及它们所对应的脉冲扩展函数(PSF)

(a)发射阵元分布、接收阵元分布以及综合后的联合矩阵分布;(b)这六种组合所对应的理论 PSF 分布

8.4　三维超声重建误差分析

除基于二维面阵探头的三维超声成像系统外,其他三维超声成像系统所获得三维超声图像均需要利用二维超声图像以及通过获取它们所对应的位置和取向进行重建。因此,在重建过程中,一旦这些二维超声图像所对应的位置或取向产生误差,必将导致所产生的三维超声图像失真,从而影响到从这些三维超声图像中测量长度、面积以及体积等解剖特征的准确性。尽管其他的一些错误,例如扫描时组织或器官的运动(包括扫描本身引起的振动等)或者图像分割的误差也是产生这些测量误差的原因之一,但是它们中必然包含一些基本的几何图像失真与误差。以下对平行扫描和偏转扫描中存在的基本误差进行计算和分析。

8.4.1　平行扫描重建误差分析

图 8.37 所示为加拿大 Robarts 研究所 Cardinal 和 Fenster 等用于分析平行扫描误差的模型。假定探头位于 xOy 平面,且沿 z 轴方向进行匀速扫描。然而,实际上由于安装或机械加工的原因,该

NOTE

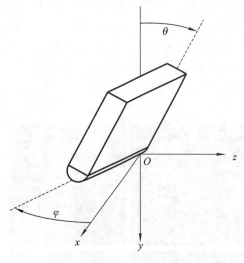

图 8.37 平行扫描误差分析模型

探头成像的平面不可能刚好与 xOy 平面重合,因此,假定成像平面与 x 轴之间的夹角为 φ,与 y 轴之间的夹角为 θ,而且在 z 轴上的偏移为 d,经过采集 n 帧图像以后,二维坐标(x^*,y^*) 与它所对应的三维笛卡尔坐标(x,y,z) 之间满足以下线性变换。

$$\begin{bmatrix} x \\ y \\ z \end{bmatrix} = \begin{bmatrix} \cos\varphi & \sin\varphi\sin\theta & 0 \\ 0 & \cos\theta & 0 \\ -\sin\varphi & \cos\varphi\sin\theta & d \end{bmatrix} \begin{bmatrix} x^* \\ y^* \\ n \end{bmatrix} \tag{8-1}$$

镶嵌的所有二维超声图像平面之间,具有以下相同的单位法向向量:

$$U = (\sin\varphi\cos\theta, \quad -\sin\theta, \quad \cos\varphi\cos\theta) \tag{8-2}$$

以及相同的法向距离:

$$D = d\cos\varphi\cos\theta > 0 \tag{8-3}$$

可以假定 φ、θ 均小于 90°。

当 $\varphi=0$ 时,镶嵌的二维图像平面均平行于 x 轴,只需要在 yOz 平面做二维内插,而所有的 x 值是相同的。因此,当 $\varphi=0$ 时,三维图像重建只需要完成一个二维内插系数的计算即可,而应用于每个 x 值做类似的内插计算就可以了。同样,当 $\theta=0$ 时,也只需要完成一个二维内插系数的计算。

对于一般情况,假定(d,θ,φ) 均不为 0,而实际的扫描参数为(d_0,θ_0,φ_0),考虑到图像的变换是线性的,因此,它们的误差 $\Delta d=d-d_0$、$\Delta\varphi=\varphi-\varphi_0$、$\Delta\theta=\theta-\Delta\theta$ 也将分别产生长度、面积以及体积上的相对误差:$\Delta L/L$、$\Delta A/A$、$\Delta V/V$。因此,误差定义为

$$E = \left[\frac{-\Delta\varphi}{\cos\varphi\cos\theta}, \quad \frac{\Delta\theta}{\cos\theta}, \quad \frac{\Delta d}{d\cos\varphi\cos\theta} \right] \tag{8-4}$$

假定 $|\Delta d/d|\ll 1$、$|\Delta\varphi/\varphi|\ll 1$、$|\Delta\theta/\theta|\ll 1$,这三个相对误差可以用以下的线性近似表示:

$$\frac{\Delta K}{K} = E \cdot C_K \qquad K=L,A,V \tag{8-5}$$

其中,

$$C_L = U - \frac{L\times(U\times L)}{L^2} = \frac{(U\cdot L)L}{L^2} \tag{8-6a}$$

C_L 为 L 平行于 U 的分量;

$$C_A = U - \frac{(U\cdot A)A}{A^2} = \frac{A\times(U\times A)}{A^2} \tag{8-6b}$$

C_A 为 U 垂直于面积向量 A 的分量,而且有

$$C_V = U \tag{8-6c}$$

因此,因为有 $|C_K|\leqslant|U|=1$,可以获得以下近似公式:

$$\frac{\Delta K}{K} \leqslant |C_K||E| \leqslant |E| \qquad K=L,A,V \tag{8-7}$$

对体积而言,其线性近似为

$$\frac{\Delta V}{V} = \frac{\Delta d}{d} - \tan\theta\Delta\theta - \tan\varphi\Delta\varphi \tag{8-8}$$

当 $\varphi=0$ 时,体积的上述相对误差值与 $\Delta\varphi$ 无关。因此,根据图像计算的体积与物体的实际体积之间满足式(8-9):

$$\frac{V}{V_0} = \frac{d\cos\varphi\cos\theta}{d_0\cos\varphi_0\cos\theta_0} = \frac{D}{D_0} \tag{8-9}$$

式中,D 为镶嵌的图像线性变换矩阵的秩。

当 $\varphi_0 \approx \varphi = 0$、$\theta_0 = 32.7°$ 时,Cardinal 等基于 Phantom 进行了实验验证,结果表明,其体积的相对误差小于 0.5%。式(8-7)中的长度、面积以及体积相对误差计算公式均获得了与实验一致的结果。

8.4.2 偏转扫描重建误差分析

关于采用经直肠探头的偏转扫描重建误差分析的几何模型假设如图 8.38 所示,其中探头中轴为 z 轴,x 轴和 y 轴分别平行和垂直于旋转轴(z 轴)。获得的二维超声图像径向长度为 Y,轴向长度为 X,图像与 z 轴的距离为 R_0,探头旋转角度为 θ。在旋转角度 θ 上的二维超声图像像素坐标(x^*,y^*),所对应的三维轴坐标为 $(r, \theta, z) = (R_0 + y^*, \theta, x^*)$。因此,所对应的三维笛卡尔坐标为 $(x, y, z) = (r\cos\theta, r\sin\theta, z)$。在这种情况下,三维内插就简化为 xOy 平面内的二维内插,因为它们的 z 值是相同的。因此只需要计算一个二维内插系数,然后应用到每一个 z 值就行。

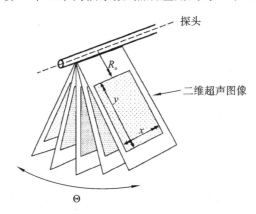

图 8.38 基于经直肠探头偏转扫描重建误差分析的几何模型假设

在重建误差分析中,假定扫描的角度范围为 Θ。由于扫描由若干步组成,因此步进角的大小与 Θ 成正比。假定在 R_0 方向的误差为 ΔR_0,由此产生长度、面积和体积的相对误差分别为 $\Delta L/L$、$\Delta A/A$、$\Delta V/V$。假设沿图像中直线由于镶嵌变换非线性所产生的横向偏差为 h(如此定义是为了保证在直线的端点 h 值为 0),那么三种相对误差的计算公式为

$$\frac{\Delta K}{K} = P\left(\frac{\Delta R_0}{R}\right) + Q\left(\frac{\Delta \Theta}{\Theta}\right) \qquad K = L, A, V \tag{8-10}$$

式中,$|P| \leqslant 1$,$|Q| \leqslant 1$,R 为物体到旋转轴的平均距离(通常约为物体中心到旋转轴之间的距离)。式(8-10)可以简化为

$$\frac{\Delta K}{K} = \left(\frac{\Delta R_0}{R}\right) + \left(\frac{\Delta \Theta}{\Theta}\right) \qquad K = L, A, V \tag{8-11}$$

对直线而言,系数 P 和 Q 就是关于 $\Delta L/L$、h/L,即直线的长度和宽度的简单函数。对面积和体积来说,$P=1$,$Q=1$,它们就是图像大小与物体大小的比值:

$$\frac{K}{K_0} = \left(1 + \frac{\Delta R_0}{R}\right)\left(1 + \frac{\Delta \Theta}{\Theta}\right) \qquad K = A, V \tag{8-12}$$

式中的面积可以是重建后三维图像在对应扫描平面上的面积。

有研究还给出了采用简单的 Phantom 准确定标 R_0 和 Θ 的方法,并采用数字仿真实验和简单的 Phantom 对长度、面积和体积的误差公式进行了验证,结果表明其误差小于 0.5%。

8.5 三维超声图像显示

随着计算机技术的不断发展,各种三维超声图像显示技术应运而生。虽然三维超声图像的质量

主要取决于获得的二维超声图像的质量以及三维超声图像重建的真实性,但从传递给医生的信息方面来说,显示技术仍发挥着主要作用。三维超声图像的显示方法很多,所显示的细节也各不相同,主要分为面绘制、多平面显示和体绘制等。

8.5.1　面绘制

在临床中最常用的就是器官表面的面绘制。面绘制是计算机图形学中一种常用的间接绘制方法,它通过先从三维体数据中提取等值面,然后绘制等值面组成的多边形网格来实现对三维图像的显示(图 8.39)。因此,为了简化对三维超声图像的描述与显示,在进行渲染前,必须先完成图像的分类与分割,提取人们最感兴趣的物体或特征。首先,三维图像体素将通过人工或者自动分割方法将其分类为所属的结构。其次,利用人工或计算机自动分割方法抽取每一器官的轮廓。一旦这些器官被分类和分割出来,这些轮廓的表面就可以用网格平面表示,每一平面分别映射代表不同器官的颜色或者纹理。

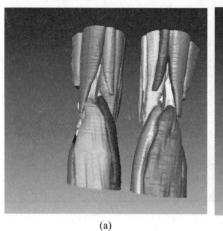 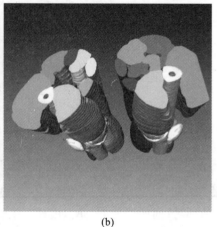

(a)　　　　　　　　　　　　　(b)

图 8.39　面绘制三维物体显示

(a) 三维图像的侧视图;(b) 三维图像的顶视图

由于以前的计算机无法提供现在的高速计算,因此,早期的三维超声图像显示只能采用线框绘制技术(wire-frame rendering technique)。这些技术被用来显示胎儿、各种腹部结构,以及心脏的心内膜或心外膜表面。现在的方法采用更加复杂的表面表示,包括映射的纹理、阴影以及光照,从而使得三维几何结构和拓扑表面更易于理解。这些方法允许操作者通过控制来从不同视度观察物体的拓扑结构,已被许多研究者用于三维超声心动图及产科图像中。

8.5.2　多平面显示

在临床应用中,有时医生不仅需要观察器官、组织的表面,也需要对其内部组织和结构进行观察,以完成疾病的诊断和测量,如癌症肿瘤或颈动脉斑块的观察等。显然,这时需要采用其他显示与绘制方法。多平面显示就是常用的一种对内部三维超声图像的多个截面二维超声图像进行显示的绘制方法。多平面显示方法需要基于三维超声图像,或者可以从采集的二维超声图像序列中抽取任意平面的截面图像。因为抽取的截面图像不一定与采集的二维超声图像序列重合,因此,通常需要采用内插的方法产生。抽取的截面二维超声图像与通过传统的二维超声设备获得的二维超声图像类似,便于医生观察。医生可以改变截面的位置与取向,从而获得最佳角度的截面图像。这种显示方式很容易掌握,因此,比较容易被超声科医生所接受。多平面显示技术有两种主要方式,即三垂面显示和立方体视图显示。

8.5.2.1　三垂面显示

这种方法由计算机界面同时提供三个相互垂直的截面图像,并按照所在的空间位置进行显示,从而为医生从三个不同方向的截面进行观察提供了图像。这三幅图像既可以分别显示在不同位置(图8.40(a)),也可以组合在同一立方体内(图8.40(b))。同时,医生还可以选择一个或者多个截面进行显示,也可以显示某一个任意的截面(图8.41),从而获得感兴趣部位的最佳图像(箭头所指的斑块)。

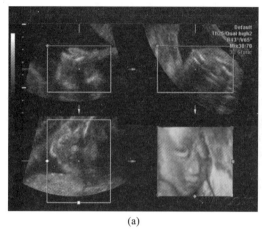
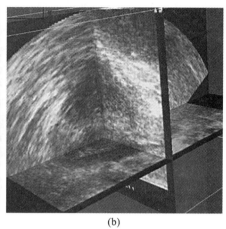

(a)　　　　　　　　　　　　　　(b)

图 8.40　三维超声图像的三垂面显示

8.5.2.2　立方体视图显示

立方体视图显示是将三维超声图像显示在三维超声图像所在大小的立方体框架内,从而使人获得三维立体感的一种显示方法,如图8.42所示。多边形的每一个面都由该截面上的二维超声图像以纹理映射的方式产生和显示。通过采用计算机显示所提供的界面,观察者可以任意旋转、移入、移出任意表面,同时所产生的新的截面图像的纹理将按照实际的数据实时更新。通过这种方式,观察者总是可以看到原始图像的立方体,从而为人们判断这些平面之间的空间位置关系提供了方便。

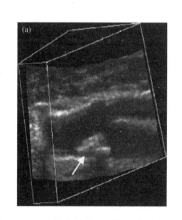
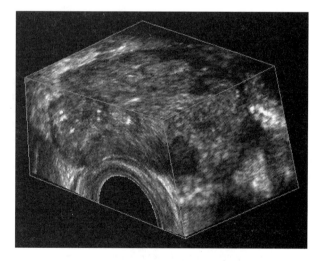

图 8.41　三维超声图像的任意截面显示　　　　图 8.42　三维超声图像的立方体视图显示

8.5.3　体绘制

体绘制是一种通过光线透射技术将三维超声图像投影到一个二维平面上,然后,显示这种二维超声图像来代替原来三维超声图像的显示方法。在投射直线与三维超声图像相交的每一体素以加权求和方式计算其在投影后图像的值。加权与求和方式不同，就可产生不同的体绘制方法。尽管体绘制的方法很多，但主要分为两大类：一类是最大（最小）灰度投影着色方法，另一类是半透明着色方法。

8.5.3.1 最大（最小）灰度投影着色方法

最大（最小）灰度投影着色(maximum(minimum) intensity projection)方法，简称 MIP 方法。该方法的投影后图像的灰度计算方法非常简单，即取投影射线上所相交体素的最大值或最小值。该方法运算量很小，因此可以在一般的计算机上实时实现。这种方法在图像信息稀疏时效果较好，如图8.18 所示的三维多普勒超声图像。

8.5.3.2 半透明着色方法

半透明着色方法是最常用的体绘制方法。它通过累加投影射线相交所有体素的照明值 C 获得投影图像的灰度值。如果按照从前往后的射线投影（图8.43），假设像素 (u,v) 所对应射线与三维图像交于 n 点，其对应体素点的灰度值分别为 $I_0,I_1,I_2,\cdots,I_{n-1}$，则射线 (u,v) 的投影方程为

$$I(u,v) = \sum_{i=0}^{n-1}\tau_i C(I_i)\lambda(I_i) \tag{8-13}$$

式中，$\tau_0 = 1,\tau_i = \prod_{j=0}^{i-1}(1-\lambda(I_i))$。$C(I)$、$\lambda(I)$ 分别为亮度函数和不透明度函数。它们的取值决定了体绘制渲染半透明着色的效果，一般根据所显示三维图像的不同而由操作者进行调整。例如，将它们设置成分段的线性函数，操作者就可以通过简单地移动这些控制点的位置来获得不同效果的体绘制图像。对于较为复杂的三维超声图像，一般来说，半透明着色可以获得比最大（最小）灰度投影着色更好的显示效果，如图8.44 所示。图8.45 所示为手的三维 CT 图像，通过取不同的亮度函数和不透明度函数值时显示效果的比较，可以看出它可以分别显示皮肤或骨骼图像，从而为医生的诊断提供极大的便利。

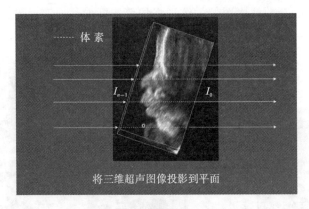

将三维超声图像投影到平面

图 8.43 从前往后的体绘制射线投影

8.5.4 立体显示

上述三种三维超声图像显示方法存在的一个主要问题就是由于图像显示的屏幕是二维的，因此，操作者只能观察二维的图像，从而失去了三维图像原有的立体感。换句话说，尽管通过采用不同的表达和显示方式，人们可以更好地表示三维超声图像，但仍无法呈现其深度感和立体感。能否直接显示具有立体感的三维超声图像呢？答案是可以的，但需要借鉴立体电影的方法。

在获得三维超声图像后，可以利用 Amira 软件产生左、右眼的投影图像，将这种图像分别以红色和蓝色投影在二维屏幕上，操作者通过佩戴具有红色和蓝色滤光片的三维眼镜，可以在左眼只看到左眼所对应的二维投影图像，右眼只看到右眼所对应的二维投影图像，就如同身临其境一样获得立

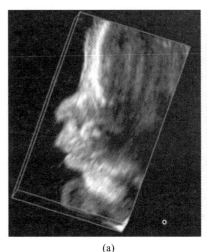 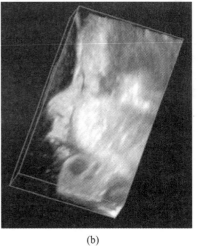

(a)　　　　　　　　　　　　　(b)

图 8.44　胎儿面部三维超声图像体绘制效果比较
(a) 最大(最小)灰度投影着色结果；(b) 半透明着色结果

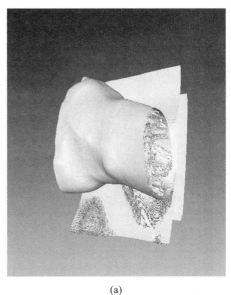 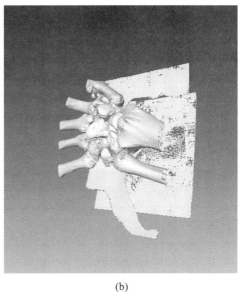

(a)　　　　　　　　　　　　　(b)

图 8.45　取不同的亮度函数和不透明度函数值时手三维 CT 图像显示效果的比较

体感(图 8.46)。图 8.47 所示为利用立体显示功能显示的三维超声图像，通过佩戴三维眼镜，可以获得逼真的三维立体显示效果。

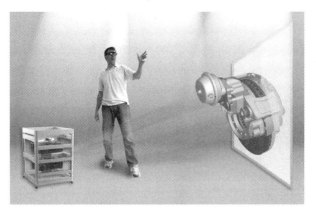

图 8.46　基于双投影仪的立体图像显示

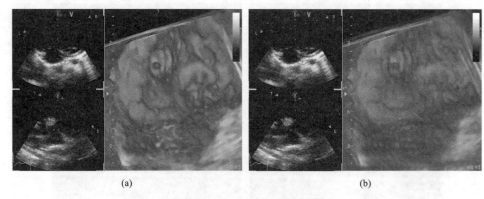

图 8.47　三维超声图像体绘制与立体显示的比较

(a) 体绘制结果图像；(b) 立体显示结果图像

8.6　三维超声成像技术的临床应用

　　三维超声成像技术的发展，促进了其在临床的广泛应用。特别是基于二维面阵探头的实时三维超声成像技术的出现，大大拓展了其临床应用范围和领域，成为医学超声新的热点，其主要的临床应用包括胎儿缺陷检测、心血管疾病的诊断与治疗、前列腺癌近距离放射治疗、颈动脉粥样硬化分析等。

8.6.1　胎儿缺陷检测

　　按照相关规定，为了保证新生儿出生健康、降低新生儿死亡率，孕期妇女需要在婴儿出生前进行五次产前检查，以观察胎儿发育是否正常及是否存在出生缺陷。医学超声是目前唯一能够用于常规检查并被广泛接受的影像学方式，是胎儿缺陷检测的有效工具。然而，由于常规二维超声成像受到操作者水平的限制，特别是出现多胎妊娠时，往往容易出现漏诊。

　　为了降低胎儿缺陷检测的漏诊率，三维超声成像可以发挥其重要的临床诊断作用。与二维超声成像不同，三维超声成像不仅可以同时观察同一胎儿不同断面图像，而且可以通过采用不同的绘制方法直接观察胎儿面部、脊柱、心脏等器官的图像，检测是否存在唇裂等胎儿出生缺陷（图 8.48），大大降低了胎儿缺陷漏检率，这一点在基层医疗卫生机构中的意义巨大。图 8.49 所示为胎儿出生前、后面部图像的比较，可以看出，它们之间具有良好的一致性，可以为胎儿缺陷检测提供直观的依据。

8.6.2　心血管疾病的诊断与治疗

　　心脏是人体重要的器官，由此产生的心血管疾病也是世界上发病率和死亡率较高的疾病之一。基于二维面阵探头三维实时超声心动图的出现，为心血管疾病的诊断与治疗提供了直观、准确观察与测量的手段。它能逼真地显示心脏各结构的解剖方位、周邻关系、活动规律与血流动力学变化，是医学超声领域内一项具有划时代意义的新突破。为进行细致观察，飞利浦公司推出了微型化的二维面阵探头，可经食管进行超声探查，能近距离、高质量地采集心脏形态和血流的图像，对心血管疾病的临床诊断与治疗提供了很大的帮助（图 8.50）。基于 TEE 面阵探头的实时三维超声成像较二维超声成像能更准确地诊断二尖瓣、三尖瓣（图 8.51）脱垂，以及观察黏液瘤的空间分布与体积测量。

NOTE

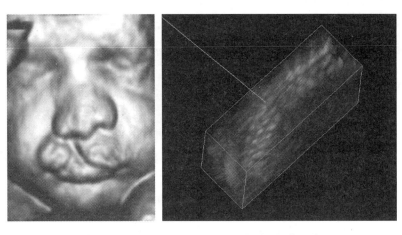

图 8.48 胎儿唇裂与胎儿脊柱的三维超声图像

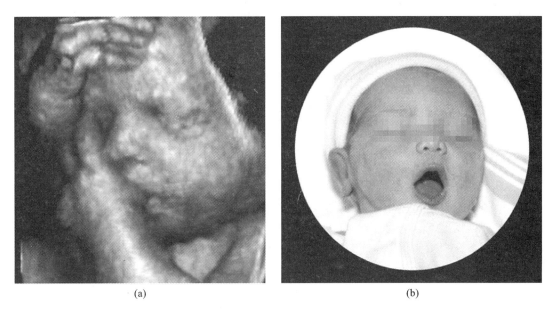

(a)   (b)

图 8.49 胎儿出生前、后面部图像的比较

(a) 出生前胎儿的三维超声图像；(b) 出生后婴儿面部图像

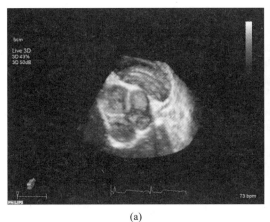
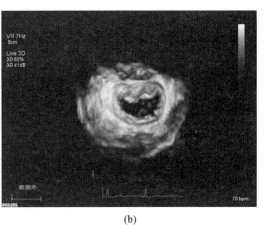

(a)   (b)

图 8.50 基于 TEE 面阵探头的实时三维超声图像

(a) 主动脉瓣；(b) 二尖瓣

扫码看彩图

扫码看彩图

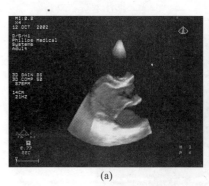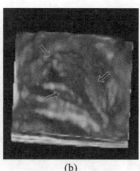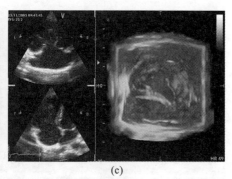

(a)   (b)   (c)

图 8.51　三尖瓣实时三维超声心动图

8.6.3　前列腺癌近距离放射治疗

前列腺癌是发达国家尤其是欧洲和北美国家男性中发病率较高的恶性肿瘤之一,仅美国每年就有几十万新病例,死亡人数也达数万人。前列腺癌目前常用的临床治疗方式主要有手术切除、体外放射治疗、化学药物治疗(简称化疗)等。

在上述治疗方法中,手术切除是治疗所有癌症的金标准,但存在创口大、易感染、住院时间长等问题。体外放射治疗在杀灭癌细胞的同时,也造成了正常细胞的死亡。此外,为了减少放射剂量,需要进行复杂的规划和采用精确放射治疗技术,治疗周期长,价格昂贵。化疗存在容易产生抗药性、不良反应大等问题。为了解决上述问题,近距离放射治疗的方法应运而生。

与传统的体外放射治疗不同,近距离放射治疗通过使用近距离放射治疗针植入体内的放射性粒子杀死癌细胞。由于放射性粒子在肿瘤内部,因此,很小的放射剂量就可以有效杀死癌细胞,从而避免伤害到周围正常细胞。图 8.52 所示为利用近距离放射治疗技术进行前列腺癌治疗的过程,可以看出,植入体内的放射性粒子的位置对治疗效果至关重要。因为每个放射性粒子所产生的射线范围有限(取决于放射性粒子的种类及生产厂家,通常放射性粒子采用 ^{131}I 或 ^{105}Pd 作为放射性元素),因此,为了达到杀死肿瘤内所有癌细胞的目的,人们需植入 70～120 个放射性粒子。而每一个粒子的具体位置则是由术前规划系统决定的,该系统可以模拟产生理论上的剂量分布,并确保其覆盖所有的肿瘤区域。每根近距离放射治疗针可放置 3～5 个放射性粒子。

三维超声成像在前列腺癌近距离放射治疗中的作用主要体现在以下三个方面:①近距离放射治疗针的跟踪与检测;②前列腺分割与体积测量;③放射性粒子的定位。

8.6.3.1　近距离放射治疗针的跟踪与检测

在手术过程中,针是一种常用的工具,可以用于治疗和穿刺活检等。如果不考虑针的弯曲,针的检测可以归纳为直线物体的检测。对二维超声成像来说,如果插入针不在二维超声成像平面,它只能看到一个点,而不可能获得如图 8.53 所示的完整的针的图像。而三维超声成像则不同,无论针以何种角度和方式插入,在采集的三维超声图像中都可以获得完整的针的图像。

由于存在以下因素,三维超声成像中针的检测也变得富有挑战性。

(1) 三维超声图像中存在斑点噪声和针的伪影。

(2) 三维超声图像数据量大。例如,一幅大小为 357 mm×326 mm×352 mm 的图像约有 40 MB,远远大于一般的二维超声图像。

(3) 定位精度高。按临床手术要求,其位置精度将达到 1 mm,取向为 1°。

(4) 实时性强。为了便于医生操作,要求能进行实时跟踪与检测,即帧率达到 30 帧/秒。

为此,Ding 等提出了一种基于正交投影的三维超声图像针状物体检测与分割方法。该方法基于以下假设提出。

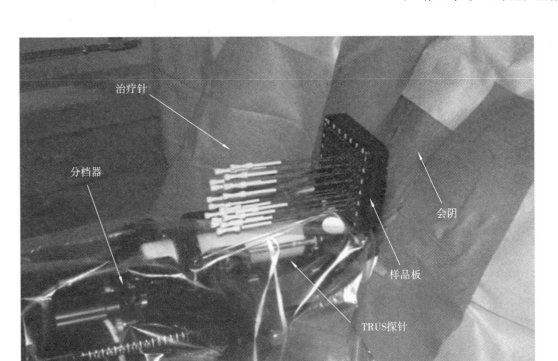

图 8.52 基于放射性粒子的前列腺癌近距离放射治疗

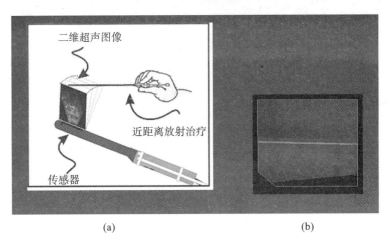

(a)   (b)

图 8.53 任意角度插入的针

(a) 经直肠三维超声成像系统与任意插入的针；(b) 插入针所在平面的二维超声图像

（1）在投影图像中，针是很明显的。

（2）直线物体可以通过其在两个互相垂直的投影图像中的投影直线进行三维重建。

（3）插入针的大概位置与角度已知。

在第一个假设中，由于针是金属，而插入的前列腺等为软组织，因此，在实际图像中，这个假设是很容易成立的。第二个假设可以从理论上加以证明，因此无疑也是成立的。第三个假设必须要求三维超声成像系统中能够对针的长短以及插入的大致方向有所了解，这在实际应用和三维超声成像系统中不难解决，因此，也是成立的。

图 8.54 所示为该分割方法的算法流程图，主要由体绘制、三维裁剪、二维针分割以及三维针重建四个步骤组成。该方法通过 Phantom 和实际三维超声图像分割实验结果进行验证，取得了令人满意的分割效果（图 8.55）。

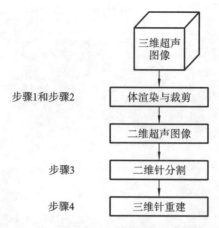

图 8.54 基于正交投影的针检测三维超声图像分割方法框图

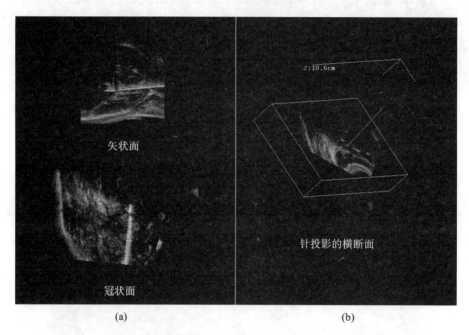

图 8.55 基于正交投影的针检测三维超声图像分割方法在临床中的应用实例
(a) 在矢状面和冠状面获得的针图像;(b) 重建后的三维针图像

8.6.3.2 前列腺分割与体积测量

在前列腺癌近距离放射治疗过程中,首先需要完成前列腺的分割,并测量前列腺的体积。通常,当前列腺体积过大时,需要置入的放射性粒子的数量较多,不仅增加了手术难度,也增加了手术成本(放射性粒子属于比较昂贵的器材)。为了实现三维超声图像中前列腺图像的分割,人们提出了各种不同的方法。Ding 等提出了一种基于旋转剖分的前列腺分割与重建方法,其方法框图如图 8.56 所示。

该方法的基本思想是通过旋转剖分的方法将三维前列腺分割问题转化为二维前列腺分割问题,然后利用可变模型方法完成前列腺二维图像的分割,最后将分割后的前列腺轮廓进行表面重建,获得分割后的前列腺表面。为了减少人工交互,该方法只需要选择一个前列腺轮廓较为完整的二维剖面,选择若干个起始点,然后采用 C-spline 得到其初始轮廓。相邻剖面上的初始轮廓则由该轮廓的映射来代替。考虑到它们之间仅相差 1°~3°(这取决于旋转剖分的步进角度,如果取 1°,则整个前列腺被剖分为 180 个二维截面;如果取 3°,则被剖分为 60 个截面)。图 8.57 所示为分割后获得的前列腺三维超声图像。

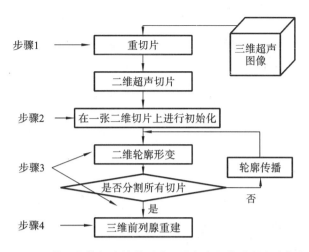

图 8.56 基于旋转剖分的前列腺三维超声图像分割方法框图

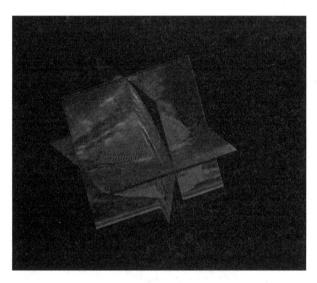

图 8.57 分割后三垂面显示的前列腺三维超声图像

基于分割后的前列腺三维超声图像,可计算其所对应的体积。具体计算公式为

$$V = \frac{1}{3}\sum_{i=1}^{m-1} P_{F_i} \cdot A_i \tag{8-14}$$

式中,假设三维前列腺由 m 个网格面组成($F_i, i=0,1,\cdots,m-1$);A_i 为 F_i 的面积矢量;P_{F_i} 为第 i 个网格面所代表的定点矢量。

Ding 等的研究结果表明,在旋转剖分时,不同方向的旋转剖分所获得的前列腺分割结果是不一样的。利用连续性限制将不同方向的旋转剖分结合起来,将可以获得更佳的分割结果。

8.6.3.3 放射性粒子的定位

在前列腺近距离放射治疗手术过程中,当放射性粒子置入完毕时,医生需要对实际放置粒子所产生的放射剂量分布进行检验,观察其是否与术前规划(图 8.58)所要求的剂量分布相类似。如果出现较大的剂量空缺,则需要通过术后规划来进行补种。在对放射剂量分布进行估计时,人们必须知道每个放射性粒子的实际位置,即需要完成放射性粒子的定位。

放射性粒子的定位方法有很多,如采用 X 线图像、CT 图像或者三维超声图像(图 8.59)。一个角度的 X 线图像无法完成放射性粒子的定位,需要采用多个角度的 X 线图像或基于三维 CT 图像。但是这些方法对人体有辐射,尤其是医护人员需要进行防辐射保护。

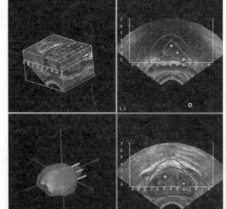

(a)

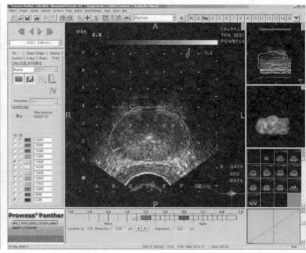

(b)

图 8.58　放射性粒子术前规划系统

(a) 针对前列腺癌规划的放射性粒子分布图;(b) 规划系统界面

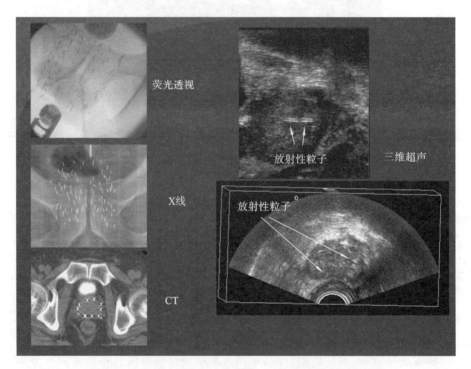

图 8.59　放射性粒子的 X 线图像、CT 图像和三维超声图像

由于以下原因,放射性粒子的三维超声图像分割十分具有挑战性。

(1) 放射性粒子尺寸很小,一般为直径 0.8 mm、长 4.5 mm 的圆柱体(图 8.60)。

(2) 手术中放置的放射性粒子的数量取决于放射性粒子与超声波声束之间的角度,在超声图像中对比度是变化的。在组织中,经常还会出现与之类似的灰度特征。

(3) 放射性粒子数量巨大。通常有 70~120 个。

为了解决上述难题,Ding 等提出了基于 Tri-bar 模型的图像分割方法。该方法通过计算沿三个相互垂直平面投影图像的方差,来区分粒子和非粒子点,取得了不错的效果,但它只能在线识别一根针或几根针所放置的少数放射性粒子,其分割准确度和识别速度还有待进一步提升。

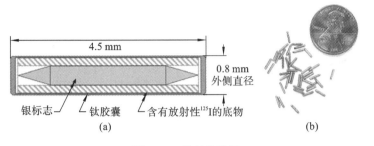

银标志   钛胶囊   含有放射性¹²⁵I的底物   (b)
(a)

图 8.60　放射性粒子
(a)放射性粒子设计图;(b)放射性粒子外观图

8.6.4　颈动脉粥样硬化分析

在全球范围内,脑血管疾病对人类生命健康的威胁越来越大。*Lancet* 杂志公布的全球疾病负担研究数据显示,脑血管意外(cerebral vascular accident,CVA),又称脑卒中(stroke),是全年十大主要的致死原因之一。同时,脑卒中也是主要的致残原因。1/3 的脑卒中幸存者由于后遗症,如偏瘫、失语症等,无法进行正常的生活和活动。

脑卒中是一种无明显临床症状的突发性急性脑血管疾病,包括出血性脑卒中和缺血性脑卒中(含短暂性脑缺血发作,TIA)两种类型。其中,缺血性脑卒中占脑血管意外的 87%,而颈动脉粥样硬化伴随斑块破裂是导致缺血性脑卒中的主要原因。动脉粥样硬化是一种慢性炎症反应疾病,由于血管内皮损伤,低密度脂蛋白颗粒渗透进入动脉内膜,并在大量细胞作用下形成局部泡沫细胞,使炎症细胞浸润,导致平滑肌纤维化、细胞外基质沉积等,最终形成斑块(图 8.61)。随着粥样硬化斑块的发展,动脉血管腔变窄,在细的动脉血管中可能导致血流阻塞;同时,薄的纤维帽容易破裂,一旦斑块破裂,斑块中的物质与血液中的血栓因子相互作用继发凝血,凝块会阻塞动脉血管,导致脑部供氧不足,从而发生脑卒中,甚至造成死亡。

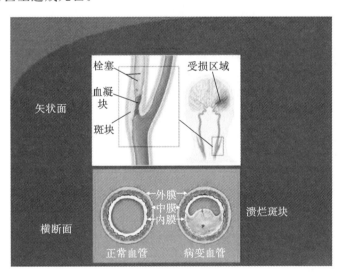

图 8.61　颈动脉粥样硬化

颈动脉粥样硬化是导致心脑血管事件的重要因素,且颈动脉粥样硬化发生人群的年龄逐渐趋于年轻化,许多年轻人由于饮食和生活习惯导致肥胖、代谢综合征、糖耐量受损等,也有早期粥样硬化的发生,增加了心脑血管事件的发生风险,需要药物或者饮食干预来治疗粥样硬化。

颈动脉成对出现在人颈部的左右两侧,被认为是全身动脉粥样硬化病变评估的"窗口"。左侧颈总动脉(common carotid artery,CCA)起始于主动脉弓,右侧颈总动脉起始于头臂动脉,上行并分叉为颈内动脉(internal carotid artery,ICA)和颈外动脉(external carotid artery,ECA)。以右侧颈动脉为例,图 8.62(a)为颈总动脉、颈内动脉和颈外动脉的结构示意图。颈内动脉主要是给颅内供血,颈外动脉主要是给面部器官、头皮和颅骨供血。颈动脉分叉,在颈内动脉的起始处略为膨大,称为颈动脉窦(carotid bulb)。图 8.62(b)为颈动脉血管的矢状面结构示意图,由下往上分别为颈总动脉、颈动脉窦以及颈内动脉和颈外动脉。图 8.62(c)为血管的横切面结构示意图,包括血管的内膜(intima)、中膜(media)和外膜(adventitia)。血管内膜位于血管壁的最内层,由光滑的内皮和弹性膜组成。血管中膜位于血管内膜和外膜之间,由平滑肌细胞和弹性纤维组成。血管外膜位于血管壁的最外层,包括结缔组织、胶原蛋白和弹性纤维。

扫码看彩图

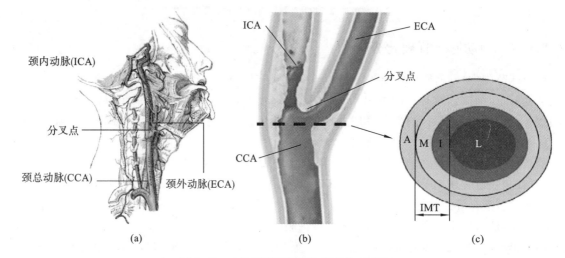

图 8.62　人体颈动脉解剖图和结构示意图

(a) 颈动脉的解剖图;(b) 颈动脉分叉点、颈总动脉(CCA)、颈内动脉(ICA)和颈外动脉(ECA)的矢状面示意图;
(c) 颈动脉横切面示意图(外膜(A)、中膜(M)、内膜(I)和血管腔(L)),以及内中膜厚度 IMT 的测量示意图

颈动脉斑块的破裂是形成血栓和随后脑栓塞的主要原因。因此,颈动脉内中膜及斑块的评估对心脑血管疾病的风险预测有着重要的意义。通过对颈动脉斑块形态、成分以及增长情况等特性的观察及测量,可以评估患者脑卒中的发生风险,并可通过改变患者的饮食和生活习惯或者进行药物治疗以预防脑卒中的发生。

医学影像被广泛地应用于颈动脉粥样硬化的诊断,可直接对颈动脉斑块的特性进行测量描述,并可直观地反映斑块内部的特征。通过影像学手段对斑块的生长和萎缩进行监测以及对斑块易损性进行评价,能够预测脑血管疾病的发生风险,并通过观测斑块治疗前、后的变化对治疗效果进行评估。

在临床上,用于诊断颈动脉粥样硬化的影像学方法主要包括磁共振成像(MRI)和超声成像。MRI 由于其组织定征、分辨率高、图像清晰等特点可用于颈动脉斑块形态、尺寸、结构的测量,特别是在斑块的成分分析方面有较大优势。但是,MRI 成本高,而超声具有低成本、无创、便携等特点,在颈动脉斑块的普查和诊断方面有着更广泛的应用。颈动脉超声成像能清晰显示血管内中膜厚度、斑块所在部位和大小、血管狭窄程度,也可以通过斑块内部回声的变化观察斑块内部特性,反映斑块的易损性。

虽然二维超声成像在临床被用作一种常规的颈动脉斑块检查手段,但是,二维颈动脉超声成像质量会受到多种因素的影响,特别是依赖于操作者的操作技巧和超声波的投射角度,这会导致颈动脉超声图像的质量取决于医生经验与水平,难以准确控制。这一点对运用深度学习的研究方法来说显得尤其重要。因为深度学习方法的性能取决于好的标准样本采集,而错误的样本不仅由于产生振荡延长了学习的时间,而且有可能造成学习过程不收敛,最终影响方法的性能与指标。因此,三维超声提供了一种更高效、操作更便捷、重现性更好、可靠性更高的血管斑块检测和分析手段,同时,其成像质量对操作者的操作技巧依赖性较低,并可以有效保留或复原所有的切面图像。因此,三维颈动脉超声成像能够更可靠地分析斑块的二维和三维结构、形态以及斑块组成等特性,同时可以观察斑块内部二维、三维特征的变化。目前,许多研究结果表明,在预测脑卒中方面,基于三维超声成像的斑块特征,如斑块总体积(total plaque volume,TPV)(图 8.63)、颈动脉血管壁体积(vessel wall volume,VWV)、血管壁厚度(vessel wall thickness,VWT)等,相比最常用的二维超声成像特征指标颈动脉内中膜厚度(intima-media thickness,IMT)具有更好的评估效果。

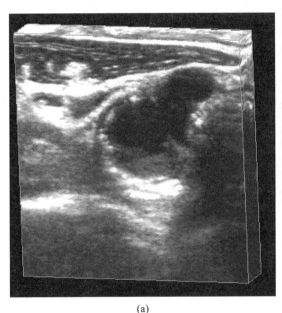 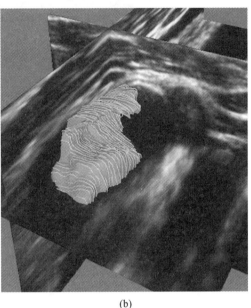

(a)   (b)

图 8.63   颈动脉三维超声图像及其斑块分割结果

(a)颈动脉三维超声图像;(b)绿色区域为分割后的斑块,963 mm³

然而,提取这些三维的血管及斑块特征的前提是需要对三维超声图像中颈动脉的血管壁和斑块进行精确的分割(图 8.64)。如果采用人工分割的方法,一方面,训练一个有经验的观察者需要花费大量的时间和精力,且人工分割的过程非常烦琐和耗时;另一方面,人工分割的一致性往往比较差,完全依赖观察者的经验。因此,采用计算机辅助的方法对三维超声图像中的血管及斑块进行分割具有重要意义。

有研究基于三维超声对颈动脉进行成像,研究了颈动脉三维超声图像中血管壁及斑块的自动分割算法,并根据分割结果提取颈动脉三维超声测量特征对斑块进行描述。同时,为了更有效地描述斑块的表面和内部特性,该研究探索了颈动脉斑块的特征描述方法,并提出了新的三维特征来描述斑块的表面粗糙度和内部纹理变化。最后,采用所提取的特征进行优化组合对临床中患者服用阿托伐他汀的降脂效果进行了评价,为解决脑血管疾病风险预测问题奠定了基础。

8.6.5   基于三维超声成像的穿刺活检术

穿刺活检(biopsy)是许多疾病尤其是各种肿瘤诊断的金标准。因此,其在临床中经常使用。传统的穿刺活检方法主要是在二维超声成像引导下,通过安装在探头上的穿刺架来进行的,因为这样才能确保穿刺针位于二维超声平面内(图 8.65)。然而,基于二维超声成像的穿刺存在以下问题:①限制了探头与穿刺针之间的位置;②无法同时在图像中看到穿刺目标和穿刺针,从而给准确穿刺造成了困难。

大多数情况下穿刺针由医生控制,或者由人工操作多自由度穿刺机械装置完成(图 8.66)。但随着手术机器人的推广与应用,越来越多的穿刺操作由机械手来完成,如图 8.67 所示。这时就需要通

扫码看彩图

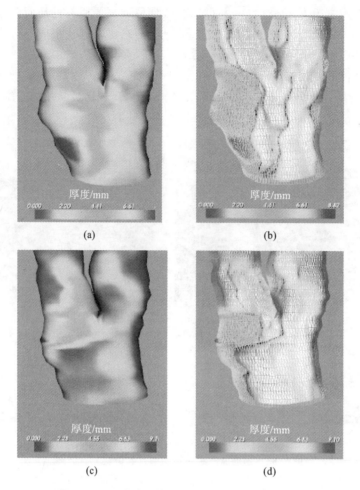

(a)　　　　　　　　(b)

(c)　　　　　　　　(d)

图 8.64　颈动脉血管分割结果及三维 IMT 显示

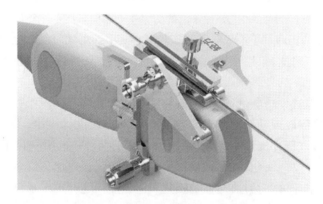

图 8.65　带穿刺架的二维超声探头

过三维超声图像来进行自动分割、定位,然后将实现分割的穿刺目标信息显示在同一坐标系下,引导医生实时完成穿刺手术。在引导过程中,目前只能获得局部组织或器官的三维超声图像,因此,往往需要融合术前 CT 或 MRI 图像提供更准确、更大范围的人体内部结构信息,如血管分布等。为了将不同模态的图像进行融合,需要解决多模态图像配准问题。多模态图像的配准分为刚性配准和非刚性配准两大类。刚性配准只需要确定不同模态图像之间的变换矩阵参数,而非刚性配准则需要针对不同的点确定具体的坐标变换映射关系。

　　在前列腺癌穿刺活检过程中,由于前列腺癌病灶在三维超声图像中不太明显,因此,在实际临床穿刺过程中往往选择多针(如六针)均匀分布的采样方法。这样有助于准确确定穿刺位置,不仅可以准确穿刺肿瘤组织,而且可以避免重复穿刺到同一区域,大大提高了穿刺成功率,降低了假阳性率。

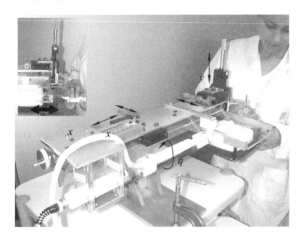

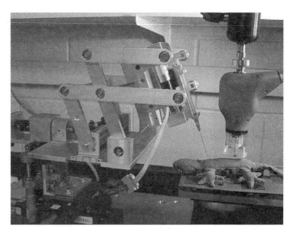

图 8.66　多自由度穿刺机械装置　　　　　图 8.67　微超引导下的机械手控制的穿刺手术

本章小结

三维超声作为医学超声一个新的发展方向受到临床越来越多的重视与应用,也是衡量一个超声厂家技术水平和高端超声产品的主要标志之一。在这方面,尤其是基于二维面阵探头的实时三维超声成像方面,我国与世界上的差距仍然是十分巨大的。

本章首先介绍了二维超声存在的主要问题,三维超声的重要性以及三维超声的发展历史;其次,按照基于机械扫描的三维超声成像、基于自由臂的三维超声成像、基于三维探头的三维超声成像三种不同的实现方式分别对目前常用的三维超声成像原理进行了介绍,对三维超声图像重建误差进行了理论分析,并简要介绍了目前常用的三维超声图像显示技术;最后,以胎儿缺陷检测、心血管疾病诊断与治疗、前列腺癌近距离放射治疗、颈动脉粥样硬化分析等为例,介绍了三维超声成像的临床应用,希望为从事三维超声研究与临床应用工作者提供参考。

思考题

1. 三维超声成像与二维超声成像相比有什么不同? 请举例说明三维超声成像在临床中的应用。

2. 什么是四维超声成像? 它与我们通常所说的三维超声成像有何异同?

3. 三维超声成像有哪些实现途径与方式? 它们各有哪些优缺点?

4. 请从几何学角度分析前端扫描与后端扫描的区别,并画图说明。

5. 假设二维超声设备的帧率为 60 帧/秒,颈动脉超声成像的扫描范围为 10 cm。请问步进电机以什么样的速度扫描可以获得最佳的三维成像效果?

6. 假设超声探头的中心频率为 5 MHz,最大穿透深度为 20 cm,请问发射一个脉冲后接收到反射回波脉冲的最短时间是多少?

7. 对于凸阵探头,除中心频率与带宽以外,半径(R)和阵元所覆盖的角度(θ)是两个重要的参数。请根据这两个参数,计算所成图像的大小,并画出它们所覆盖的范围。

8. 何谓 Hough 变换? 请分别给出利用 Hough 变换检测直线和圆的步骤。

9. 产生一个球的左右眼图像,利用立方体视图显示方法观察时与一般的非立方体视图方法有何不同?

NOTE

10. CT 可以用来计算前列腺的体积吗？为什么？

参 考 文 献

[1] Fenster A,Downey D B. 3-D ultrasound imaging:a review[J]. IEEE Eng Med Biol Mag 1996,15(6):41-51.

[2] Brinkley J F,McCallum W D,Muramatsu S K,et al. Fetal weight estimation from ultrasonic three dimensional head and trunk reconstructions:evaluation in vitro[J]. Am J Obstet Gynecol,1982,144(6):715-721.

[3] Ghosh A,Nanda N C,Maurer G. Three-dimensional reconstruction of echo-cardiographic images using the rotation method[J]. Ultrasound Med Biol,1982,8(6):655-661.

[4] Picot P,Rickey D W,Mitchel R,et al. Three-dimensional colour doppler imaging[J]. Ultrasound Med Biol,1993,19(2):95-104.

[5] Rankin R N, Fenster A, Downey D B, et al. Three-dimensional sonographic reconstruction:techniques and diagnostic applications[J]. Am J Radiol,1993,161(4):695-702.

[6] Greenleaf J F, Belohlavek M, Gerber T C, et al. Multidimensional visualization in echocardiography:an introduction[J]. Mayo Clin Proc,1993,68:213-220.

[7] Nelson T R,Elvins T T. Visualization of 3D ultrasound data[J]. IEEE Comput Graphics Appl,1993,13:50-57.

[8] Nelson T R,Pretorius D H. Three-dimensional ultrasound of fetal surface features[J]. Ultrasound Obstet Gynecol,1992,2(2):166-174.

[9] King D L,Gopal A S,Sapin P M,et al. Three-dimensional echocardiography[J]. Am J Card Imaging,1993,7(3):209-220.

[10] King D L, Harrison M R, King D L Jr, et al. Ultrasound beam orientation during standard two-dimensional imaging:assessment by three-dimensional echocardiography[J]. J Am Soc Echocardiogr,1992,5(6):569-576.

[11] King D L,King D L Jr,Shao M Y. Three-dimensional spatial registration and interactive display of position and orientation of real-time ultrasound images[J]. J Ultrasound Med,1990,9(9):525-532.

[12] King D L,King D L Jr,Shao M Y. Evaluation of in vitro measurement accuracy of a three-dimensional ultrasound scanner[J]. J Ultrasound Med,1991,10(2):77-82.

[13] Fenster A,Downey D B. Three-dimensional ultrasound imaging[J]. Annu Rev Biomed Eng, 2000,2:457-475.

[14] Fenster A, Downey D B. Three-dimensional ultrasound imaging and its use in quantifying organ and pathology volumes[J]. Anal Bioanal Chem,2003,377(6):982-989.

[15] Fenster A, Parraga G, Bax J. Three-dimensional ultrasound scanning[J]. Interface Focus,2011,1(4):503-519.

[16] Friemel B H,Bohs L N,Nightingale K R,et al. Speckle decorrelation due to two-dimensional flow gradients[J]. IEEE Trans Ultrason Ferroelectr Freq Control, 1998, 45 (2):317-327.

[17] Tuthill T A,Krucker J F,Fowlkes J B,et al. Automated three-dimensional US frame positioning computed from elevational speckle decorrelation[J]. Radiology,1998,209(2):575-582.

[18] Ofifili E O,Nanda N C. Three-dimensional and four-dimensional echocardiography[J]. Ultrasound Med Biol,1994,20(8):669-675.

［19］ Nadkarni S K,Boughner D R,Drangova M,et al. Three-dimensional echocardiography: assessment of inter- and intra-operator variability and accuracy in the measurement of left ventricular cavity volume and myocardial mass[J]. Phys Med Biol,2000,45(5):1255-1273.

［20］ Coppini G,Poli R,Valli G. Recovery of the 3-D shape of the left ventricle from echocardiographic images[J]. IEEE Trans Med Imaging,1995,14(2):301-317.

［21］ Wang X F,Li Z A,Cheng T O,et al. Clinical application of three-dimensional transesophageal echocardiography[J]. Am Heart J,1994,128(2):380-388.

［22］ Reid D B,Douglas M,Diethrich E B. The clinical value of three-dimensional intravascular ultrasound imaging[J]. J Endovasc Surg,1995,2(4):356-364.

［23］ Tong S,Downey D B,Cardinal H N,et al. A three-dimensional ultrasound prostate imaging system[J]. Ultrasound Med Biol,1996,22(6):735-746.

［24］ Downey D B,Chin J L,Fenster A. Three-dimensional US-guided cryosurgery[J]. Radiology,1995,197:539.

［25］ Chin J L,Downey D B,Onik G,et al. Three-dimensional prostate ultrasound and its application to cryosurgery[J]. Tech Urol,1996,2(4):187-193.

［26］ Shattuck D P,Weinshenker M D,Smith S W,et al. Explososcan:a parallel processing technique for high speed ultrasound imaging with linear phased arrays[J]. J Acoust Soc Am,1984, 75(4):1273-1282.

［27］ Smith S W,Pavy H G Jr,von Ramm O T. High-speed ultrasound volumetric imaging system. Part Ⅰ. Transducer design and beam steering[J]. IEEE Trans Ultrason Ferroelectr Freq Control,1991,38(2):100-108.

［28］ Smith S W,Trahey G E,von Ramm O T. Two-dimensional arrays for medical ultrasound[J]. Ultrasonic Imaging,1992,14(3):213-233.

［29］ Snyder J E,Kisslo J,von Ramm O. Real-time orthogonal mode scanning of the heart. Ⅰ. System design[J]. J Am Coll Cardiol,1986,7(6):1279-1285.

［30］ Turnbull D H,Foster F S. Beam steering with pulsed two-dimensional transducer arrays [J]. IEEE Trans Ultrason Ferroelectr Freq Control,1991,38(4):320-233.

［31］ von Ramm O T,Smith S W. Real time volumetric ultrasound imaging system[J]. J Digit Imaging,1990,3(4):261-266.

［32］ von Ramm O T,Smith S W,Pavy H G J. High-speed ultrasound volumetric imaging system. Part Ⅱ. Parallel processing and image display[J]. IEEE Trans Ultrason Ferroelectr Freq Control,1991,38(2):109-115.

［33］ Angelsen B A J,Torp H,Holm S,et al. Which transducer array is best? [J]. Eur J Ultrasound,1995,2(2):151-164.

［34］ Austeng A,Holm S. Sparse 2-D arrays for 3-D phased array imaging-design methods [J]. IEEE Trans Ultrason Ferroelectr Freq Control,2002,49(8):1073-1086.

［35］ Li X,Jia Y,Ding M,et al. The design and analysis of split row-column addressing array for 2-D transducer[J]. Sensors,2016,16(10):1592.

［36］ Logan A S,Wong L L P,Chen A I H,et al. A 32 × 32 element row-column addressed capacitive micromachined ultrasonic transducer[J]. IEEE Trans Ultrason Ferroelectr Freq Control, 2011,58(6):1266-1271.

［37］ Cardinal H N,Gill J,Fenster A. Analysis of geometrical distortion and statistical variance in length,area,and volume in a linearly scanned 3-D ultrasound image[J]. IEEE Trans Med

Imaging,2000,19(6):632-651.

[38] Tong S,Cardinal H N,Downey D B,et al. Analysis of linear,area and volume distortion in 3D ultrasound imaging[J]. Ultrasound Med Biol,1998,24(3):355-373.

[39] Udupa J K. Three-dimensional visualization and analysis methodologies: a current perspective[J]. Radiographics,1999,19(3):783-806.

[40] Udupa J K,Hung H M,Chuang K S. Surface and volume rendering in three-dimensional imaging: a comparison[J]. J Digital Imaging,1991,4(3):159-168.

[41] Robb R A. Three-dimensional biomedical imaging: principles and practice[M]. New York:VCH,1995.

[42] Bezdek J C,Hall L O,Clarke L P. Review of MR image segmentation techniques using pattern recognition[J]. Med Phys,1993,20(4):1033-1048.

[43] Coppini G,Poli R,Valli G. Recovery of the 3-D shape of the left ventricle from echocardiographic images[J]. IEEE Trans Med Imaging,1995,14(2):301-317.

[44] Lobregt S,Viergever M A. A discrete dynamic contour model[J]. IEEE Trans Med Imaging,1995,14(1):12-24.

[45] Gill J,Ladak H,Steinman D,et al. Accuracy and variability assessment of a semiautomatic technique for segmentation of the carotid arteries from three-dimensional ultrasound images[J]. Med Phys,2000,27(6):1333-1342.

[46] Brinkley J F,McCallum W D,Muramatsu S K,et al. Fetal weight estimation from lengths and volumes found by three-dimensional ultrasonic measurements[J]. J Ultrasound Med,1984,3(4):163-168.

[47] Sohn C,Grotepass J,Schneider W,et al. [Initial studies of 3-dimensional imaging using ultrasound][J]. Z Geburtshilfe Perinatol,1988,192(6):241-248.

[48] Brinkley J F,McCallum W D,Muramatsu S K,et al. Fetal weight estimation from ultrasonic three-dimensional head and trunk reconstructions:evaluation in vitro[J]. Am J Obstet Gynecol,1982,144(6):715-721.

[49] Sohn C,Grotepass J,Swobodnik W. [Possibilities of 3-dimensional ultrasound imaging][J]. Ultraschall Med,1989,10(6):307-313.

[50] Moritz W E,Pearlman A S,McCabe D H,et al. An ultrasonic technique for imaging the ventricle in three dimensions and calculating its volume[J]. IEEE Trans Biomed Eng,1983,30(8):482-492.

[51] Fine D G,Sapoznikov D,Mosseri M,et al. Three-dimensional echocardiographic reconstruction:qualitative and quantitative evaluation of ventricular function[J]. Comput Methods Programs Biomed,1988,26(1):33-43.

[52] Nixon J V,Saffer S I,Lipscomb K,et al. Three-dimensional echoventriculography[J]. Am Heart J,1983,106(3):435-443.

[53] Martin R W,Bashein G,Detmer P R,et al. Ventricular volume measurement from a multiplanar transesophageal ultrasonic imaging system:an in vitro study[J]. IEEE Trans Biomed Eng,1990,3(5):442-449.

[54] Linker D T,Moritz W E,Pearlman A S. A new three-dimensional echocardiographic method of right ventricular volume measurement:in vitro validation[J]. J Am Coll Cardiol,1986,8(1):101-106.

[55] Sawada H,Fujii J,Kato K,et al. Three dimensional reconstruction of the left ventricle

from multiple cross sectional echocardiograms. Value for measuring left ventricular volume[J]. Br Heart J,1983,50(5):438-442.

[56] Greenleaf J F,Belohlavek M,Gerber T C,et al. Multidimensional visualization in echocardiography:an introduction[J]. Mayo Clin Proc,1993,68(3):213-220.

[57] Ofifili E O,Nanda N C. Three-dimensional and four-dimensional echocardiography[J]. Ultrasound Med Biol,1994,20:669-675.

[58] Ross J J Jr,D'Adamo A J,Karalis D G,et al. Three-dimensional transesophageal echo imaging of the descending thoracic aorta[J]. Am J Cardiol,1993,71(11):1000-1002.

[59] Delabays A,Pandian N G,Cao Q L,et al. Transthoracic realtime three-dimensional echocardiography using a fan-like scanning approach for data acquisition:methods,strengths, problems,and initial clinical experience[J]. Echocardiography,1995,12(1):49-59.

[60] Delabays A,Sugeng L,Pandian N G,et al. Dynamic three-dimensional echocardiographic assessment of intracardiac blood flow jets[J]. Am J Cardiol,1995,76(14):1053-1058.

[61] Belohlavek M,Foley D A,Gerber T C,et al. Three-dimensional reconstruction of color Doppler jets in the human heart[J]. J Am Soc Echocardiogr,1994,7(6):553-560.

[62] Lees W A. 3-D ultrasound images optimize fetal review[J]. Diagn Imaging (San Franc), 1992,14(3):69-73.

[63] Zosmer N,Jurkovic D,Jauniaux E,et al. Selection and identification of standard cardiac views from three-dimensional volume scans of the fetal thorax[J]. J Ultrasound Med,1996,15(1): 25-32.

[64] Gerscovich E O,Greenspan A,Cronan M S,et al. Three-dimensional sonographic evaluation of developmental dysplasia of the hip:preliminary findings[J]. Radiology,1994,190(2): 407-410.

[65] Kuo H C,Chang F M,Wu C H,et al. The primary application of three-dimensional ultrasonography in obstetrics[J]. Am J Obstet Gynecol,1992,166(3):880-886.

[66] Tong S,Downey D B,Cardinal H N,et al. A three-dimensional ultrasound prostate imaging system[J]. Ultrasound Med Biol,1996,22(6):735-746.

[67] Picot P A,Rickey D W,Mitchell R,et al. Three-dimensional colour Doppler imaging[J]. Ultrasound Med Biol,1993,19(2):95-104.

[68] Blake C C,Elliot T L,Slomka P J,et al. Variability and accuracy of measurements of prostate brachytherapy seed position in vitro using three dimensional ultrasound:an intra- and inter-observer study[J]. Med Phys,2000,27(12):2788-2795.

[69] Rankin R N,Fenster A,Downey D B,et al. Three-dimensional sonographic reconstruction:techniques and diagnostic applications[J]. Am J Roentgenol,1993,161(4):695-702.

[70] Tuy H K,Tuy L T. Direct 2-D display of 3-D objects[J]. IEEE Comput Graphics Appl, 1984,4:29-33.

[71] Levoy M. Volume rendering,a hybrid ray tracer for rendering polygon and volume data [J]. IEEE Comput Graphics Appl,1990,10:33-40.

[72] Levoy M. Efficient ray tracing of volume data[J]. ACM Trans Graphics,1990,9: 245-261.

[73] Guo Z,Fenster A. Three-dimensional power Doppler imaging:a phantom study to quantify vessel stenosis[J]. Ultrasound Med Biol,1996,22(8):1059-1069.

[74] Downey D B,Fenster A. Three-dimensional power Doppler detection of prostatic cancer

[J]. Am J Roentgenol,1995,165(3):741.

[75] Ding M,Fenster A,Projection-based needle segmentation in 3D ultrasound images[J]. Comput Aided Surg,2004,9(4):193-201.

[76] Ding M,Cardinal N,Fenster A. Automatic needle segmentation in 3D ultrasound images using two orthogonal two-dimensional image projections[J]. Med Phys,2003,30(2):222-234.

[77] Ding M,Chiu B,Gyacskov I,et al. Fast prostate segmentation in 3D TRUS images based on continuity constraint using an autoregressive model[J]. Med Phys,2007,34(11):4109-4125.

[78] Ding M, Wei Z, Gardi L, et al. Needle and seed segmentation in intra-operative ultrasound-guided prostate brachytherapy[J]. Ultrasonics,2006,44 (Suppl 1):e331-e336.

[79] 周然. 三维颈动脉超声图像分割与特征提取方法研究[D]. 武汉:华中科技大学,2020.

[80] Naghavi M,Abajobir A A,Abbafati C,et al. Global, regional, and national age-sex specific mortality for 264 causes of death,1980-2016:a systematic analysis for the Global Burden of Disease Study 2016[J]. Lancet,2017,390(10100):1151-1210.

[81] Gale C P,Casadei B. Death from stroke in Europe:if you can't measure it,you can't improve it[J]. Eur Heart J,2019,40(9):765-767.

[82] Mendy V L,Vargas R,Payton M,et al. Trends in the stroke death rate among Mississippi adults,2000-2016[J]. Prev Chronic Dis,2019,16:E21.

[83] Benjamin E J,Virani S S,Callaway C W,et al. Heart disease and stroke statistics—2018 update:a report from the American Heart Association[J]. Circulation,2018,137(12):e67-e492.

[84] Benjamin E J,Muntner P,Alonso A,et al. Heart disease and stroke statistics—2019 update a report from the American Heart Association[J]. Circulation,2019,139(10):E56-E528.

[85] Modrego P J,Pina M A,Fraj M M,et al. Type, causes, and prognosis of stroke recurrence in the province of Teruel,Spain. A 5-year analysis[J]. Neurol Sci,2000,21(6):355-360.

[86] Feigin V L,Krishnamurthi R V,Parmar P,et al. Update on the global burden of ischemic and hemorrhagic stroke in 1990—2013: The GBD 2013 Study[J]. Neuroepidemiology, 2015,45(3):161-176.

[87] Ait-Oufella H,Tedgui A,Mallat Z. Atherosclerosis:an inflammatory disease[J]. Sang Thromb Vaiss,2008,20(1):25-33.

[88] 马元婧,邱润泽,袁冬平,等. 动脉粥样硬化中炎症免疫反应的研究进展[J]. 现代免疫学, 2017,37(6):509-512.

[89] 李文兰,朱叶锋,冉海涛. 超声诊断颈动脉易损斑块的研究进展[J]. 中国介入影像与治疗学,2018,15(1):55-58.

[90] Niu L L,Zhang Y L,Qian M,et al. Standard deviation of carotid young's modulus and presence or absence of plaque improves prediction of coronary heart disease risk[J]. Clin Physiol Funct I maging,2017,37(6):682-687.

[91] Lopez A D,Mathers C D,Ezzati M,et al. Global and regional burden of disease and risk factors,2001:systematic analysis of population health data[J]. Lancet,2006,367(9524):1747-1757.

[92] Spence J D. Diet for stroke prevention[J]. Stroke Vascular Veurol,2018,3(2):44-50.

[93] James J. Diet in stroke:beyond antiplatelets and statins[J]. J Neurosci Rural Pract, 2019,10(2):173-174.

[94] Mukherjee D, Yadav J S. Carotid artery intimal-medial thickness: indicator of atherosclerotic burden and response to risk factor modification[J]. Am Heart J, 2002, 144(5): 753-759.

［95］ Lorenz M W,Markus H S,Bots M L,et al. Prediction of clinical cardiovascular events with carotid intima-media thickness:a systematic review·and meta-analysis[J]. Circulation,2007,115(4):459-467.

［96］ Jeevarethinam A,Venuraju S,Dumo A,et al. Usefulness of carotid plaques as predictors of obstructive coronary artery disease and cardiovascular events in asymptomatic individuals with diabetes mellitus[J]. Am J Cardiol,2018,121(8):910-916.

［97］ Phan T G,Beare R J,Jolley D,et al. Carotid artery anatomy and geometry as risk factors for carotid atherosclerotic disease[J]. Stroke,2012,43(6):1596-1601.

［98］ Golledge J,Greenhalgh R,Davies A. The symptomatic carotid plaque[J]. Stroke,2000,31(3):774-781.

［99］ Yuan C,Kerwin W S,Ferguson M S,et al. Contrast-enhanced high resolution MRI for atherosclerotic carotid artery tissue characterization[J]. J Magn Reson Imaging,2002,15(1):62-67.

［100］ Steinl D C,Kaufmann B A. Ultrasound imaging for risk assessment in atherosclerosis [J]. Inter J Mol Sci,2015,16(5):9749-9769.

［101］ Chu B,Ferguson M S,Chen H,et al. Magnetic resonance imaging features of the disruption-prone and the disrupted carotid plaque[J]. JACC Cardiovasc Imaging,2009,2(7):883-896.

［102］ Lopez Gonzalez M R,Foo S Y,Holmes W M,et al. Atherosclerotic carotid plaque composition:A 3T and 7T MRI-histology correlation study[J]. J Neuroimaging,2016,26(4):406-413.

［103］ Yuan C,Kerwin W S,Yarnykh V L,et al. MRI of atherosclerosis in clinical trials[J]. NMR Biomed,2006,19(6):636-654.

［104］ Kerwin W S,Hatsukami T,Yuan C,et al. MRI of carotid atherosclerosis[J]. AJR Am J Roentgenol,2013,200(3):W304-W313.

［105］ van Engelen A,Wannarong T,Parraga G,et al. Three-dimensional carotid ultrasound plaque texture predicts vascular events[J]. Stroke,2014,45(9):2695-2701.

［106］ Acharya U R,Krishnan M M R,Sree S V,et al. Plaque tissue characterization and classification in ultrasound carotid scans:a paradigm for vascular feature amalgamation[J]. IEEE T Instrum Meas,2013,62(2):392-400.

［107］ Zhou R,Luo Y,Fenster A,et al. Fractal dimension based carotid plaque characterization from three-dimensional ultrasound images[J]. Med Biol Eng Comput,2019,57(1):135-146.

［108］ Awad J,Krasinski A,Parraga G,et al. Texture analysis of carotid artery atherosclerosis from three-dimensional ultrasound images[J]. Med Phys,2010,37(4):1382-1391.

［109］ Johri A M,Herr J E,Li T Y,et al. Novel ultrasound methods to investigate carotid artery plaque vulnerability[J]. J Am Soc Echocardiog,2017,30(2):139-148.

［110］ Chiu B,Egger M,Spence J D,et al. Quantification of carotid vessel wall and plaque thickness change using 3D ultrasound images[J]. Med Phys,2008,35(8):3691-3710.

［111］ Nanayakkara N D,Chiu B,Samani A,et al. Non-rigid registration of 3D ultrasound images to monitor carotid plaque changes[J]. Radiother Oncol,2007,84:S77.

［112］ Pollex R L,Spence J D,House A A,et al. Comparison of intima media thickness and total plaque volume of the carotid arteries:relationship to the metabolic syndrome[J]. Arterioscl Throm Vas,2006,26(5):E85-E85.

NOTE

[113] Buchanan D N, Lindenmaier T, McKay S, et al. The relationship of carotid three-dimensional ultrasound vessel wall volume with age and sex: comparison to carotid intima-media thickness[J]. Ultrasound Med Biol,2012,38(7):1145-1153.

[114] Egger M, Spence J D, Fenster A, et al. Validation of 3D ultrasound vessel wall volume: an imaging phenotype of carotid atherosclerosis[J]. Ultrasound Med Biol,2007,33(6):905-914.

第9章　正电子发射断层成像

9.1　基本概念

9.1.1　正电子发射断层成像及应用意义

正电子发射断层成像(positron emission tomography,PET)是一种观测放射性示踪剂在活体内分布情况的高端成像技术。在 PET 扫描前,需要先向活体内注入具有可产生 β^+ 衰变的放射性示踪剂。β^+ 衰变会产生正电子,因此 β^+ 衰变也称为正电子发射。放射性示踪剂也带被称为药物。示踪剂 β^+ 衰变产生的正电子与周围负电子发生湮灭反应,产生一对能量相同、运动方向相反的伽马光子。PET 通过对这些伽马光子的采集,以及一系列数据处理和运算,最终形成刻画活体内放射性示踪剂浓度分布的影像。而放射性示踪剂的分布代表了与示踪剂靶向对应的生理生化过程的活度分布,例如示踪剂氟化脱氧葡萄糖[18]F-FDG(^{18}F-fluorodeoxyglucose)在活体内的分布可表征活体对葡萄糖的代谢活度。

PET 是一种无创、定量、动态的功能成像技术,是微量放射化学合成、核物理、生物物理学的示踪动力学、核医学、自动控制、电子以及计算机等多学科交叉融合的产物,是一种尖端的医疗成像技术,在分子核医学领域占有重要的地位。由于 PET 能在细胞分子水平观察组织代谢的生物学特征,它在早期癌症检测、癌症分期、术后检测以及心血管系统疾病和神经系统疾病的预防和治疗中具有独特的价值。

9.1.2　PET 中的信息转化

PET 中信息转化的第一步是将活体的某些生理生化活动的活度分布转化成对应的放射性示踪剂的浓度分布。PET 在扫描前,需要先注射放射性示踪剂,且在很多情况下注射后还需要等待一段时间才开始扫描。这样做的目的是让注射的示踪剂随着体内循环散布至全身,并在某些特殊部位聚集,这时放射性示踪剂的浓度分布就可用来描述组织的相关生理生化活动。例如 PET 扫描中最常用的放射性示踪剂[18]F-FDG,是用一个[18]F 同位素替代脱氧葡萄糖的一个羟基(—OH)。它的化学性质保持不变,能够像正常葡萄糖一样参与细胞代谢。大多数癌细胞由于具有无限、快速增殖的特性,往往需要大量的葡萄糖来进行糖代谢,为细胞分裂提供能量。因而,注入人体的[18]F-FDG 会在癌组织处形成高浓度聚集,[18]F-FDG 的浓度分布便能表征人体中癌细胞的分布情况。

PET 中信息转化的第二步就是从放射性示踪剂到正电子。注射的放射性同位素会发生 β^+ 衰变而产生正电子。某部位一定时间内产生的正电子数量可以反映该部位放射性同位素的浓度。

正电子是一种反物质,当正电子与负电子相遇时会发生湮灭反应,将其质量完全转化成能量,而这能量通常以伽马光子(伽马射线)的形式被释放。由于空间中充斥着大量负电子,β^+ 衰变产生的正电子会很快与周围的负电子发生湮灭反应,产生一对能量相同、运动方向相反的伽马光子。这对伽马光子将随机向空间的某个方向以光速相背而行。因此正电子的位置信息就转化成了一对相背而行的伽马光子的运动信息。

NOTE

伽马光子是一种高能射线,具有比 X 射线更强的能量、粒子性和穿透性,它甚至可以穿透钢板,富含高原子序数(Z)元素的材料才能阻拦。在 PET 探测器中,通常采用闪烁晶体材料来"拦截"伽马光子。常用的闪烁晶体包含碘(^{53}I)、镥(^{71}Lu)或铋(^{84}Bi)等元素。闪烁晶体的功能是将伽马光子转化成可见光光子。因此,当伽马光子入射在 PET 探测器上时,首先会与探测器上的闪烁晶体反应,产生少量可见光光子。随后,可见光光子被耦合在闪烁晶体上的光电倍增探测器件所探测,并产生电信号。由一个伽马光子产生的电信号是一个脉冲信号,被称为闪烁脉冲。此时,光子信号转变成了电信号。

闪烁脉冲再经过电路放大和其他一系列处理得到伽马光子的能量、到达时间和被探测的位置。伽马光子的能量可用来判断伽马光子是否在运动过程中发生散射,发生散射的伽马光子由于运动方向发生改变需要被剔除;由于同一次湮灭产生的伽马光子到达探测器的时间差通常小于相邻两次湮灭反应的时间差,因此伽马光子的到达时间可被用来甄别是否来自同一次湮灭;而被探测的位置是成像必不可少的参数。通过这些数据,将来自同一次湮灭的伽马光子配对,得到符合事件,进而得到一条穿越正电子湮灭位置的直线,这条直线被称为投影线或响应线(line of response)。这个过程中,电信号又转化为正电子湮灭所对应的投影线信息。

对符合事件及投影线按一定几何位置排序,并将相同位置的符合事件数累加,可得到用于图像重建的投影数据,称为正弦图(sinogram)。正弦图经过一系列数据校正和图像重建算法处理,最终得到 PET 图像,即可得到正电子的位置分布信息,它代表了放射性示踪剂浓度分布的信息,也就代表了活体内相应生理生化活动的活度分布信息。

PET 中的信息转化流程如图 9.1 所示。

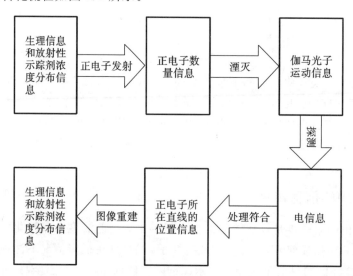

图 9.1　PET 中的信息转化流程图

9.2　PET 关键环节

9.2.1　正电子到伽马光子

PET 中的正电子通常由放射性示踪剂中的放射性同位素发生 β^+ 衰变而产生。这在物理本质上是由于原子核中的一个质子转化为一个中子(n)和一个正电子(e^+),同时会产生一个通常无法被探测到的中微子(ν)。正电子是电子的反粒子,与电子具有相同的质量,但是带正电荷。以 ^{11}C 发生正电子发射衰变为例,正电子发射衰变反应式如下:

$$^{11}C \longrightarrow {}^{11}B + e^+ + \nu \tag{9-1}$$

正电子发射释放的能量（E_{max}）会随机分配传递给所产生的子原子核、正电子和中微子。这也使得正电子在发射时具有一个在 $0 \sim E_{max}$ 范围内的能量，而其平均动能约为 $0.33E_{max}$。表 9.1 列出了一些能发生正电子发射衰变的核素，以及其半衰期、E_{max} 和正电子发射衰变占总衰变的比例（分支比）。

正电子在发射后会与周围的负电子发生非弹性相互作用，使得正电子动能急速衰减。这个过程中正电子会移动一个较短的距离，该距离与 E_{max} 呈正相关，被称为正电子范围（positron range）。一旦正电子的动能消耗殆尽，便会与负电子发生湮灭反应，正电子与负电子的质量转化为能量，并以电磁能的形式释放。根据电子的质量和爱因斯坦质能方程 $E = mc^2$，可计算出湮灭共释放能量 1.022 MeV，通常以 2 个 511 keV 的伽马光子被释放（也有可能释放出多个伽马光子，但可能性仅为约 0.003%，因此可以忽略不计）。

表 9.1　几种常用核素及其半衰期、E_{max} 和 β^+ 衰变分支比

核素	半衰期	E_{max}/MeV	β^+ 衰变分支比
^{11}C	20.4 min	0.96	1.00
^{13}N	9.97 min	1.20	1.00
^{15}O	122 s	1.73	1.00
^{18}F	109.8 min	0.63	0.97
^{22}Na	2.6 年	0.55	0.90
^{68}Ga	67.6 min	1.89	0.89

为了保证动量守恒，511 keV 的伽马光子会以光速相背而行，从而抵消动量。但是在发生湮灭反应时，正电子和电子的初始动量并非完全为 0，因此实际上两个伽马光子也并非完全相背而行，而是有一个很小的夹角（大约为 $0.5°$），以使动量之和能与初始动量保持一致。两个伽马光子不完全相背而行的现象被称为非共线性（noncolinearity）。非共线性会影响 PET 图像的空间分辨率，而且探测器的直径越大，对空间分辨率的影响越大。

正电子到伽马光子过程中的正电子范围与非共线性效应如图 9.2 所示。在实际 PET 中，为了简化计算，一般会忽略正电子范围和非共线性效应，认为当探测到一对伽马光子时，正电子发射的位置就在这两个探测器所构成的直线上。

9.2.2　伽马光子到可见光

能量为 511 keV 的伽马光子在空间中飞行时会与物质产生两种相互作用：光电相互作用和康普顿散射相互作用（图 9.3）。

在这个环节中，光电相互作用可理解为伽马光子的能量完全被原子内的轨道电子吸收，轨道电子获得能量从而逃离原子。而康普顿散射相互作用仅仅将伽马光子的一部分能量给原子核内的轨道电子，使得其逃离原子，而剩余能量的伽马光子产生一个偏转角度后继续以光速飞行。根据动量和能量守恒定律，康普顿散射相互作用后的伽马光子能量与伽马光子散射的角度 θ 有如下关系：

$$E_{sc}(keV) = \frac{511}{2 - \cos\theta} \tag{9-2}$$

同样，伽马光子传递给电子的能量与伽马光子散射角度的关系如下：

$$E_{re}(keV) = 511 \times \frac{1 - \cos\theta}{2 - \cos\theta} \tag{9-3}$$

康普顿散射的角度并不依赖散射的介质，而是高度依赖伽马光子的能量。不同能量的伽马光子的散射角度的概率分布如图 9.4 所示。

为了获取伽马光子的能量、时间和位置信息以用于后续图像重建，需要将伽马光子转变成电信号。探测伽马光子的常用探测器有气体探测器、半导体探测器和闪烁晶体探测器，目前 PET 中常用

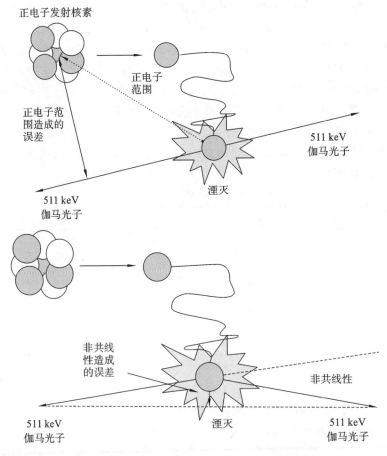

图 9.2　正电子范围与非共线性效应

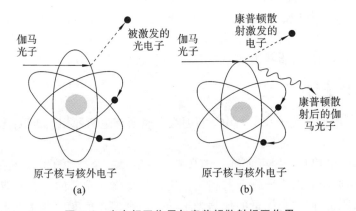

图 9.3　光电相互作用与康普顿散射相互作用

(a) 光电相互作用；(b) 康普顿散射相互作用

的探测器为闪烁晶体探测器。

　　闪烁晶体探测器主要由闪烁晶体和弱光探测器构成。如图 9.5 所示，闪烁晶体外观通透，与玻璃相似。闪烁晶体可作为伽马光子发生光电相互作用和康普顿散射相互作用的介质，可以吸收伽马光子的能量并放出少量的可见光光子。由于晶体光透明的特性，产生的可见光光子可在晶体内传输，最后被耦合在晶体一端的弱光探测器探测到。通常会在闪烁晶体没有耦合探测器的外表面加一层反光材料，以保证产生的可见光光子尽可能从与弱光探测器耦合的一面飞出。由于原子序数（Z）越大的原子对伽马光子的捕获能力越强，如伽马光子能穿透钢板，但是会被铅板阻挡，因此闪烁晶体一般含有原子序数（Z）较大的原子或离子，常见的用于 PET 探测器的闪烁晶体材料有锗酸铋（BGO）、掺铈硅酸镥（LSO；

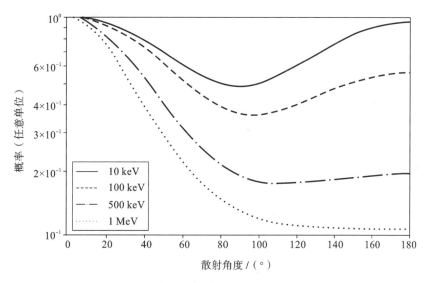

图 9.4 不同能量的伽马光子散射角度的概率分布

Ce)、掺铈硅酸钇镥(LYSO:Ce)。

闪烁晶体具有一些基本特性,通过这些基本特性可以对闪烁晶体进行使用和评估。

(1) 发光效率(光输出量(S)):表征闪烁晶体将吸收的粒子能量转化为光的能力。其可定义为在一次闪烁过程中产生的光子数目(R)和带电粒子在闪烁晶体内损失的能量之比。

$$S=\frac{R}{E(\text{keV})} \tag{9-4}$$

(2) 能量响应:一般以闪烁晶体的光输出与入射粒子在闪烁晶体内的能量损耗之间的对应关系来表征。

(3) 发射光谱:闪烁晶体发射的光一般不是单色光,有多种波长,不同波长的光子数目也不一样。闪烁晶体发射的光子数随波长的分布称为闪烁晶体的发射光谱。不同闪烁晶体的光谱特性不同,使用时会选取与弱光探测器匹配波段的闪烁晶体。

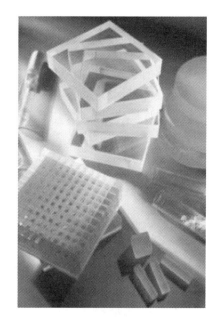

图 9.5 闪烁晶体

(4) 上升时间和衰减时间:当高能粒子通过与物质发生相互作用产生光子时,单位时间产生的光子数从峰值的 10% 增加到峰值的 90% 所需的时间,称为上升时间,从峰值衰减至峰值的 1/e(e 为自然对数的底)所需要的时间称为衰减时间。上升时间和衰减时间能够直接影响系统的时间分辨率,并可用于获取伽马光子能量沉积深度的信息。

设计闪烁晶体探测器时,闪烁晶体的其他性能如机械强度、潮解性和自身放射性等同样需要关注。闪烁晶体探测器的成本、性能也受这些因素的影响。

9.2.3 可见光到电

伽马光子在闪烁晶体中转换为可见光光子后,需要用弱光探测器将可见光光子转换成电信号。PET 中常用的弱光探测器有光电倍增管(photo-multiplier tube,PMT)和硅光电倍增器(silicon photo multiplier,SiPM)。它们都可以将伽马光子在闪烁晶体内产生的可见光光子转换成闪烁脉冲电信号,但产生的闪烁脉冲的形状略有不同。

NOTE

PMT 弱光探测的原理如图 9.6 所示。这个过程可以简单地描述如下:入射光从入射窗口射入,激励阴极面放出光电子,光电子在 PMT 内的级联放大电极中进行倍增以获得很高的增益,最后光电子打在阳极上输出。

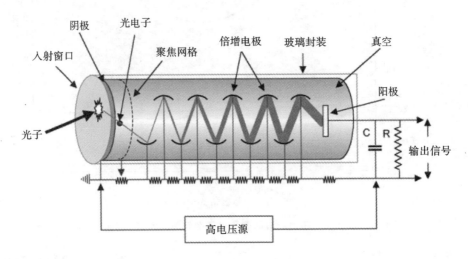

图 9.6 PMT 工作原理

PMT 需要一个较高的工作电压,通常是在阴极和阳极之间加上 $500\sim3000$ V 的高压,同时供给各个倍增极各种电位的电压,而其增益为 $10^6\sim10^7$ 倍。由于 PMT 通过倍增光电子数来进行放大,而电子在磁场中运动时会受到洛伦兹力的影响,因此 PMT 工作时非常容易受到磁场的影响。在集成 PET 与 MRI 时,如果 PET 使用 PMT 进行探测,就需要对 PET 探测器进行磁场屏蔽来克服 MRI 带来的强磁场环境,难度很大。

SiPM 又称为多像素的光子计数器(multi-pixel photon counter,MPPC),或者多单元盖革模式雪崩光电二极管阵列(GM-APDs),它的外观和原理示意图如图 9.7 所示。

扫码看彩图

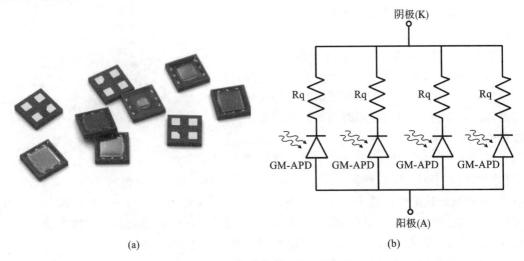

(a)   (b)

图 9.7 SiPM 的外观与原理示意图

(a) SiPM 外观;(b) SiPM 原理示意图

SiPM 表面有一个微元阵列,每一个微元都是一个工作在盖革模式下的雪崩二极管,这些雪崩二极管(avalanche photo diode,APD)如图 9.7(b)所示并联在一起,使得当多个光子打在微元阵列上时,多个微元产生的电信号叠加成一个较大的电信号。

相比于 PMT,SiPM 在具有相当的光电倍增性能的同时,体积更小,不需要高工作电压,且不受磁场的影响。但 SiPM 会出现光饱和效应:SiPM 上每个微元在接收到一个光子后都会在一段时间内不能接收其他光子。这段时间被称为死时间。当光照过强时,某些光子可能会入射在正处于死时间阶段的微元上,导致这些光子无法被响应。SiPM 的光饱和效应是在使用 SiPM 时需要重视的问题。

9.2.4 模拟到数字

当得到闪烁脉冲电信号后,PET 需要从闪烁脉冲中得到伽马光子的能量和时间信息。

在传统模拟 PET 中,通常采用门控积分电路对闪烁脉冲进行积分,将积分值作为闪烁脉冲的能量,积分电路由于一个积分周期内电容充电、放电时间较长,要等到一个积分周期结束后才能对另一个闪烁脉冲进行积分,这使得容易形成脉冲的堆叠。而伽马光子到达时间的检测则有前沿甄别(leading edge discrimination,LED)法和恒比甄别(constant fraction discrimination,CFD)法,如图 9.8(a)所示,前者通过检测脉冲电压到达某个阈值的时间作为伽马光子的到达时间,该方法操作简便,但是对于不同大小的闪烁脉冲,探测结果会存在较大的差异;如图 9.8(b)所示,后者则将闪烁脉冲分为两路信号,一路信号将其衰减一个固定的比例,另一路进行一个短时间的延时,最后合信号等于延时信号减去衰减信号,合信号与基线的交点作为闪烁脉冲的到达时间,该方法能够较为有效地解决 LED 法因为能量差异导致的探测时间差异。

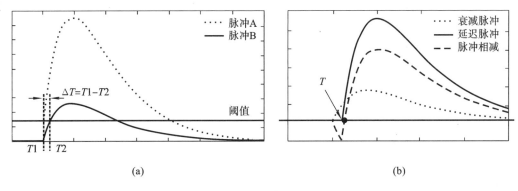

图 9.8 前沿甄别法(a)与恒比甄别法(b)原理图

对于闪烁脉冲能量的计算,更理想的做法是将闪烁脉冲模拟信号通过 ADC 采样数字化,获得精确的数字化脉冲。然后通过对闪烁脉冲数值积分的方法获取能量,即将所获取的数字闪烁脉冲中所有采样点的电压值进行累加。这种方法获取能量信息的精度主要受 ADC 的采样速度和精度影响。对于目前广泛使用的 LSO、LYSO 等闪烁晶体,其探测器得到的闪烁脉冲时间很短,通常仅持续几十纳秒到几百纳秒,ADC 的采样率需要达到 1 Gsps 以上才能获取精确的能量信息。由于 PET 系统中的采样通道数量巨大,采用这样的高速 ADC 会极大地增加系统的成本、功耗以及系统设计复杂度。传统上一种较为普遍的方法是利用模拟滤波电路对闪烁脉冲进行整形、展宽等一系列处理后再由相对低速的 ADC(采样率通常在 50~200 Msps 之间)进行采样。如图 9.9 所示,原始闪烁脉冲经整形电路处理后被拉宽放慢,相对低速的 ADC 被用来对整形后的闪烁脉冲进行采样,数值积分即将这些采样点进行求和。这种方法需要在 ADC 采样率和系统计数率之间进行折中选择。

多电压阈值(multi-voltage threshold,MVT)采样方法是一种闪烁脉冲数字化方法,它的提出使高速闪烁脉冲精确数字化问题得到了解决。MVT 采样方法可以实现高系统计数率,且不需要在 ADC 采样率和系统计数率之间进行折中。MVT 采样方法的原理是设置几个固定的电压阈值(通常在 4~8 之间),记录脉冲信号到达电压阈值的时间。如图 9.10 所示,设置 4 个电压阈值,当脉冲到来时可记录 4 对脉冲从阈值下方到达阈值上方和脉冲从阈值上方返回阈值下方的时间点。一个特定的闪烁晶体探测器,其闪烁脉冲信号的形状是有规律的,可以用数学模型来描述。使用 4 对 MVT 电压-时间点,结合闪烁脉冲数学模型进行拟合,就可以恢复闪烁脉冲的形状,得到一个数字化脉冲。随后便可以很方便地在此基础上进行各种计算和处理,得到脉冲的到达时间和能量。

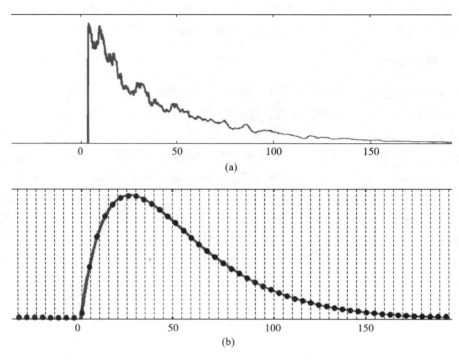

图 9.9　数值积分示意图

（a）原始闪烁脉冲；（b）经整形电路拉宽放慢后的脉冲，其中黑色实心点为经 ADC 采样后得到的数字脉冲

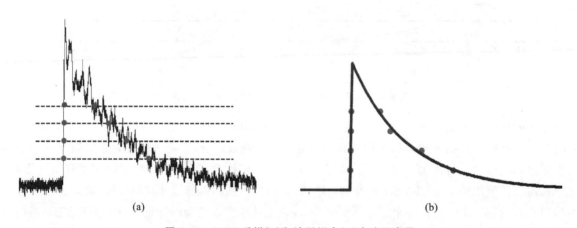

图 9.10　MVT 采样(a)和波形拟合(b)方法示意图

　　MVT 采样方法的效果取决于阈值数量的选取、阈值的设置和脉冲的数学模型。一些实验研究表明，在 MVT 采样时设置 4 个阈值效果已足够好，而电压阈值不会选得太高。对于闪烁晶体耦合 PMT 构成的探测器，闪烁脉冲的数学模型通常可描述为直线（上升）-指数（下降）模型，如式(9-5)所示；而闪烁晶体耦合 SiPM 构成的探测器，闪烁脉冲的数学模型通常为双指数模型，如式(9-6)所示。

$$V(t)=\begin{cases} 0, t<t_0 \\ V_p\left(\dfrac{t-t_0}{t_p-t_0}\right), t_0 \leqslant t < t_p \\ V_p\,e^{-(t-t_p)/\tau}, t \geqslant t_p \end{cases} \tag{9-5}$$

$$V(t)=a\times(1-e^{-\frac{t-t_0}{b_1}})\times e^{-\frac{t-t_0}{b_2}} \tag{9-6}$$

式中，t 是时间（以信号开始的时刻为原点），$V(t)$ 是脉冲信号，t_0 是脉冲信号起始的时刻。对于直线-指数模型，t_p 是脉冲达到峰值的时刻，V_p 是脉冲的峰值，τ 控制脉冲衰减的速度。对于双指数模型，a 控制脉冲的赋值，b_1 主要控制脉冲的上升速度，b_2 主要控制脉冲的下降速度。

MVT 采样方法中,脉冲模型的建立是关键,尤其在考虑了信号噪声的模型情况下。目前,双指数模型、朗道模型等可被用于脉冲重构,以获得更好的信号精度,以及更准确的时间和能量信息。

9.2.5 数据到图像

一个闪烁脉冲的时间、能量和位置信息构成的单元被称为一个单事件。当扫描得到大量的单事件后,首先需要对闪烁脉冲进行配对,甄别出同一次湮灭产生的伽马光子对,这个过程称为符合甄别。得到的伽马光子对被称为符合事件。将伽马光子对中两个光子所入射的两根晶体条的表面中心点相连可构成一条响应线(line of response,LOR),统计在同一条响应线上符合事件的数量,可用于图像重建。

实际上,符合甄别得到的符合事件并不都是由来自同一次湮灭的伽马光子对构成,也就是说符合事件中会掺杂一些不希望得到的符合事件。符合事件一般分为 3 类:真符合事件、散射符合事件、随机符合事件。其构成原理如图 9.11 所示。

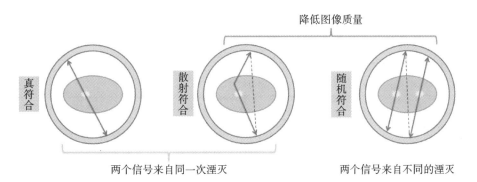

图 9.11 3 类符合事件

真符合事件是指两个伽马光子来自同一次湮灭,且没有发生散射;散射符合事件是指两个伽马光子来自同一次湮灭,但是至少有一个单事件发生了散射,导致运动角度偏转,使得符合事件携带了错误的位置信息;随机符合事件是指两个伽马光子不是来自同一次湮灭,同样也携带了错误的位置信息。散射符合事件和随机符合事件都携带了错误的位置信息,这会使得图像对比度变差,图像噪声变大。因此,一方面应尽可能降低散射符合事件和随机符合事件的数量,另一方面需要通过其他手段估计出散射符合事件和随机符合事件的数量,从而抵消散射符合事件和随机符合事件带来的负面影响。

为了尽可能降低散射符合事件和随机符合事件的影响,目前 PET 中应用最多的符合方法是由能量符合、时间符合和位置符合三个过程组合而成的。

能量符合是通过设置一个能量范围,即能量窗或能窗,来对单事件进行筛选。能窗的两端分别称为低能窗和高能窗。单事件超过设定的能窗范围时舍去,反之则保留。其原理如下:一是当伽马光子发生康普顿散射时会损失一部分能量,因此正、负电子湮灭产生的伽马光子能量小于 511 keV 可以说明伽马光子已经发生了康普顿散射。而探测器会对伽马光子的能量有一定的模糊效应,因此,不能仅取能量为 511 keV 的单事件,而应取大于某个能量范围的单事件。二是当两个伽马光子几乎同时打在探测器上时,大多数类型的探测器会将这两个伽马光子认为是一个伽马光子,且能量是这两个伽马光子能量之和,这样的单事件同样会带来错误的位置信息,为了剔除这类单事件,需要将大于某能量范围上限的单事件剔除。三是探测器中的晶体通常具有一定的放射性,它们释放的伽马光子同样会被探测到,因此需要通过能窗将该类单事件滤除。

时间符合运用符合时间窗(time coincidence window,TCW)进行符合甄别。TCW 进行符合甄别的过程可分为两步:单事件触发打开时间窗+时间窗内的其他单事件与触发打开时间窗的单事件配对。这两步可以根据不同的策略随机调整、组合。

图 9.12 所示为两种单事件触发打开时间窗的策略,S1、S2、S3、S4、S5 分别表示在不同时间探测到的单事件。可以看出,图 9.12(a)中每个单事件都会触发打开一个时间窗,而图 9.12(b)中在已经有单事件触发打开时间窗时,单事件不能触发打开时间窗,只有打开的时间窗关闭后的单事件才能触发打开时间窗。

时间窗内的其他单事件与触发打开时间窗的单事件配对的策略,主要是对于在符合时间窗内如果有两个及两个以上单事件进入,如何与触发打开时间窗的单事件配对的问题。如图 9.12(b)所示,S1 开窗内有单事件 S2 和 S3。因为湮灭仅产生两个伽马光子,所以三个事件进行配对总是可能配对错误,不同的策略对最终的符合甄别会有一定的影响,且被扫描物体活度越高,多事件情况出现得越多,影响越大。如若 TCW 内有多个单事件,常用的符合策略有全符合、全都抛弃、与能量最大的符合、与时间最接近的符合等。

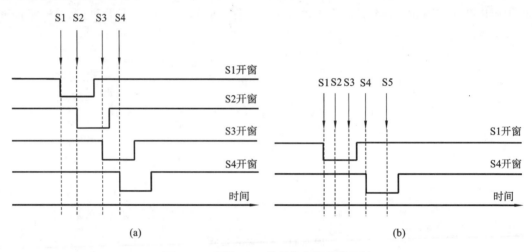

图 9.12 运用 TCW 进行符合甄别的示例

位置符合则相对比较简单,因为被扫描物体通常在视野范围的中央,许多边缘的 LOR 不可能存在真符合事件,因此,这一类 LOR 上的符合事件一定是随机符合事件,需要被剔除。

将能量符合、时间符合、位置符合按照一定的顺序和逻辑有机结合在一起,可完成实际数据处理过程中的符合甄别。

在图像重建的问题上,相关方法主要包括定量重建技术和图像重建算法。

定量重建技术主要指归一化校正、衰减校正、散射校正、随机校正、衰变校正等数据校正技术,由于直接对扫描数据进行校正会将扫描数据中的噪声放大,目前业界通常将这些数据校正的参数整合在图像重建的模型中。

图像重建算法通常可分为两大类:解析重建算法和迭代重建算法。图像重建算法是一个大的研究方向,内容庞杂,本书不展开讨论,仅简要对比解析重建算法与迭代重建算法的特点。

解析重建算法本质上是 Radon 变换的逆变换解析求解,其特点如下。

(1) 图像结果有明确的表达式。

(2) 运算量少,计算速度快。

(3) 模型中往往未考虑噪声等其他物理因素的影响,重建结果受噪声影响大,重建图像质量较差。

(4) 常见的算法有滤波反投影(filtered back-projection,FBP)算法、重投影算法(reprojection algorithm for 3D FBP,3DRP)等。

迭代重建算法是以一定的计算模型(通常是基于概率模型),从对图像解的猜测出发,通过一次次优化和修正,使其向满足特定约束条件的某个目标值收敛的过程。其特点如下。

(1) 仅为图像更新的数学式。

（2）运算量大，计算速度慢。

（3）模型中可以考虑噪声的影响，还能加入更多的外部信息，重建结果受噪声影响小，重建图像质量较好。

（4）常见的算法有最大似然期望最大化（maximum likelihood expectation maximization，MLEM）算法、有序子集期望最大化（order-subsets expectation maximization，OSEM）算法等。

目前，实际应用中的 PET 图像重建主要采用迭代重建算法。这是因为 PET 扫描时间有限，探测到的符合事件上下波动的可能性很大，这意味着 PET 采集数据会受到较大的泊松噪声影响。解析重建算法受噪声影响更大，而迭代重建算法受噪声影响较小且可以加入更多的外部信息，往往可以得到更优质的图像。此外，由于计算机技术发展迅猛，目前的计算能力已经完全可以胜任迭代重建。因此迭代重建算法是目前 PET 图像重建的研究重点。

9.3 全数字 PET 介绍

基于 MVT 采样的数字 PET 技术，由于具有精确采样和全数字处理两个特性，使 PET 的成像性能得到巨大提升，同时为系统设计提供了更多可能性。目前，数字 PET 技术已经成为 PET 成像的重点发展方向。

9.3.1 MVT 采样方法

9.2.4 小节中已经对 MVT 采样方法的原理进行了介绍，它可使闪烁脉冲模拟电信号直接转换为数字信号，是全数字 PET 数据的起源，也是构建全数字 PET 探测器、全数字 PET 系统的关键。

9.3.2 全数字 PET 探测器

全数字 PET 探测器采用 LYSO 晶体＋SiPM 的搭配方式制作探头，电信号经过导线传入数据采集模块，探测器外观如图 9.13 所示。数据采集模块内运用 MVT 采样方法将闪烁脉冲数字化，最后通过网口将数据传出至服务器。这一探测器系统在自动校正、系统工作稳定性方面展示了优异的性能。运用衰减时间较短的 LYSO 晶体配合 MVT 采样方法，可大量减少闪烁脉冲信号堆叠，提高计数率。由于摆脱了硬件符合甄别电路，全数字 PET 探测器可以完全独立地进行探测，是 PET 系统中一个独立、完整的模块。

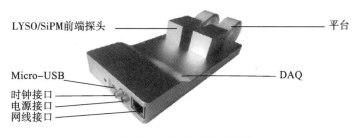

图 9.13 全数字 PET 探测器

全数字 PET 探测器的 MVT 采样完全是通过单片 FPGA 实现的。如图 9.14 所示，MVT 的采样阈值运用比较器（comparator）实现，最后通过时间数字转换器（time-to-digital converter，TDC）获取高精度的 MVT 采样时间。

最终 MVT 采样得到的数据在数据采集模块中处理后，以 UDP 包的形式由网口实时传出。

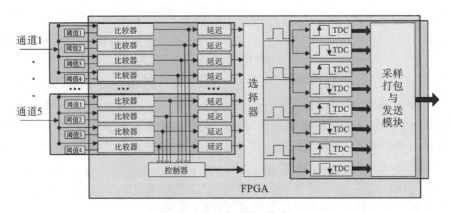

图 9.14　MVT 采样的实现

9.3.3　全数字 PET 系统

全数字 PET 系统是由多个全数字 PET 探测器按照设计顺序排列搭建成 PET 扫描的探测环，再加上系统机架、系统外壳、运动模块、电源模块、时钟模块、散热模块等多个模块集成的系统。该系统具有超高计数率、超高探测效率、精确成像、稳定可靠、自动化校正等特点。

由于探测器模块化的特点，系统可以很容易地进行扩展。目前运用全数字 PET 探测器，已经搭建出小动物 PET/CT 与临床 PET/CT，其成像质量、空间分辨率和扫描时间都优于传统的 PET。图 9.15 和图 9.16 分别展示了小动物与临床全数字 PET/CT 系统及其成像结果。

扫码看彩图

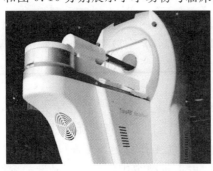

(a)

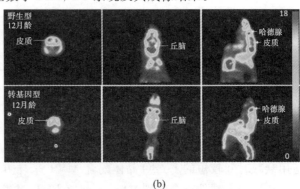

(b)

图 9.15　小动物全数字 PET/CT 系统及其成像结果示例

(a) 小动物全数字 PET Trans-PET® BioCaliburn 200；(b) AD 小鼠 ^{18}F-FDG 脑成像

扫码看彩图

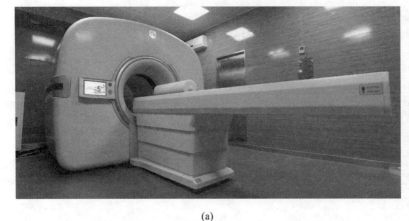

(a)

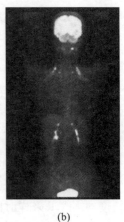

(b)

图 9.16　临床全数字 PET/CT 系统及其成像结果示例

(a) 临床全数字 PET/CT DPET-100®；(b) 人体 ^{18}F-FDG 全身成像

目前 PET 正朝着更高的空间分辨率、更精确的定量性、更低的辐射剂量和更优质的图像质量发展,全数字 PET 技术凭借其自身全数字化处理的优势,必将在未来获得更好的发展。

本章小结

本章首先介绍了 PET 的应用价值和一些基本概念;随后介绍了 PET 的 5 个环节:正电子到伽马光子、伽马光子到可见光、可见光到电、模拟到数字、数据到图像;最后介绍了全数字 PET 技术。希望通过本章的学习,学生能对 PET 的成像方法和物理过程有较为全面的了解和认知。

思考题

1. PET 为什么被称为功能成像? 功能成像与结构成像的区别是什么?

2. PET 图像的空间分辨率不如 CT 图像和 MRI 图像,请问在 PET 的信息转换过程中,哪些因素可能限制或降低了 PET 的空间分辨率?

3. 制作用于 PET 的放射性示踪剂时,需要考虑哪些影响因素?

4. 根据正电子发射的原理,试写出 ^{22}Na 正电子发射的反应式。

5. 试证明图 9.2 中所示的非共线性造成的误差范围直径为 $0.0022D$,其中 D 为探测器的直径。

6. 511 keV 的伽马光子发生一次康普顿散射后,剩余的能量在什么范围内?

7. 如图 9.10(a)所示,闪烁脉冲信号的下降沿通常不是一条光滑的曲线,它会伴随着大量的噪声,因此如果用 MVT 方法采样闪烁脉冲下降沿,会因为噪声的影响,使得测得的时间往往比理想的时间提前。请问有什么方法可以解决这个问题?

第 10 章　质谱成像方法

10.1　简　　介

质谱(mass spectrometer,MS)是当前重要的分析手段之一,在化学、生物、医药、环境监测、石油化工、食品安全等领域都有着极其重要的应用。19 世纪末,W. Wein 在研究中发现带正电荷的粒子在磁场中运动时运动方向会发生偏转;1897 年,Joseph John Thomson 通过对带电粒子施加电场和磁场证明了电子的存在,并且测定了电子的质荷比(即质量与所带电荷的比值,m/z);1919 年,Francis William Aston 制造出第一台质谱仪,并利用它发现了多种同位素的存在,Aston 也因此获得了诺贝尔化学奖。分析物进入质谱仪后,会在离子源的作用下电离形成气相带电离子,随后进入质量分析器。质量分析器可以将不同质量的带电离子分离开来,经检测器检测及数据分析后,可测得目标物的质荷比,进而得到质谱图,再根据质荷比及物质的带电性质即可计算出目标物质的相对分子质量。

早期由于技术的限制,质谱对高分子量物质的检测能力较差。但 20 世纪 90 年代电喷雾电离(electrospray ionization,ESI)与基质辅助激光解吸电离(matrix-assisted laser desorption ionization,MALDI)技术的出现,极大地提高了质谱的灵敏度及质量检测范围,使得蛋白质等相对分子质量高达几百万的生物大分子在含量很低时也可以得到检测,质谱技术自此进入了生命科学新领域。近年来,生物质谱技术发展迅速,已广泛用于分析核糖、核酸、聚糖、脂质、多肽、蛋白质等生物分子;此外,质谱与分子成像技术结合形成的质谱成像(mass spectrometry imaging,MSI)技术也是当前的研究热点之一。

分子成像是指在组织水平、细胞及亚细胞水平对特定分子空间分布的成像。理想的成像技术要求能够同时提供完善的样品中各物质分子的结构信息和良好的空间分辨率。目前应用广泛的分子成像技术有光学成像、放射化学成像、正电子发射计算机断层成像等。然而,这些成像技术操作都较为烦琐,通常需要根据目标分子的物理或化学性质来设计分子探针,以实现对目标分子的标记,如放射性同位素标记、荧光标记、化学发光物标记、化学染色物标记等。此外,利用标记技术进行成像分析时,每次只能监测一种分子的表达情况,而且因可能存在结构相似的分子,成像时容易出现假阳性结果。

生物组织质谱成像技术的出现极大地促进了成像技术的发展。1997 年 Caprioli 等首次将 MSI 技术应用于组织样品中多种蛋白质和多肽的分子成像研究。MSI 技术通过将质谱离子扫描技术与专业图像处理软件相结合,产生任意指定质荷比(m/z)化合物的二维离子密度图,从而可以对组织中化合物的组成、相对丰度及空间分布情况进行分析和研究。相比其他成像技术,MSI 技术获得图像不需要对组织中的生物分子进行标记或染色,可直接用生物组织切片进行分析,操作方便且简单。MSI 技术已广泛用于组织中各类生物分子的分析研究,如蛋白质、多肽、类脂、药物代谢物等;此外,MSI 技术还可以与其他分子成像技术相结合,在组织病理学特征研究、疾病诊断及生物标志物发现等方面具有重要作用。

10.2 MSI 的原理和方法

根据成像原理及其离子化技术的不同,MSI 技术可以分为探针型和面阵型,其中面阵型对检测器硬件的要求高,尚未有商业化的面阵型 MSI 装置,目前主要的发展方向是探针型 MSI 技术。探针型 MSI 技术按照离子化方式进行分类,主要包括以下三大类型:需要在真空条件下进行离子化的基质辅助激光解吸电离质谱成像(matrix-assisted laser desorption ionization MSI,MALDI-MSI)、二次离子质谱(secondary ion MS,SIMS)成像,以及近年发展起来的以解吸电喷雾电离(desorption electrospray ionization,DESI)为代表的常压敞开式离子化 MRI 技术等。

10.2.1 MALDI-MSI

MALDI-MSI 是基于分析物分子与基质分子混合(混合比约为 1∶5000),在溶剂蒸发后形成分析物与基质分子的共结晶,当采用脉冲激光(一般为紫外激光)照射晶体时,基质分子经辐射所吸收的能量使分析物分子离子化,从而在质量分析器中得到检测。MALDI-MRI 技术通过将 MALDI 质谱离子扫描技术与专业图像处理软件结合,直接分析生物组织切片,产生任意指定质荷比(m/z)化合物的二维离子密度图,可以对组织中化合物的组成、相对丰度及分布情况进行分析。一般来说,MALDI-MSI 方法可以分为组织切片、基质覆盖、质谱分析和图像处理四个部分(图 10.1)。

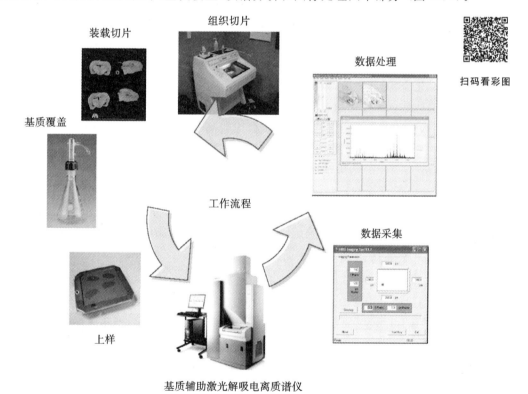

图 10.1 MALDI-MSI 方法步骤示意图

10.2.1.1 组织切片

组织切片是 MALDI-MSI 分析的基础,因此标准化的组织样品处理过程是方法具有可靠性和重现性的重要保证。一般来说,在组织切片前,得到的新鲜组织需要立即置液氮中冷冻 2～3 min,如果冷冻后的组织不立即用于下一步实验,则需保存于 −80 ℃。快速冷冻组织样品有助于维持分析物的空间分布和防止分析物的降解。

冷冻后的组织在恒温冷冻切片机上进行切割,切割平台的温度根据组织类型保持在$-25\sim-5$ ℃之间。切片厚度一般为$5\sim20~\mu m$,可保证质谱分析时足够的组分浓度。此外,在切片过程中,要注意防止形成冰晶、避免切片打卷或起皱褶以及避免切片表面受到冷冻切片机所使用的温度控制高分子材料的污染。

得到的组织切片迅速置于冷的 MALDI 靶板上,然后在真空干燥条件下处理约 10 min,移去切片中可能的水分。研究表明,采用适当的有机溶剂,如乙醇或异丙醇,洗涤组织切片,可以在不破坏蛋白质空间分布的前提下,除去干扰 MALDI 分析的许多有机盐小分子和脂类分子,从而极大地提高组织切片中蛋白质的检测灵敏度。

10.2.1.2 基质覆盖

基质的选择和覆盖过程是得到质量高和重现性好的质谱谱图的关键。在目前的 MSI 技术中,基质覆盖方法主要有两类:点样法和喷雾法。最简单的点样法是用手工操作的方法将基质溶液直接点于样品表面。尽管该方法操作方便,但是其缺陷在于相对比较大的样品点(直径$1\sim2$ mm)和较差的方法重现性,并不适用于 MSI 分析。目前应用广泛的是自动化超声点样法(acoustic deposition)和打印点样法(inkjet printing)。这两种点样方法都可以让每个基质样品点排列紧密而且相互分散,并且样品点的直径比较小($80\sim200~\mu m$)。而喷雾法则是将基质溶液均匀地喷在组织切片表面,这样得到的基质样品点与基质本身形成的晶体大小相关,一般为直径$1\sim20~\mu m$。其质谱成像后的图像分辨率更多地取决于所采用的激光在样品表面产生的光斑大小,因此喷雾法能产生比点样法质量更高的图像,具有更广泛的应用前景。需要指出的是,使用喷雾法时,在样品处理过程中必须避免组织切片的过分湿润而使分析物空间位置发生迁移。

不同种类的基质和溶剂的选择对分析对象的离子化有决定性的影响,因为不同的基质都有相对应的适合检测的化合物分子。常用的基质化合物有 3,5-二甲氧基-4-羟基肉桂酸(又称芥子酸,SA)、α-氰基-4-羟基肉桂酸(CHCA)和 2,5-二羟基苯甲酸(DHB)。其中,SA 的 50%$\sim$60%乙腈溶液适用于高分子蛋白(相对分子质量大于 5000),具有比较高的灵敏度和质量分辨率;而多肽分析则采用 CHCA 或 DHB 的 50%乙腈溶液;DHB 的 60%$\sim$70%乙醇溶液适用于脂类化合物分子的分析研究。

离子液体(ionic liquid)基质是目前 MALDI-MSI 基质研究的热点之一。由于它自身在室温下为液体,其易与样品分子形成均相溶液,重现性和真空稳定性好。离子液体作为基质不仅可以提高质谱信号强度,而且具有很好的重现性,相对晶体型的其他基质分子具有更低的检测下限。目前已有报道将离子液体基质成功用于小鼠脑组织不同结构神经节苷脂的分布 MSI 研究。

10.2.1.3 质谱谱图的获得

由于 MALDI-MSI 技术所采集的信号是由激光轰击基质激发样品分子后产生的,当晶体的尺寸比较小时,质谱的成像分辨率取决于激光光束的尺寸大小。通常激光产生的光斑直径为$100\sim150$ μm,这导致 MSI 具有比较低的空间分辨率。研究人员通过对 N2 激光和 YAG 激光进行技术改造和软件控制,可获得质量较好和重现性较高的质谱谱图,将空间分辨率提高到 10 μm 左右。

目前所报道的 MALDI-MSI 技术研究针对不同的研究对象和目的采用了多种质量分析器,例如时间飞行(time of flight,TOF)质谱、串联时间飞行(TOF-TOF)质谱、三级四极杆-时间飞行(Q-TOF)质谱、离子淌度-飞行时间联用(IM-TOF)质谱和傅里叶变换离子回旋共振(FT-ICR)质谱。一般根据检测对象和具体需求选择合适的质谱分析器及其检测模式,目前 MSI 中最常用的质量分析器是飞行时间质谱,串联的质谱分析仪则用于鉴定所测定的未知分子的结构。

在进行质谱扫描前,按需要测定的组织切片的大小,首先定义质谱扫描区域的尺寸,然后根据尺寸大小和实验所需要的图像分辨率将所检测的区域均分为若干点组成的二维点阵。在质谱仪中,激光束按设定好的自动扫描参数在软件控制下对组织切片进行连续扫描,软件控制采集质谱数据,组织样品在激光束的激发下释放出的分子被质谱仪所鉴定,从而获得样品上每个点的质荷比(m/z)信息。

10.2.1.4 质谱图像处理

在每个样品点上,所有质谱数据经平均化处理获得一幅代表该区域内化合物分布情况的完整质谱谱图。仪器逐步采集组织切片的质谱数据,最后得到具有空间信息的整套组织切片的质谱数据。这样就可以完成对组织样品的"分子成像"。设定 m/z 的范围,并选定峰高或者峰面积来代表生物分子的相对丰度,即可形成该组织样品中各种生物分子相对应的空间分布质谱图像。

与一般光学成像类似,图像中的彩色斑点代表化合物的定位,每个斑点颜色的深浅与每一个点或像素上检测到的相应化学物质分子质谱信号大小相关。选择组织图像上的任意一个斑点,图像都能够给出一个质谱谱图,代表在组织中这一部位中各种生物分子的分布信息。MSI 技术是一种半定量或相对定量技术,图像上颜色深的部分表明有更多的生物分子聚集在组织的这个部分,并不能确定生物分子在组织中不同部位的实际绝对含量。通常是对得到的质谱谱图进行数据处理和统计学分析后,鉴定出组织中差异表达的质谱峰并确定其所代表的生物分子结构,并且与已知的标准样品进行分析对照,从而有助于生物标志物的发现和药物作用的监控。

10.2.2 SIMS 成像

SIMS 成像是通过用一次离子(primary ion)激发样品表面,打出极其微量的二次离子(secondary ion),然后通过四极杆质谱或飞行时间质谱对二次离子进行质量分析。SIMS 成像技术是当前材料科学中应用广泛的分析技术之一,在半导体材料的表面分析中起着重要作用。随着SIMS 成像技术的进步,其应用范围也扩展到生物组织样品的成像研究。除了因采用不同离子源而导致不同的样品处理过程外,SIMS 成像的原理和方法与 MALDI-MSI 基本相似。

10.2.2.1 离子源的选择

早期 SIMS 成像采用的离子源为 Ga^+ 和 In^+ 液态金属场发射源,由于它们的高激发能量会导致有机大分子离解,因此只能局限于分子质量小于 200 Da 的化合物测定。团簇金属离子和多原子离子的引入则使较大有机分子的检测成为可能。团簇金属离子有 Au_x^+ 和 Bi_x^+(x 为 1~7),它们可以在保持亚微米图像分辨率的前提下较大地提高有机大分子的检测灵敏度。多原子离子则有 SF_5^+ 和 C_{60}^+,与团簇金属离子相比,它们同样对有机大分子有较高的灵敏度,但是其图像分辨率较差。在生物组织样品的 SIMS 成像分析中,一般根据实际需要选择合适的离子束,目前应用较为广泛的离子束为团簇铋离子束。

10.2.2.2 组织样品的制备与处理

SIMS 成像的组织切片与 MALDI-MSI 的样品处理过程一致,均需要冷冻样品切片。不同的是所得到的组织切片可直接用于 SIMS 成像分析,不需要额外处理过程。目前也有研究表明如果在样品表面覆盖厚度为纳米级的金或银薄膜,可以提高 SIMS 成像的检测灵敏度,但是为了减少分析步骤与样品干扰,大部分 SIMS 成像研究直接分析未经处理的组织切片样品。

10.2.3 DESI-MSI

MALDI-MSI 和 SIMS 成像技术需在真空环境下进行,因而使用不方便。为此 Purdue 大学的Cooks 教授发展了 DESI 应用于 MSI 研究。在正常的大气压环境下,DESI 通过喷射溶剂,使溶剂覆盖在未经处理的组织表面,溶解表面的分子。然后继续往上滴溶剂,以使溶解物溅到质谱仪上,进行电离和分析。该技术可以用于活体样本检测,甚至可以在患者身上进行操作,已成功应用于人类癌症和健康组织的临床分类研究。

10.2.3.1 DESI 的原理

DESI 是 ESI 和解吸附作用的综合体现,其基本原理是液滴携带机制。所用的喷雾溶剂先被加以一定的电压,并从雾化器的内套管中喷出,雾化器外套管喷出的高速氮气迅速将溶剂雾化并使其加速,令带电的液滴撞击到样品表面。样品在被高速液滴撞击后发生溅射进入气相;同时由于氮气的吹扫和干燥作用,含有样品的带电液滴发生去溶剂化,并沿大气压下的离子传输管迁移,进入质谱前端的毛细管,然后被质谱仪的检测器检测。DESI-MSI 与 SIMS 成像有些相似,只是前者能在大气压下游离化。DESI-MSI 技术的发明人 Cooks 教授认为,该方法就是一种抽取方法,即利用快速带电可溶微粒(比如水或者乙腈)进行离子化,然后冲击样品获得分析物的方法。

10.2.3.2 DESI-MSI 实验条件的选择

DESI-MSI 的质量与效果极大地依赖于采用的溶剂,并且可以通过使用不同的溶剂系统得到样品表面不同化合物的分布信息。此外,DESI 喷嘴与样品表面、质谱仪进口之间的距离和角度对质谱谱图的分辨率及信号强度有极大的影响。

10.2.4 三种 MSI 方法的比较

10.2.4.1 检测对象

MALDI-MSI 技术是一种软电离技术,不产生或产生较少的碎片离子,并且其检测相对分子质量范围大,可以从几百到十几万。MALDI-MSI 技术离子化过程的特点使其适合应用于生物组织样品分析中。与软电离技术的 MALDI-MSI 技术相比,SIMS 成像技术在生物组织样品分析中的最大问题在于其对相对分子质量大于 1000 的化合物的检测灵敏度极低,此外,SIMS 成像技术的离子化过程存在样品歧视,适合测定疏水性的化合物分子。尽管 DESI-MSI 技术也是基于电喷雾的软电离技术,但是在常压下多电荷离子不稳定,因此也只适合测定相对分子质量不超过 2000 的化合物。

10.2.4.2 样品处理

MALDI-MSI 技术基于基质分子吸收激光能量后激发分析物分子,使其离子化得到检测。基质分子的覆盖质量与效率是影响 MSI 结果的重要因素之一,因此合适的基质覆盖方法是当前 MALDI-MSI 技术的研究重点及难点之一。而 SIMS 成像技术和 DESI-MSI 技术能直接分析组织样品表面,避免了样品处理过程中可能导致的样品分子迁移与样品污染。

10.2.4.3 图像分辨率

MALDI-MSI 图像的分辨率取决于其激光光斑与基质分子和样品分子的共结晶晶体的大小。由于仪器条件的限制,MALDI-MSI 图像的分辨率在 $10\sim100~\mu m$ 之间。而相比激光束,离子束所产生的更小样品斑点使 SIMS 图像的分辨率小于 $100~nm$,可用于单细胞水平的成像分析。DESI-MSI 图像的分辨率受其喷雾空间分辨率的限制,一般约为 $200~\mu m$,虽有报道可以通过优化实验条件将分辨率提高至 $40~\mu m$ 左右,但与 SIMS 成像技术和 MALDI-MSI 技术相比,分辨率仍较低。

10.3 MSI 技术的应用

10.3.1 MALDI-MSI 技术的应用

由于 MALDI-MSI 检测的相对分子质量范围可以从几百到几万,因此它最大的优点是扫描范围很广,可以同时检测小分子药物、多肽片段及大分子蛋白质。在分析过程中不用事先知道所研究疾病或药物相关生物分子的信息,即可在组织切片中找到不同相对分子质量的化合物分子,并提供这些分子在组织中的空间分布的精确信息,同时可对这些组分的含量进行相对定量分析。串联质谱则可以方便地检测所测定的分子结构,同时根据蛋白指纹图谱(肽指纹图谱)鉴定成百上千个蛋白质分子,并观测感兴趣的目标蛋白质分子在组织和细胞中的分布。

10.3.1.1 蛋白质和多肽

生物体内蛋白质和多肽的结构和含量的变化与其生理状态变化息息相关。研究表明,对蛋白质或多肽分子的表达量变化进行研究不仅有助于了解疾病的致病机制,而且可以作为疾病早期诊断的依据。MALDI-MSI 技术能同时测定几百个蛋白质分子及多肽分子的空间分布信息,因此广泛应用于各种病理组织样品的分析。

Chaurand 等用 GL261 脑部癌细胞感染小鼠的左脑,然后对其脑部组织切片进行染色光学成像。染色结果表明肿瘤生长在脑部的左侧脑室,并且可以观测到肿瘤转移到右侧脑室。MSI 可以明显地观测到正常组织与癌组织的质谱信号差异,例如在正常组织中可以观测到相对分子质量为 4965、6719、8565 和 12134 等的分子的强质谱信号,而在癌组织中强的质谱峰则为 9737、9910、11641 和 12372。

Yanagisawa 等利用质谱成像技术得到非小细胞肺癌与正常肺组织中近 1600 个蛋白质分子的质谱峰信号,通过比较得到特定的蛋白质分析信号的差异,可对正常人和患有腺癌、鳞状上皮细胞癌或大细胞癌的患者的肺组织进行分类。双盲试验结果表明,该分类方法平均准确率超过 95%。此外,通过分析癌组织中特异表达的蛋白质分子,可探讨它们作为肺癌早期诊断的生物标志物的可能性。复旦大学杨芃原课题组通过优化组织切片制备、基质覆盖和质谱检测等 MSI 技术条件,也对来自 3 位患者的 10 对非小细胞肺癌组织切片及癌旁组织切片进行了质谱成像研究,结果表明,癌组织中有 m/z 3000~3500 范围内的特征性簇峰出现,可以直观地在分子水平反映癌组织和正常组织间的差异。

国家生物分析中心张学敏课题组也报道了将 MSI 方法用于高功率微波辐射后大鼠海马的蛋白组分析,获得了正常情况下和微波辐射后大鼠海马组织的质谱图像。他们采用累加平均谱的统计分析,得到正常与微波辐射处理的样品中的差异分子 199 个,其中上调 194 个、下调 5 个。这些差异表达分子有助于进一步了解微波辐射致伤效应和致伤机制。

阿尔茨海默病(Alzheimer's disease,AD)一个重要的病理学特征,是在神经细胞外形成由 β-淀粉样蛋白(β-amyloid,Aβ)组成的淀粉样斑和血管壁上出现 β-淀粉样蛋白的沉积物。研究发现引起早老性痴呆的真正原因不应该是脑损伤,而应该是 β-淀粉样蛋白对脑细胞的破坏。但传统的检测方法如酶联免疫吸附试验或刚果红染色法只能提供淀粉样斑的分析信息,而不能区分组成淀粉样斑的 β-淀粉样蛋白种类。Rohner 等对 AD 模型小鼠脑组织进行 MSI 分析,鉴定了五种不同长度的 β-淀粉样蛋白多肽以及它们的空间分布信息。结果表明 Aβ-(1-40)多肽(m/z 4330.9)与其他 β-淀粉样蛋白多肽相比含量最高,主要分布在颅顶骨、枕骨的皮质突出部和侧脑沟下部,与正常组织成像相比具有明显的空间特异性分布(图 10.2)。这些 MSI 研究结果进一步证实了 AD 的 Aβ 发病机制。

一般 MSI 可检测分子的相对分子质量上限为 3 万,这给大分子蛋白质的测定造成障碍。为了解决这一问题,Groseclose 等提出了用原位胰蛋白酶水解蛋白质分子,从而形成易于检测的小分子多肽的样品处理方法用于 MSI 研究。对所测到的多肽分子进行串联质谱分析和数据库检索,从而得到对应的蛋白质分子信息。尽管原位酶解过程会导致组织中分析物分子的扩散进而影响分析结果的准确性,但是优化实验条件后其图像分辨率可以达到 150 μm,大鼠脑组织的四个大分子蛋白质的空间分布情况得到鉴定。Seeley 等采用这一方法对 100 年前经甲醛固定处理的淀粉化患者的脑组织的血清淀粉蛋白 A 进行了 MSI 分析,所得到的结果与免疫染色和氨基酸分析的结果一致。

10.3.1.2 类脂类分子

类脂(lipid)是生物膜的主要组成成分,构成疏水性的"屏障"(barrier),分隔细胞水溶性成分和

NOTE

扫码看彩图

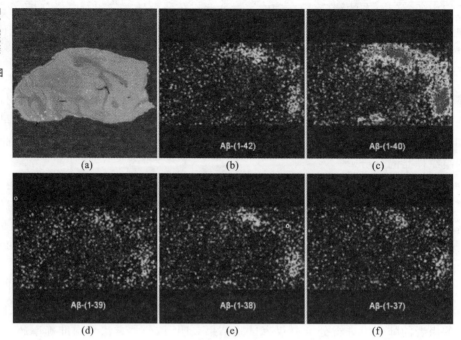

图 10.2　AD 模型小鼠脑组织光学图像和质谱图像

(a) 小鼠脑组织切片的光学图像；(b) Aβ-(1-42)分子图像（m/z 4515.1）；(c) Aβ-(1-40)分子图像（m/z 4330.9）；
(d) Aβ-(1-39)分子图像（m/z 4231.7）；(e) Aβ-(1-38)分子图像（m/z 4132.6）；(f) Aβ-(1-37)分子图像（m/z 4075.5）

细胞器，维持细胞正常结构与功能。类脂类分子包括磷脂、糖鞘脂和胆固醇三大类。磷脂是含有磷酸的脂类，包括由甘油构成的甘油磷脂和由鞘氨醇构成的鞘磷脂。类脂类分子的常规分析往往需要化学或生物提取方法，但这会破坏它们的空间分布信息，因此 MSI 成为分析动物和植物组织类脂类分子分布情况的有力工具。由于类脂类化合物的分子结构中通常带有磷酸基团，因此通常采用负离子模式进行检测。Burnum 等对植入胚胎后的小鼠子宫组织中磷脂类分子的分布进行了 MSI 分析，发现磷脂类分子在子宫的空间分布在胚胎移植前、后有很大的改变，并且通过与 LC-ESI-MS/MS 技术结合确定了多种带有亚油酸、花生酸、二十二碳六烯酸等脂肪酸结构的磷脂分子。

在通常情况下，应用于磷脂类分子成像研究的 MALDI-MSI 的基质为 DHB。Astigarraga 等首次提出了将 2-巯基苯并噻唑（MBT）作为基质分子用于类脂类分子的 MSI 研究。由于相比 DHB，MBT 具有低蒸气压、中性和形成更小结晶等优点，能提高磷脂质谱检测的灵敏度和图像分辨率。用 MBT 作为基质分子在小于 500 Da 的检测范围内有较强的背景噪声，可通过添加铯得到解决。优化后的方法用于小鼠的肝组织和脑组织类脂类分子的测定，其质谱的精确度可以达到 80×10^{-6}，并且具有良好的重现性。

神经节苷脂是一系列含有唾液酸的鞘糖脂的总称，广泛存在于哺乳动物组织中，并富集于神经系统。神经节苷脂可占脑部组织中类脂类分子重量的 6%，在稳定的中枢神经系统发育中起着重要作用。MSI 技术也可用于小鼠脑部的神经节苷脂分布研究。当采用 DHB 为基质时，神经节苷脂分子会发生唾液酸的离解，影响 MALDI-TOF 分析的准确性和灵敏度。为了解决这一问题，Chan 等开始离子液体基质（ImCHCA）被引入神经节苷脂的成像研究。离子液体基质的应用不仅可以提高检测灵敏度，而且可以提高质谱图像的分辨率。相比传统的单克隆抗体免疫光学成像，MSI 可以观察到带有相同寡糖基团和不同长度脂肪链的神经节苷脂在小鼠脑部海马组织的不同分布情况。例如带有 $N-C_{18}$ 脂肪链修饰的单唾液酸神经节苷脂（GM1）分子主要分布在 CA1 区，而带有 $N-C_{20}$ 的则主要富集在海马齿状回区（图 10.3）。

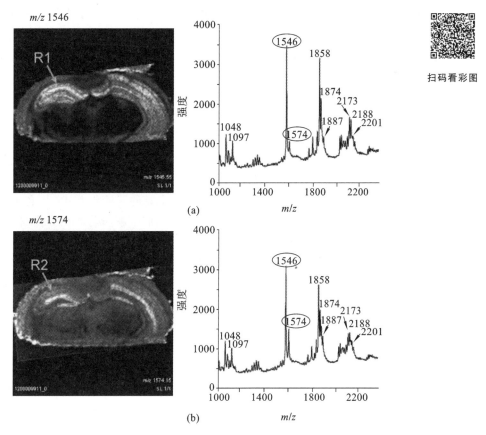

图 10.3　小鼠脑组织不同结构的 GM1 分子质谱图像

(a) GM1（C18:1/C18:0）m/z 1546;(b) GM1（C18:1/C20:0）,m/z 1574;R1 和 R2 区域的质谱图如右图所示

10.3.1.3　药物分子及其代谢产物

质谱在药物代谢动力学的研究中起着重要的作用,HPLC-MS 和 HPLC-MS/MS 已广泛用于药物分子及其代谢产物的定量和定性分析,但是这些手段并不能直接得到药物分子或其代谢产物在生物组织中的分布情况信息。在药物开发过程中,一个重要的问题是药物分子能否正确地分布于靶点部位。放射自显影法作为常规手段用于药物分子及其代谢产物分子在组织中的定位研究,但是带有放射性元素标记的药物比较难得到,限制了放射自显影法的应用。MSI 技术不需要额外标记所需测定的分子就能提供化合物的空间分布信息,其在药物代谢动力学的研究中成为热点之一。

Hsieh 等应用 MALDI-MSI 技术研究氯氮平在大鼠脑组织中的分布和含量。用 ^{3}H 标记的氯氮平的放射自显影技术发现该药分布于大鼠的全脑中,尤其在外侧脑室,而 MSI 技术也得到了同样的结果,表明 MSI 能够很好地将药物及其代谢产物进行明确的区分。

Khatib-Shahidi 等应用 MALDI-MSI 技术研究大鼠全身组织中奥氮平的分布。该技术能够明确区分奥氮平（m/z 313～256）及其两个一级代谢产物 N-去甲基-奥氮平（N-desmethyl-olanzapine, m/z 299～256）和 2-羟甲基-奥氮平（2-hydroxymethyl-olanzapine,m/z 329～272）。给予大鼠口服奥氮平（8 mg/kg）,奥氮平在大鼠全身组织中均可观察到分布,但是富集于脑和脊髓组织中,然而,6 h后奥氮平在脑和脊髓中的水平显著降低,其信号可至少降低 66%。而从实验开始到结束,N-去甲基-奥氮平和 2-羟甲基-奥氮平则没有在脑和脊髓中出现,而是在肝脏和膀胱中以高水平出现。该结果进一步证实了奥氮平在大鼠体内的代谢途径。

10.3.2　SIMS 成像技术在生物组织成像中的应用

尽管 SIMS 的离子化方式使其应用局限于生物组织样品中类脂类及其相关小分子的成像,但是由于其相比 MALDI-MSI 具有较高的图像分辨率,SIMS 成像主要用于组织样品中单细胞水平的成像分析,特别是细胞膜上类脂类分子的成像。

细胞是生物体的基本单元,单细胞实验对于人们进一步了解生命过程的各种生理现象有着重要的作用,目前已有多种分析仪器及技术方法用于单细胞的分析研究中。由于 SIMS 成像具有较高的空间分辨率,Ostrowski 等对单细胞细胞膜的胆固醇分子进行了 MSI 研究,可以观测到在不同的药物刺激或培养条件下,单细胞细胞膜上的胆固醇含量会发生明显的变化,其变化幅度可以达到两倍以上。

Richter 等采用团簇铋离子(Bi_3^+)对小鼠的小脑和肠部组织中不同长度的脂肪酸进行了 MSI 分析。实验结果表明,硬脂酸主要分布于小脑组织中浦肯野细胞内部,但在细胞核中没有分布,其在肠部组织中广泛分布,没有定位性;棕榈酸则聚集于小鼠小肠的隐窝细胞中,与之相反,亚油酸与油酸在隐窝区含量低,而在绒毛区含量高。这一结果有助于人们了解脂肪酸在分化细胞中的生理功能。

同样采用团簇铋离子束,Tahallah 等对来自正常人和肌营养不良症儿童的横纹肌组织中类脂类分子的分布进行了研究。其 MSI 结果表明,维生素 E 和磷脂酰肌醇富集于细胞内,但是未修饰的磷脂酰胆碱分子和胆固醇分子则主要在营养不良的肌细胞中,并且不同长度的脂肪链修饰与肌细胞的损害程度相关,可作为生物标志物用于肌营养不良症的诊断研究。Touboul 等采用团簇金离子束为离子源分析来自小鼠肌营养不良症的组织样品,也得到了相似的结果。

10.3.3　DESI-MSI 技术的应用

尽管 DESI-MSI 的图像分辨率较 MALDI-MSI 和 SIMS 成像差,但是敞开式常压下的离子化方式极大地拓展了 MSI 技术的应用范围,尤其是使活体在线 MSI 检测成为可能。目前 DESI 在 MSI 领域已有诸多应用,如生物组织成像、天然产物成像、法医鉴定及三维组织成像分析等。

DESI-MSI 已广泛应用于多种不同来源的生物组织样品 MSI 研究,特别是用于区分病理组织及正常组织样品。Dill 等利用 DESI-MSI 区分犬膀胱癌组织及癌旁组织。在分别采用正离子和负离子检测模式下,实验发现九种不同的甘油磷酸酯和三种不同的脂肪酸在癌组织中含量上调。该结果也适用于区分人膀胱癌组织及癌旁组织。但是对胰腺组织的分析发现,甘油磷酸酯和脂肪酸很难用于区分胰腺癌组织与正常组织。实验发现胆甾醇硫酸盐可用于区分胰腺癌组织及癌前期病变组织。

最大范围切除脑胶质瘤而最低程度损害神经功能是显微手术的目标。但确定脑胶质瘤切除范围一直是手术的难点。凭神经外科医生的临床经验决定切除范围,主观性很强;容易导致切除过多而功能缺失,或切除过少而肿瘤易复发。针对该难题,可使用 DESI-MSI 在切除的神经胶质瘤组织切片中检测 N-乙酰天冬氨酸及膜源复合脂类的信号,该测定具有高灵敏度和高特异性,可在几分钟内完成。除了及时提供诊断和预后信息外,N-乙酰天冬氨酸及膜源复合脂类的分布与肿瘤组织的大小和边界表现重合。因此,将 N-乙酰天冬氨酸及膜源复合脂类的信号比对到三维核磁成像图像上将可以整合肿瘤特异性代谢物鉴定与影像学分析的结果,从而提高临床诊治水平。

Lane 等分析热带藻类组织表面的抗菌物质分布情况,发现热带藻类分泌 bromophycolides 到其受伤表面来防止细菌感染。Watrous 等利用 DESI-MSI 对枯草杆菌和链霉菌的二次代谢产物进行成像分析,为药物开发中天然产物的发现提供了新的有效途径。

Ifa 等报道了利用 DESI-MSI 进行笔迹鉴定等的研究,他们采用逐行扫描的方式对样品数据进行采集,并利用成像软件将结果分析汇总得出成像结果,进而利用这一方法进行了笔迹以及犯罪现场指纹的 MSI 研究。

中国医学科学院再帕尔课题组提出了基于 DESI 的空气动力辅助离子化(air flow assisted ionization,AFAI)技术,成功地利用该技术实现了整体大鼠体内药物成像分析,并将其应用于与药物作用机制直接相关的内源性功能小分子及其分布特征的成像代谢组学分析。与 DESI 相似,AFAI 不需要真空也不需要复杂的样品前处理。AFAI 最显著的特点是可以实现较远距离或较大体积样品的高灵敏分析,扩展了待测样品的空间和操作灵活性。AFAI 实现了远距离离子传输,放置样品的空间非常充裕,且可轻松调整位置,能解决大鼠组织切片等较大组织的成像分析难题。

10.4 前景与展望

如前所述,MSI 技术已成功应用在生物组织切片中各种不同类型分子的成像研究中。前述三种 MSI 技术各有优势,MALDI-MSI 技术适用于蛋白质与多肽分子的检测,但需要相对复杂的样品制备过程。而 SIMS 成像技术和 DESI-MSI 技术则适用于样品小分子的原位检测,尤其 DESI-MSI 技术更适用于现场检测。

作为 20 世纪 90 年代末才出现的一种分子成像新技术,MSI 技术发展远未达到成熟应用的阶段,还不能完全满足人们对组织样品的分析要求。MSI 技术在样品制备、仪器条件和数据处理等诸多技术环节方面都有待进一步提高。在提高质谱图像分辨率方面,对 MALDI-MSI 技术来说基质分子需要与待分析生物分子形成良好的共结晶,才能得到高灵敏度的质谱信号。基质与待测分子形成的晶体的尺寸必须小于 MSI 的分辨率才能得到可靠的分析结果。此外,由于基质结晶过程受环境因素影响太大,方法的重现性和可靠性可能会降低。因此,发展新的基质体系及高效点样系统是提高 MALDI-MSI 图像分辨率和可靠性的重要选择之一。

MSI 技术从广义上看可以显示组织样品内所选定的分子量范围内的各种化合物分子,但是由于不同类型的分析物存在不同的质谱响应信号,例如带有碱性氨基酸残基的多肽相比其他多肽分子有更强的质谱信号,在质谱检测过程中就会抑制其他分子的质谱信号,而导致其他生物分子的分布信息丢失。因此对组织切片进行适当的样品前处理是十分必要的,例如针对具有某些特定结构的分子进行化学衍生,采用适当的酶对样品进行处理等。组织切片的样品要求必须进行原位处理,不能发生组织样品分子的迁移,这也是样品前处理方法的挑战之一。

质谱离子化的方式对 MSI 的图像分辨率影响很大。目前应用广泛的 MALDI-MSI 和 DESI-MSI 的图像空间分辨率为 $10\sim200\ \mu m$,远不能与一般光学成像的分辨率相比,限制了 MSI 技术的应用,因此需要发展新的离子化技术以提高其图像分辨率。

尽管如此,随着 MSI 技术的成熟,特别是质谱仪的改进与其相关技术的完善,人们可以得到更高分辨率和灵敏的生物分子的质谱图像。由于 MSI 技术拥有与其他分子成像技术相比更多的技术优势,MSI 技术必将在蛋白组学、临床医学和药物代谢动力学等多个领域发挥越来越重要的作用。

本章小结

生物组织质谱成像技术是当前分子成像领域的研究热点及难点之一。本章首先介绍了各种质谱成像方法的原理,包括样品制备条件、离子源和数据处理等;其次分析了三种质谱成像方法的优势与缺陷;最后举例说明了质谱成像技术在生物组织样品中各类分子成像中的应用,进一步说明了质谱成像技术的优点。

思考题

1. 质谱成像技术相较其他分子成像方法的优势有哪些?
2. 质谱成像技术常用的离子源有哪些? 它们各自有什么优缺点?
3. 简述 MALDI-MSI 的技术流程。
4. 谈谈你对质谱成像研究应用前景的认识。

参 考 文 献

[1]　McDonnell L A，Heeren R M. Imaging mass spectrometry[J]. Mass Spectrom Rev,2007, 26(4):606-643.

[2]　Caprioli R M,Farmer T B,Gile J. Molecular imaging of biological samples:localization of peptides and proteins using MALDI-TOF[J]. Anal Chem,1997,69(23):4751-4760.

[3]　Stoeckli M, Chaurand P, Hallahan D E, et al. Imaging mass spectrometry: a new technology for the analysis of protein expression in mammalian tissues[J]. Nat Med,2001,7(4): 493-496.

[4]　许彬,魏开华,张学敏,等.生物组织的基质辅助激光解吸电离质谱成像新进展[J].军事医学科学院院刊,2006,30(3):288-291.

[5]　刘念,魏开华,张学敏,等.临床质谱学的最新进展:质谱成像方法及其应用[J].科学仪器与装置,2007,10(1):76-78.

[6]　Todd P J,Schaaff T G,Chaurand P,et al. Organic ion imaging of biological tissue with secondary ion mass spectrometry and matrix-assisted laser desorption/ionization [J]. J Mass Spectrom,2001,36(4):355-369.

[7]　Wiseman J M,Ifa D R,Song Q,et al. Tissue imaging at atmospheric pressure using desorption electrospray ionization(DESI) mass spectrometry[J]. Angew Chem Int Ed Engl,2006, 45(43):7188-7192.

[8]　Cooks R G, Ouyang Z, Takats Z, et al. Detection technologies. Ambient mass spectrometry[J]. Science,2006,311(5767):1566-1570.

[9]　Cornett D S, Reyzer M L, Chaurand P, et al. MALDI imaging mass spectrometry: molecular snapshots of biochemical systems[J]. Nat Methods,2007,4(10):828-833.

[10]　Seeley E H, Oppenheimer S R, Mi D, et al. Enhancement of protein sensitivity for MALDI imaging mass spectrometry after chemical treatment of tissue sections[J]. J Am Soc Mass Spectrom,2008,19(8):1069-1077.

[11]　Chan K,Lanthier P,Liu X,et al. MALDI mass spectrometry imaging of gangliosides in mouse brain using ionic liquid matrix[J]. Anal Chim Acta,2009,639(1-2):57-61.

[12]　Wu C,Dill A L,Eberlin L S,et al. Mass spectrometry imaging under ambient conditions [J]. Mass Spectrom Rev,2013,32(3):218-243.

[13]　Reyzer M L,Caprioli R M. MALDI-MS-based imaging of small molecules and proteins in tissues[J]. Curr Opin Chem Biol,2007,11(1):29-35.

[14]　Goodwin R J,Pennington S R,Pitt A R. Protein and peptides in pictures:imaging with MALDI mass spectrometry[J]. Proteomics,2008,8(18):3785-3800.

[15]　Chaurand P,Schwartz S A,Capriolo R M. Profiling and imaging proteins in tissue sections by MS[J]. Anal Chem,2004,76(5):87A-93A.

[16]　Yanagisawa K,Shyr Y,Xu B J,et al. Proteomic patterns of tumour subsets in non-small-cell lung cancer[J]. Lancet,2003,362(9382):433-439.

[17]　张莹,陈岗,陆豪杰,等.MALDI 质谱成像技术在非小细胞肺癌中的应用研究[J].质谱学报,2007,28(4):209-213.

[18]　刘念,刘锋,许彬,等.生物组织质谱成像方法的建立及其在微波辐射后大鼠海马组织的蛋白组分析中的应用[J].分析化学,2008,36(4):421-425.

[19]　Rohner T C,Staab D,Stoeckli M. MALDI mass spectrometric imaging of biological

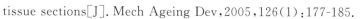

NOTE

tissue sections[J]. Mech Ageing Dev,2005,126(1):177-185.

[20] Groseclose M R,Andersson M,Hardesty W M,et al. Identification of proteins directly from tissue:in situ tryptic digestions coupled with imaging mass spectrometry[J]. J Mass Spectrom,2007,42(2):254-262.

[21] Seeley E H,Caprioli R M. Molecular imaging of proteins in tissues by mass spectrometry[J]. Proc Natl Acad Sci U S A,2008,105(47):18126-18131.

[22] Murphy R C,Hankin J A,Barkley R M. Imaging of lipid species by MALDI mass spectrometry[J]. J Lipid Res,2009,50Suppl(Suppl):S317-S322.

[23] Wang Z,Cai Y,Wang Y,et al. Improved MALDI imaging MS analysis of phospholipids using graphene oxide as new matrix[J]. Sci Rep,2017,7:44466.

[24] Burnum K E,Cornett D S,Puolitaival S M,et al. Spatial and temporal alterations of phospholipids determined by mass spectrometry during mouse embryo implantation[J]. J Lipid Res,2009,50(11):2290-2298.

[25] Astigarraga E,Barreda-Gómez G,Lombardero L,et al. Profiling and imaging of lipids on brain and liver tissue by matrix-assisted laser desorption/ionization mass spectrometry using 2-mercaptobenzothiazole as a matrix[J]. Anal Chem,2008,80(23):9105-9114.

[26] Caughlin S,Park D H,Yeung K K,et al. Sublimation of DAN matrix for the detection and visualization of gangliosides in rat brain tissue for MALDI imaging mass spectrometry[J]. J Vis Exp,2017(121):55254.

[27] Hsieh Y,Chen J,Korfmacher W A. Mapping pharmaceuticals in tissues using MALDI imaging mass spectrometry[J]. J Pharmacol Toxicol Methods,2007,55(2):193-200.

[28] Lukowski J K,Weaver E M,Hummon A B. Analyzing liposomal drug delivery systems in three-dimensional cell culture models using MALDI imaging mass spectrometry[J]. Anal Chem,2017,89(16):8453-8458.

[29] Hsieh Y,Casale R,Fukuda E,et al. Matrix-assisted laser desorption/ionization imaging mass spectrometry for direct measurement of clozapine in rat brain tissue[J]. Rapid Commun Mass Spectrom,2006,20(6):965-972.

[30] Khatib-Shahidi S,Andersson M,Herman J L,et al. Direct molecular analysis of whole-body animal tissue sections by imaging MALDI mass spectrometry[J]. Anal Chem,2006,78(18):6448-6456.

[31] Fletcher J S,Rabbani S,Henderson A,et al. A new dynamic in mass spectral imaging of single biological cells[J]. Anal Chem,2008,80(23):9058-9064.

[32] Chandra S,Parker D J,Barth R F,et al. Quantitative imaging of magnesium distribution at single-cell resolution in brain tumors and infiltrating tumor cells with secondary ion mass spectrometry(SIMS)[J]. J Neurooncol,2016,127(1):33-41.

[33] Ostrowski S G,Kurczy M E,Roddy T P,et al. Secondary ion MS imaging to relatively quantify cholesterol in the membranes of individual cells from differentially treated populations[J]. Anal Chem,2007,79(10):3554-3560.

[34] Richter K,Nygren H,Malmberg P,et al. Localization of fatty acids with selective chain length by imaging time-of-flight secondary ion mass spectrometry[J]. Microsc Res Tech,2007,70(7):640-647.

[35] Tahallah N,Brunelle A,De La Porte S,et al. Lipid mapping in human dystrophic muscle by cluster-time-of-flight secondary ion mass spectrometry imaging[J]. J Lipid Res,2008,49(2):

438-454.

[36] Touboul D,Brunelle A,Halgand F,et al. Lipid imaging by gold cluster time-of-flight secondary ion mass spectrometry:application to Duchenne muscular dystrophy[J]. J Lipid Res, 2005,46(7):1388-1395.

[37] Dill A L,Ifa D R,Manicke N E,et al. Lipid profiles of canine invasive transitional cell carcinoma of the urinary bladder and adjacent normal tissue by desorption electrospray ionization imaging mass spectrometry[J]. Anal Chem,2009,81(21):8758-8764.

[38] Dill A L,Eberlin L S,Costa A B,et al. Multivariate statistical identification of human bladder carcinomas using ambient ionization imaging mass spectrometry[J]. Chem Eur J,2011,17 (10):2897-2902.

[39] Eberlin L S,Dill A L,Costa A B,et al. Cholesterol sulfate imaging in human prostate cancer tissue by desorption electrospray ionization mass spectrometry[J]. Anal Chem,2010,82(9): 3430-3434.

[40] Eberlin L S, Norton I, Orringer D, et al. Ambient mass spectrometry for the intraoperative molecular diagnosis of human brain tumors[J]. Proc Natl Acad Sci U S A,2013,110 (5):1611-1616.

[41] Pirro V,Alfaro C M,Jarmusch A K,et al. Intraoperative assessment of tumor margins during glioma resection by desorption electrospray ionization-mass spectrometry[J]. Proc Natl Acad Sci U S A,2017,114(26):6700-6705.

[42] Lane A L,Nyadong L,Galhena A S,et al. Desorption electrospray ionization mass spectrometry reveals surface-mediated antifungal chemical defense of a tropical seaweed[J]. Proc Natl Acad Sci U S A,2009,106(18):7314-7319.

[43] Watrous J,Hendricks N,Meehan M,et al. Capturing bacterial metabolic exchange using thin film desorption electrospray ionization-imaging mass spectrometry[J]. Anal Chem, 2010, 82 (5):1598-1600.

[44] Ifa D R,Gumaelius L M,Eberlin L S,et al. Forensic analysis of inks by imaging desorption electrospray ionization(DESI) mass spectrometry[J]. Analyst,2007,132(5):461-467.

[45] Luo Z,He J,Chen Y,et al. Air flow-assisted ionization imaging mass spectrometry method for easy whole-body molecular imaging under ambient conditions[J]. Anal Chem,2013,85 (5):2977-2982.

[46] Song X,Luo Z,Li X,et al. In situ hydrogel conditioning of tissue samples to enhance the drug's sensitivity in ambient mass spectrometry imaging[J]. Anal Chem,2017,89(12):6318-6323.

[47] Heeren R M,Smith D F,Stauber J,et al. Imaging mass spectrometry:hype or hope? [J]. J Am Soc Mass Spectrom,2009,20(6):1006-1014.